TRAITÉ

DE LA

PHTHISIE PULMONAIRE.

Imprimerie de CH. DURIEZ, à Senlis.

TRAITÉ

DE LA

PHTHISIE PULMONAIRE

ET DE

SON TRAITEMENT

PAR

P. CHARTROULE,

Ancien Professeur à l'École préparatoire de Médecine, ex-Agent du 3ᵉ dispensaire, membre de la Société médicale du 5ᵉ arrondissement, etc.

PARIS

LABÉ, ÉDITEUR, LIBRAIRE DE LA FACULTÉ DE MÉDECINE,
Place de l'École-de-Médecine.

—

1857

MM. LE Bon LOUIS ET ANDRAL, PROFESSEUR A L'ÉCOLE

DE MÉDECINE, ETC., ETC.,

Hommage de respect et de reconnaissance.

CHARTROULE.

Paris, avril 1857.

INTRODUCTION.

La vraie science consiste moins à savoir et à adopter ce que les autres ont su, qu'à juger d'après soi-même, et non d'après les écrivains même les plus sincères qui se trompent encore souvent.

PLATON et ARISTOTE.

Il y a un an, je fis paraître une brochure sur : l'*Emploi direct de l'Iode pur dans le traitement de la Phthisie pulmonaire;* c'était le résumé d'une longue pratique médicale, et comme un engagement pris devant la science de poursuivre avec ardeur la question que ce titre annonçait.

Dans ce travail, j'envisageais le traitement par l'iode pur d'une manière restreinte, timide, sans autre but que de soumettre à l'expérimentation de mes confrères un nouveau mode de guérison de la phthisie.

Toutes les fois qu'on annonce un résultat thérapeutique heureux, le monde savant s'en empare; et lorsque ce résultat est obtenu dans une affection réputée incurable, l'examen devient d'autant plus attentif, la critique d'autant plus sévère. Cela doit être ; aussi avais-je tout d'abord présenté mon mémoire à l'académie, afin que l'on ne pût incriminer mes intentions et me taxer de présomption exagérée. Il me semblait qu'en prenant pour juges les médecins les plus éclairés de notre pays, la méthode que je proposais d'adop-

1

ter dans le traitement de la phthisie pulmonaire, subirait l'épreuve d'une critique large et d'autant plus sévère, que la plupart des médecins qui font partie de cette société savante sont attachés aux hôpitaux, et peuvent chaque jour employer l'iode sous toutes ses formes et sur un nombre de malades malheureusement trop considérable.

Le médicament n'était pas nouveau, son application, comme agent thérapeutique, datait déjà de bien loin : ce ne pouvait donc être de ma part une prétention à la découverte de cette médication.

Témoin, tous les jours, des effets merveilleux des préparations iodées dans la guérison des épanchements synoviaux; voyant fondre, pour ainsi dire, d'énormes goîtres sous ce stimulus bienfaisant et mystérieux ; le voyant manier avec hardiesse par tous les chirurgiens des hôpitaux de Paris, avec une audace singulière par quelques-uns, et, d'un autre côté, envisageant les quelques cas d'empoisonnement que la science avait enregistrés jusqu'alors, je songeai que l'action puissante manifestée dans l'organisme par l'iode, devait tenir en grande partie à la manière dont il était administré, soit à l'intérieur, soit à l'extérieur, et que si des préparations telles que l'iodure de potassium, iodure de mercure, etc., etc. allaient saisir et détruire dans le sang le vice constitutionnel qui se manifeste chez les uns par le goître, chez d'autres par la scrofule, chez d'autres enfin par la syphilis héréditaire ou acquise, on pourrait utiliser leurs propriétés éminemment excitantes, éminemment vitales, pour débarrasser les voies pulmonaires des productions hétéromorphes qui les envahissent et qui, s'y implantant par mille points différents, en enrayent les fonctions, et finissent par réagir sur l'organisation toute entière.

Porter le liquide immédiatement sur l'organe malade, il

n'y fallait point songer : les propriétés caustiques de l'iode y mettent obstacle ; on sait depuis longtemps quels phénomènes d'empoisonnement se produisent dès qu'il a pénétré l'organisme, surtout quand il est mis directement en contact avec les organes de la respiration à des doses considérables. D'un autre côté, la disposition des poumons ne saurait permettre une pareille tentative.

Administré par d'illustres médecins anglais, Baron, Clark, Cooper, et plus tard par Morton et Gairdner, l'iode prit dans le commencement de notre siècle une place des plus importantes dans le cadre des agents thérapeutiques.

Mais en médecine, ce n'est pas la fidélité aux médicaments qui fait loi, pas plus que la fidélité des médicaments euxmêmes ; à peine s'il en existe quatre ou cinq dont l'usage soit universellement répandu et dont la valeur thérapeutique ait rallié tous les esprits. Devant les insuccès nombreux que les médecins constataient par l'emploi des médicaments dits infidèles, il fallait rechercher, expérimenter, aller en avant, afin de ne pas rester dans une contemplative et fatale inaction. L'iode était l'un de ces agents, dont les succès dépassaient d'abord toutes les espérances, qui semblait perdre ensuite ses propriétés entre des mains habiles, pour être repris partout comme l'un des meilleurs agents de la thérapeutique. En médecine, il fut presque abandonné ; la chirurgie lui tint encore faveur, et dans les mains de M. Velpeau, notamment, il est devenu d'un usage des plus fréquents.

Les expériences de Laennec, qui faisait vivre les malades dans une atmosphère iodée, en répandant autour de leur lit des fucus vesiculosus ; l'autorité immense de ce grand génie, ses travaux spéciaux sur les maladies des poumons, rien ne put sauver la médication ; les médecins élèves de cette école renoncèrent aux idées du maître pour songer à toutes les nouveautés qui ont envahi le domaine de la science depuis cette époque.

Que pendant de longues années cette partie de la thérapeutique soit restée stationnaire, que Laennec soit mort enveloppé dans sa gloire et sans avoir pu découvrir un antidote au mal qui le dévorait lui-même, ce n'était pas un motif de se désespérer et de se retrancher dans une impuissance fatale.

Le caractère spécial de la science au XIX⁰ siècle, est d'aborder les questions les plus ardues avec le courage et la persévérance qui mènent nécessairement au but; bien des talents succombent à la peine, quelques-uns arrivent et laissent à l'avenir des résultats heureux et surtout utiles.

Ce qui avait fait l'objet constant de mes études, le dosage de l'iode, son administration directe dans les organes de la respiration, sans fatigue pour les malades, sans accidents du côté du tube digestif, sans crainte d'intoxication, a été pleinement confirmé par l'expérience; pendant de longues années, j'ai recueilli des observations, j'ai fait appel à l'obligeance de mes collègues, et grâce à la bonne volonté et à l'amour du progrès que quelques-uns d'entre eux ont manifesté, il m'est permis d'annoncer aujourd'hui que la tuberculisation, quel que soit le degré où elle ait conduit le malade, peut être enrayée, et qu'on peut détruire la prédisposition elle-même.

J'ai donc cru nécessaire de reprendre la question toute entière, de donner à mon travail une plus grande extension, et de tracer une histoire complète de la phthisie pulmonaire et de son traitement. J'ai senti combien ma tâche était difficile, combien j'avais à redouter l'autorité de nos maîtres dans la science médicale. Oser quelque publication après les auteurs dont le nom plane sur le monde savant, Bayle,

Laennec ; leurs continuateurs et leurs émules, Andral, Louis, Chomel, et leurs élèves déjà illustres par des travaux consciencieux et généralement estimés, Rilliet et Barthez, et le trop regrettable E. Boudet, dont la carrière s'est brisée au milieu de travaux ayant pour but la recherche des moyens propres à guérir la phthisie ; Étrange destinée que de consacrer son existence et son génie à se préoccuper d'une affection à laquelle on doit succomber ! oser, dis-je, quelque publication après tant de travaux si complets et si justement estimés, c'est tenter la faveur publique ; mais j'étais soutenu par cette pensée que Keind exprimait à Mead dans une de ses remarquables lettres :

« Quelque ressource que tu puisses avoir en toi, ne rou-
« gis point de la moisson abondante que tu as recueillie dans
« les écrits de nos maîtres. »

J'ai embrassé cette cause avec d'autant plus d'ardeur, qu'elle était en définitive la cause du désespoir, qu'on ne pouvait rien faire de pis que ce qui existait déjà : l'abandon des malades et l'aveu d'une impuissance fatale.

Il n'est pas de cas signalés par les auteurs qui ne soient venus s'offrir à ma pratique. J'ai lentement recueilli les observations, et contrôlé par mes propres sens la valeur des signes fournis par l'auscultation et par la percussion ; j'ai suivi les malades avec persévérance, et, forcé par l'expérimentation d'avoir recours à toutes les médications employées par les auteurs les plus recommandables, j'ai pu me convaincre de leur valeur thérapeutique et de leur efficacité réelle ou fictive. Mon travail sera donc partagé en trois parties distinctes, dont l'enchaînement est nécessaire à toute histoire complète.

La première partie comprendra l'Anatomie normale de

l'organe respiratoire, et l'Anatomie pathologique de ces mêmes organes au point de vue qui m'occupe.

J'ai dû faire appel à des sources qu'en France on n'a pas l'habitude de consulter : je veux parler des travaux allemands, anglais, italiens, etc., etc.

Les sciences n'ont pas de frontières, et malheureusement, jusqu'à nos jours, un esprit qu'il ne m'appartient pas de qualifier a poussé quelques auteurs à fouiller tous les travaux étrangers, à leur donner une forme et une physionomie françaises, et c'est grâce à ces tours de force que les Sosies ont pu se présenter effrontément devant les académies parés de découvertes qui ne leur appartenaient nullement.

Il est temps que la connaissance des langues se généralise, afin que justice soit faite et qu'à chacun revienne sa part de gloire et d'autorité.

Les sciences physiques et chimiques ont apporté dans l'étude de l'organisme des moyens très puissants de recherche et d'investigation. Après l'étude des organes, de leur volume, de leur poids, de leur forme, de leurs rapports, de leur structure apparente, de leur distribution dans l'organisme, il a fallu pénétrer plus avant, et emprunter à l'optique des grossissements à l'aide desquels on pût fouiller la structure intime des éléments qui composent un même organe. C'est en cherchant le mode de terminaison, d'arrangement mutuel des éléments histologiques : vaisseaux, nerfs, fibre musculaire, qu'on s'est rendu compte de quelques fonctions, et sans nul doute, plus tard, quand cette étude aura subi tous les perfectionnements dont elle est susceptible, la physiologie en tirera de vives lumières et nous livrera les secrets de la vie organique. Le microscope n'a pas dit son dernier mot; c'est un enfant qui sort à peine des langes, et quoique ses défenseurs soient jeunes et ardents, ils rencontrent bien des obstacles et bien de la mauvaise volonté; il y a bon nombre de médecins, et du plus grand mérite, qui mettent leur gloire à ne pas se servir des moyens qu'une science amie leur donnera de perfectionner leurs propres sens, et qui donnent au monde étonné le spectacle de l'intelligence humaine se reléguant dans une inertie funeste.

E pur si muove, s'écrieront les jeunes adeptes de la science nouvelle, et peu à peu s'aplaniront les difficultés élevées de tous côtés sur la route.

Ainsi nous connaissons parfaitement et nous voyons toujours d'une même forme les éléments histologiques qui constituent le corps humain, et aussitôt que dans un point quelconque de l'organisme, dans une glande, dans un muscle, dans le système nerveux, ou même dans le tissu cellulaire, se développe un tissu de nouvelle formation et nuisible à l'organisme, le microscope en démontre la nature, en révèle bien souvent l'origine, et marque la gravité du pronostic.

La chimie a fait pour la composition atômique ce que le microscope avait fait pour l'arrangement histologique et la distribution dans l'organisme.

Après avoir donné la composition très exacte des liquides, elle s'est attaquée à toutes les parties solides, et nous a montré que rien ne se perdait dans les fonctions animales sans une raison majeure, et que cette série fonctionnelle : absorption, nutrition, sécrétion, excrétion, en apparence contradictoires et antagonistes, dépendait toute entière du même principe supérieur, le principe vital se manifestant par des fonctions organiques conservatrices.

M. Andral est peut-être, de tous les médecins que le XIXe siècle a produits, celui qui a le mieux compris le rôle que les sciences physiques et chimiques ont à jouer dans la recherche des causes de la maladie. Son exemple a été suivi par quel-

ques rares élèves très distingués, qui eux-mêmes semblent,
par la force naturelle de l'impulsion, répandre les idées du
maître dans nos écoles et dans nos hôpitaux.

Les recherches que M. Andral a publiées sur les altérations
du sang, de concert avec M. Gavarret, ont été le point de départ d'une série de beaux travaux entrepris par plusieurs de
ses élèves, entre autres MM. Becquerel et Rodier, dont le
nom devient à juste titre célèbre.

La deuxième partie de ce livre sera consacrée à l'étude des
Causes et des Symptômes de la Phthisie pulmonaire.

Cette partie, moins aride, moins mathématique, et qui a
prêté à tant de controverses, touche de trop près aux intérêts de la société toute entière pour que je ne lui aie pas
consacré une très large part dans ma description.

Les causes de la phthisie.... Faire cette étude, c'est essayer
le procès de l'homme abandonné à son animalité propre,
c'est le considérer en proie aux mille circonstances qui le
dévoreraient, s'il ne trouvait autour de lui des moyens nombreux de conservation et de défense ; c'est entrer dans l'étude
de l'hygiène de toutes les classes et des professions ; c'est
peut-être accuser ce qui est, sans pouvoir donner la formule
du remède à des conditions sociales défavorables.

Dans cette étude, je ferai appel à toutes les lumières que
l'observation la plus attentive peut apporter au praticien.

Je discuterai avec soin la question de l'hérédité et de la
prédisposition professionnelle. Bien souvent, en effet, on invoque des antécédents de famille, ou des professions malsaines, tandis qu'on devrait bien plutôt accuser les passions
diverses qui dévorent la nature humaine. Le médecin peut
bien saisir tous les éléments antihygiéniques qui peuvent
produire la maladie, mais il ne peut aller bien souvent au-

delà dans la conscience du malade qui cache ses erreurs.

M. Louis est certainement le médecin dont les travaux ont le plus éclairé la pathologie des tubercules. Son ouvrage est et sera toujours la monographie la plus exacte et la plus consciencieuse. Tous les signes fournis par l'auscultation et déjà annoncés par Laennec et M. Andral ont été contrôlés et précisés par lui. Les recherches anatomo-pathologiques ont reçu un degré de précision incomparable. A chaque instant on est obligé de le consulter pour rectifier son jugement et pour se mettre à l'abri des illusions que les sens peuvent subir.

L'école de M. Louis comprend presque toute la génération actuelle, et on ne saurait que reprocher une seule chose à cette pléiade de laborieux élèves, c'est de fermer trop absolument la porte aux lumières que les sciences accessoires peuvent rendre à la médecine. Ils se privent par ce système d'un grand moyen de diagnostic.

C'est peut-être parce que le livre de M. Louis ne contient que le résultat de son observation personnelle, que j'ai entrepris de faire l'histoire de la phthisie pulmonaire, afin de résumer le plus succinctement que je pourrai l'état de la science.

La méthode de M. Louis, qui examine chaque organe avec le plus grand soin, qui ne conclut à telle ou telle maladie qu'après un examen approfondi, est sans doute excellente, mais ne donne pas la clef de tout le problème; qu'on y joigne la connaissance du sang, des urines, des excrétions, et l'on pourra fonder un système d'étude en harmonie avec les besoins de la science actuelle.

C'est avec sa méthode ainsi modifiée que j'ai étudié tous mes malades, et j'aime à le dire, quel que soit le cas qui m'ait paru douteux, je n'ai eu qu'à me souvenir des préceptes de ce grand maître pour y puiser une conviction.

La troisième partie, la plus importante si l'on considère le but qu'il s'agit d'atteindre : la guérison ! est celle qui nécessitera les plus grands développements. Je n'ai point, en effet, tenté cette œuvre dans le but de critiquer les recherches anatomo-pathologiques faites par les illustres auteurs dont je viens de parler, mais dans le but tout entier d'arriver à une conclusion moins triste et moins désespérante que celle qui est inscrite dans les traités qui ont été publiés sur la phthisie.

Par delà la thérapeutique actuelle, il y a la thérapeutique des siècles à venir, et si de tous les médicaments jusqu'alors employés il n'en est aucun dont les vertus soient essentiellement prophylactiques, ou même curatives des tubercules, pourquoi se décourager? La vaccine date d'hier : Jenner était le maître de notre génération. Le sulfate de quinine et les mercurianx n'appartiennent pas encore à l'antiquité. Les méthodes de Sydenham et de Torti se disputent dans les écoles le droit de guérir la fièvre intermittente. Ne voyons-nous pas l'iodure de potassium, si longtemps admis comme spécifique des accidents sécondaires et tertiaires de la syphilis, déshérité de ses propriétés et le doute se glisser dans l'esprit des médecins les plus illustres de notre époque? C'est à l'aide d'une étude plus approfondie des doses auxquelles il faut administrer un médicament, et des différentes combinaisons qu'ils peuvent subir, soit hors de l'organisme, soit dans le torrent de la circulation, en présence des éléments chimiques constitutifs du sang, qu'on pourra arriver à une solution convenable du problème. Si l'iode administré à l'état d'iodure de potassium possède la propriété de détruire la scrofule et de fondre le goître avec une grande rapidité, quoi de surprenant à voir un médicament jusqualors oublié détruire le cancer ou les tubercules pulmonaires.

Pas plus que le goître, le cancer et le tubercule n'ont une vie normale; ils participent de cette dérivation de l'harmonie organique, et quoique leur implantation dans une espèce animale semble vouer l'individu et sa race elle-même à une hérédité fatale, il ne faut pas désespérer de rendre à l'organisme son énergie fonctionnelle primitive, cette force inhérente à l'individu sain, qui résiste au mal qui peut l'envahir au milieu de circonstances hygiéniques déplorables, et qui se redresse pour ainsi dire après avoir été momentanément déprimée par la maladie.

Tout a été essayé et presque tout a semblé devoir échouer devant la tenacité du mal, devant sa malignité.

Les grands noms se succèdent dans cette partie de mon travail, et quel que soit l'agent thérapeutique qu'ils aient préconisé, j'en ferai la critique d'après l'expérimentation qui m'est personnelle.

S'il est surtout permis d'avoir foi dans la pratique et les lumières des médecins qui exercent leur art dans les hôpitaux, il ne peut être interdit à l'homme consciencieux de relever les faits qu'une longue observation dans la vie civile a permis d'accumuler et d'en donner les résultats précis.

La spécialité qui, dans la pratique médicale, tend de jour en jour à se généraliser, aura, je crois, cette bonne influence sur l'avenir de la science, qu'elle permettra aux praticiens éclairés de suivre longtemps et dans des conditions sociales très diverses, les malades qui sont entraînés dans ce courant de consultation. Que si parfois la spécialité ouvre au charlatanisme la porte à deux battants, elle peut bien mieux encore rendre d'éminents services à la science, à la condition toutefois que les observations sur lesquelles reposent les résultats annoncés seront recueillis religieusement, et ne seront point dénaturés pour servir d'aliment à une ambition désordonnée.

Et si l'on me demande pourquoi j'ai conclu à l'emploi de l'iode comme moyen de guérison de la phthisie, je répondrai, qu'après avoir essayé tous les remèdes proposés, après avoir soumis mes malades à ces divers médicaments, je n'ai constaté de bons effets qu'avec l'iode.

Bayle, après avoir abandonné les préparations iodées, que Baron, Morton, Gairdner avaient préconisées, employait le chlore liquide. Cottereau, Roche, Costa et M. Jolly préconisaient ce remède.

M. Amédée Latour a vanté, avec une conviction qui lui a concilié bon nombre de partisans, l'emploi du chlorure de sodium, les voyages en mer, les bains de mer. Certes, on ne peut nier que dans bien des cas ce remède n'ait eu de bons effets; il le fallait pour que l'insistance d'un médecin aussi éclairé fût aussi ferme qu'elle l'a été !

Berkelay vante les effets prodigieux de l'eau de goudron, et à l'hôpital de la Charité on en vint jusqu'à en faire bouillir des marmites dans les salles réservées aux phthisiques, afin de constater la valeur de ce médicament; à Berlin, de semblables expériences ne donnèrent que de tristes résultats.

Le tartre stibié, le sulfate de quinine, la ciguë, l'arsenic, tout ce qui semblait devoir changer l'état diathésique des malades, a été employé et sans résultat.

Nous pouvons donc le dire hautement : quel que soit l'agent thérapeutique que l'on emploie, du moment qu'il amène des résultats heureux, c'est à lui qu'il faut avoir recours, et avec de la persistance et une observation journalière bien comprise, on verra la guérison se produire et le succès couronner l'œuvre.

J'ai employé l'iode comme bien d'autres l'avaient fait avant moi, à l'intérieur, à l'extérieur en frictions comme l'ont préconisé MM. les professeurs Cruveilher et Piorry;

enfin, j'ai cru pouvoir en proposer l'administration à l'état de pureté et de vapeurs graduellement introduites dans les voies respiratoires.

J'ai proposé un mode d'administration dont l'expérience est venue couronner l'essai, et dont la description se trouvera tout au long dans la troisième partie de ce livre.

Qu'il aille donc tenter la faveur publique, et s'il obtient quelque succès, qu'à mes maîtres en revienne l'honneur, je n'ai fait que poursuivre leur pensée.

TRAITÉ

DE LA

PHTHISIE PULMONAIRE

ET DE

SON TRAITEMENT.

PREMIÈRE PARTIE.

—

CHAPITRE PREMIER.

HISTOLOGIE NORMALE DES ORGANES DE LA RESPIRATION.

Avant d'entrer dans l'étude des phénomènes morbides qui peuvent atteindre les organes de la respiration, il est, je crois, nécessaire de bien connaître ces organes et les fonctions dont ils sont chargés.

Le problème le plus important que les micrographes modernes aient eu à résoudre, c'est sans aucun doute le rapport qu'il y a entre le tubercule, quelle que soit sa forme, et les dernières ramifications bronchiques ou vasculaires.

Si les poumons sont constitués par une intrication de vaisseaux aérifères et vasculaires; si le tissu qu'on appelait improprement parenchyme, n'est que le résultat de cet assemblage, où se placent la granulation d'abord, et plus tard le tubercule sous les diverses formes et sous les différents volumes qu'il présente à l'observation ? Est-ce dans la ramification ultime de tel ou tel système vasculaire, ou bien cette matière hétéromorphe, exsudant à travers les parois des vaisseaux capillaires, vient-elle se déposer comme une excrétion dans les intervalles vasculaires ?

Cette question m'occupera très longuement lorsque je traiterai de l'apparition et de l'évolution des tubercules. Je constate actuellement de quelle importance il est de connaître l'histologie d'un organe avant de décrire les maladies dont il est atteint.

D'où vient que la lumière se fait sur la pathologie du foie et des reins ? C'est parce que l'anatomie de ces organes a fait de grands progrès, grâce aux recherches histologiques d'un grand nombre d'auteurs allemands, de MM. Rayer, Martin-Solon, Becquerel, Gubler, en France. Il en sera de même pour la rate et pour le pancreas, pour les capsules surrénales, pour tous les organes dont la nécessité fonctionnelle semble douteuse à certains anatomistes, parce que l'étude en est encore fort incomplète. C'est toujours à notre ignorance des fonctions physiologiques que nous devons de ne pouvoir classer parfaitement les maladies qui atteignent l'organisme. La gloire de Laennec serait bien restreinte, si elle était bornée à la constatation, par l'auscultation ou par la percussion, de corps étrangers ou de lésions pathologiques indéfinies. En traçant l'histoire de la fonction respiratoire, en analysant chaque temps de la respiration, et en fixant pour les deux temps des rapports invariables, Laennec a ouvert la voie à des découvertes qui lui appartiennent encore, quoiqu'elles honorent à juste titre quelques-uns de ses élèves les plus distingués ; elles lui appartiennent comme la déduction appartient au principe. Cette gloire ne finira point avec le perfectionnement des moyens d'auscultation. A Laennec est réservé le sort d'Hippocrate pour l'antiquité, de Sydenham pour les temps modernes; il est le père des générations futures : de sa découverte date une ère toute nouvelle pour la médécine.

Les organes de la respiration se composent de plusieurs parties que l'on ne peut séparer dans une description générale de la fonction respiratoire :

1° De deux organes placés symétriquement de chaque côté du corps, appelés poumons ;

2° D'un conduit aérifère servant à faire communiquer les poumons avec l'air extérieur;

3° D'une cage osseuse renfermant exactement ces organes, appelée thorax ;

4° De parties qui servent à l'introduction de l'air : fosses nasales, cavité buccale, larynx, etc.;

5° De muscles spécialement affectés à la fonction respiratoire, et de nerfs concourant au même but : nerfs laryngés, pneumo-gastrique, etc.

Je renvoie aux traités d'anatomie générale et d'anatomie descriptive, entre autres au *Traité d'Anatomie* de M. le professeur Cruveilher, ouvrage qui restera dans la science comme le plus beau modèle de description exacte et consciencieuse.

Il n'entre point dans le plan de mon ouvrage de donner une étude complète des organes et des parties de l'organisme qui concourent à l'acte de la respiration; mais je crois indispensable de faire connaître la structure du poumon lui-même, afin de mieux saisir l'importance des affections qui tendent à la destruction de l'organisme en enrayant l'une des principales fonctions.

Si le microscope, même le plus puissant, ne nous montre

pas toujours les rapports ultimes des parties constitutives du corps humain, l'induction, ce premier degré de l'inconnu, nous fait voir, comme à travers une lentille puissante, la série de phénomènes qui doivent se passer dans les vésicules pulmonaires.

Je laisserai donc de côté tout ce qui concerne l'introduction de l'air dans les poumons, le jeu de la cage thoracique et le plus ou moins de part que les parties environnantes : muscles internes ou externes, nerfs, trachée, larynx, etc., prennent à ce mécanisme, pour ne considérer que le phénomène dans l'organe lui-même, dans le poumon.

La forme de ces divers appareils, l'influence que cette forme exerce sur les fonctions respiratoires, ne sauraient trouver qu'une place bien restreinte dans le sujet que j'ai entrepris de traiter. Nous voyons journellement des malades affectés d'une manière congénitale ou accidentelle de déformations considérables du thorax et du rachis, et la majeure partie succomber à des affections étrangères à la phthisie pulmonaire. Je suis loin de nier l'importance de ces déformations sur la filiation des symptômes; mais, à coup sûr, il serait téméraire de placer dans ces vices de conformation la cause originelle de la maladie. S'il était donné d'établir une statistique pour démontrer le rapport qui existe entre ces affections et le nombre des malades qui sont emportés par la tuberculisation, on pourrait facilement poser comme une loi : que la phthisie n'est point généralement amenée par ces causes étrangères au principe morbide lui-même.

Le rachitisme, qui est la traduction générale et extérieure du vice scrofuleux, se lie bien souvent avec la présence de tubercules dans les poumons; il me sera donné d'examiner plus tard si la phthisie scrofuleuse, admise par Bayle, niée par Laennec, doit être de nouveau rétablie dans le cadre pathologique. Dès à présent, je crois qu'on ne peut l'admettre.

Ceci posé, entrons pleinement dans l'étude de la structure des poumons.

« Les poumons, dit M. Cruveilher, sont les organes es-
« sentiels de la respiration : tandis que la présence du canal
« digestif est l'attribut de l'animalité, celle des poumons est
« limitée à ceux des animaux vertébrés qui vivent dans
« l'air. »

Au nombre de deux et situés dans la cavité thoracique qu'ils remplissent toute entière, ils sont séparés entre eux par un adossement de la plèvre, qui leur sert de membrane d'enveloppe. En bas, ils sont séparés par le muscle diaphragme de l'estomac, du foie, de la rate, des reins et de tous les organes qui sont renfermés dans la cavité abdominale. De ce côté, leur fonction est donc parfaitement distincte de celle de ces organes, et n'a aucune influence à subir de la plupart des affections qui les atteignent. De toute part ils sont entourés d'agents de protection très puissants, qui semblent par leur importance même, prouver la valeur de ces organes et de leurs fonctions.

Distincts entre eux et séparés complètement par le médiastin, leur action physiologique s'exerce isolément, et cette prévoyance dans la division fonctionnelle exerce sur la vie de l'homme une grande influence, et devient une sauvegarde contre les accidents fâcheux qui, en attaquant un organe unique et central, enrayeraient l'une des fonctions les plus importantes de l'organisme ; tandis que l'un des deux poumons peut être malade, détruit même et réduit à néant, sans que pour cela l'hématose devienne incomplète et que la vie cesse tout à coup.

Un même conduit les réunit vers la partie supérieure : c'est la trachée ou tube aérifère, qui vient s'aboucher avec

l'orifice commun du tube alimentaire et les organes de pré-
hension de l'air extérieur, le pharynx et les cavités nasale
et buccale.

Le volume n'a rien de fixe pour tous les individus : on
peut dire que ce volume est en rapport avec les dimensions
de la cavité thoracique, et par conséquent varie avec la taille,
la force et la constitution des divers individus.

Complètement enveloppés par la plèvre, dont les surfaces
séreuses, exactement appliquées l'une à l'autre, glissent
constamment lubréfiées par une sérosité transparente et
sans cesse renouvelée, ils peuvent accidentellement se séparer et être refoulés dans une partie quelconque de cette
paroi, comme cela a lieu dans les cas d'épanchement pleurétique, puis reprendre leur volume primitif sans que bien
souvent il reste aucune trace d'altération dans le tissu pulmonaire.

Pour apprécier le volume réel des poumons d'un individu
à l'état sain, il faut tenir compte d'une foule de circonstances
qui rendent cette détermination fort difficile. Ces circonstances sont, outre la dimension de la cage thoracique : le
volume du cœur, qui est logé dans la cavité gauche et qui
occupe la partie antérieure et inférieure de la cage thoracique, et à droite le volume du foie, qui, s'élevant sous le
diaphragme et de bas en haut, peut, soit par déplacement,
soit par une augmentation anormale de volume, déterminer
un refoulement du poumon, et par conséquent en diminuer
le volume réel.

La prédominance des viscères abdominaux exerce aussi
une influence dont il faut tenir compte, et qui tend à diminuer leur volume dans tous les cas où un développement de
gaz ou de liquide distend les parois et refoule le diaphragme
en haut vers la cage thoracique.

Le volume réel des poumons est en relation directe avec sa capacité : c'est ainsi que l'ont envisagé les physiologistes dans la recherche des diverses quantités de gaz absorbés ou rejetés par les poumons pendant l'acte de la respiration.

Cette question de la capacité pulmonaire est de la plus haute importance à plusieurs points de vue, mais surtout au point de vue de l'oxigénation du sang et de la régénération du sang veineux.

On a évalué à trente pouces cubes l'air inspiré, et on pense que ce chiffre peut aller jusqu'à quarante pouces cubes dans les fortes inspirations. Toutefois, les mesures varient avec les conditions dont nous avons parlé plus haut.

D'après Herbst, de Gœttingue, l'air inspiré serait de vingt à vingt-cinq pouces cubes pour les individus de structure moyenne, et de seize à dix-huit pour les individus de petite taille.

Si l'on considère les vaisseaux sanguins et aériens comme formant à eux seuls, par leur intrication, le tissu même de l'organe et le tissu composé des parois accolées de ces mêmes vaisseaux, nous pourrons diviser la capacité pulmonaire en deux parties : la capacité pulmonaire aérienne et la capacité pulmonaire circulatoire ou vasculaire.

Ces deux capacités sont complémentaires l'une de l'autre, et leur ensemble est représenté par le volume absolu du poumon à l'état sain.

Il est fort difficile de déterminer la capacité vasculaire dans l'état de vie ; de même qu'il est presque impossible de déterminer expérimentalement la quantité de sang renfermé dans le système circulatoire de l'homme, par l'impossibilité où l'on est de dégorger exactement les capillaires sanguins. Malgré les expériences de Valentin et les calculs à l'aide desquels il a essayé d'étayer son opinion, il est aujourd'hui reconnu que ce n'est qu'approximativement qu'on peut connaître la quantité de sang que le corps renferme.

La capacité aérienne, au contraire, peut être déterminée d'une manière assez approximative pendant la vie.

S'il était possible de dégager complètement l'air renfermé dans les poumons, et on le peut à l'aide de la machine pneumatique, on obtiendrait la différence qui existe entre le poids du poumon pendant l'inspiration et le même poids représenté par la capacité circulatoire, plus la masse de matière que représentent les trois ordres de vaisseaux réunis; on déduirait assez facilement l'une de l'autre les deux capacités.

La mesure de la capacité circulatoire, disent la plupart des auteurs, se trouvera entre les extrêmes de l'inspiration et de l'expiration. Ces deux phénomènes physiologiques peuvent acquérir dans les individus une grande régularité, et par conséquent être mesurés à chaque temps de la respiration. Mais ici la discordance la plus grande a régné et semble régner encore entre les physiologistes. Cela tient évidemment à leur manière différente d'expérimenter. Les uns, Daniel en tête, plongeaient un homme dans un grand réservoir rempli d'eau, et, le faisant respirer fortement, calculaient par le déplacement de l'eau quelle avait pu être la quantité d'air inspirée.

Cette appréciation de la capacité pulmonaire est très infidèle, parce qu'il faut tenir compte de l'air que les capillaires bronchiques renfermaient avant l'expérience, air qui n'est pas expulsé par l'expiration, si complète qu'elle soit.

D'autres prenaient dans une vessie une quantité d'air déterminée par la balance, et recueillaient dans un vase gradué sous un appareil pneumatique le volume d'air expiré à chaque fois.

Ce moyen peut donner des résultats exacts, toutes les fois qu'il s'agit de connaître la relation qui existe entre l'inspiration et l'expiration ; mais pour déterminer très exactement la quantité d'air qui reste dans les poumons après l'expiration, c'est fort difficile, et je ne sache pas qu'il existe de moyens d'une exactitude rigoureuse. Cependant, étant donnée une moyenne pour un grand nombre de poumons, moyenne qui exprimera la quantité d'air renfermé à l'état sain chez un individu de structure moyenne ; étant données, d'un autre côté, les moyennes de l'inspiration et de l'expiration chez un grand nombre d'individus, il est possible de déduire la quantité d'air qui reste dans les poumons, et par suite sa capacité aérienne.

J'ai entrepris sur ce sujet des expériences qui concernent bien plus la physiologie que l'étude de la phthisie pulmonaire. Aussi je n'insisterai pas sur ce sujet.

Goodwin avait pu introduire de quatre-vingt-dix à cent vingt pouces cubes d'air dans la plèvre, et refouler ainsi le poumon dans un coin des parois thoraciques ; il comparait ces chiffres au chiffre de l'air renfermé dans le poumon.

Allen et Pepys, employant le même mode d'expérimentation, avaient enlevé du poumon trente-un pouces cubes d'air et introduit dans la plèvre une quantité d'eau évaluée à soixante pouces cubes.

Le procédé employé par ces auteurs est essentiellement défectueux. Comment ne pas comprendre, en effet, que l'injection d'une grande quantité d'eau dans la plèvre doit avoir pour effet de diminuer la capacité circulatoire, en refoulant dans une paroi quelconque du thorax l'organe qui est essentiellement chargé de recevoir le sang qui doit subir l'influence de l'air atmosphérique. La diminution de l'organe ainsi refoulé sera très inégale pour les différents individus, et même pour le même individu. L'élasticité pulmonaire jouant ici un grand rôle et ne permettant pas, pour un individu bien portant d'ailleurs, homme ou animal, une rétraction assez complète du tissu pulmonaire pendant la vie. Après la mort, ces expériences ne peuvent être faites, parce que les poumons ont perdu leur élasticité et ne jouissent plus de cette rétractilité nécessaire à la réussite de l'expérience. Je considère donc les chiffres donnés par ces éminents observateurs comme n'ayant aucune valeur dans l'appréciation de la capacité pulmonaire.

Seguin aurait introduit cent trente pouces cubes d'air dans la plèvre. Enfin Jurien, agissant en sens inverse, aurait expiré deux cent vingt pouces cubes, et Heroldt deux cent huit.

D'après **M.** le professeur Bérard, la quantité d'air renfermée dans la poitrine serait de cent soixante-quinze à deux cents pouces cubes, et à supposer qu'à chaque inspiration il en entre vingt-cinq qui seraient ensuite chassés dans l'expiration, c'est toujours une moyenne dont il faut tenir le plus grand compte.

J'ai déjà signalé tous les changements que le développement anormal du cœur, du foie ou des viscères abdominaux peut amener dans le volume des poumons. Tout cela concerne la physiologie, ou plutôt rentre dans la pathologie de ces mêmes organes affectés de diverses maladies.

Je laisserai de côté les déformations congéniales ou acquises, et cependant, je dois le dire, je consacrerai, dans l'étiologie de la phthisie, quelques lignes à la relation qu'on a cru pouvoir établir entre le vice scrofuleux et le développement des tubercules. Cette influence, qui en premier lieu agit sur la capacité pulmonaire, n'est qu'une circonstance fâcheuse qui peut aider le tubercule dans sa marche, mais ce n'en est point la cause occasionnelle.

Forme. La forme des poumons a beaucoup préoccupé les auteurs, et semble avoir une certaine importance par la prédisposition qu'elle donne à ces organes à contracter les maladies. Ainsi, les poumons ont, chez un grand nombre d'individus, une forme oblongue qui semble tenir à l'étroitesse de la cavité thoracique. C'est particulièrement chez les phthisiques qu'on aurait observé cette forme défavorable à la respiration et prédisposante aux tubercules. Écoutons à ce propos l'opinion de M. le professeur Cruveilher :

« Les poumons oblongs, dit-il, qui sont regardés comme
« plus particulièrement disposés à la phthisie pulmonaire,
« ne m'ont pas paru d'un volume moindre que les poumons
« d'un individu sain, à poitrine large et développée. »
(Page 465, *Anatomie descriptive*, vol. III, 3e édit.; 1852.)

Plus que personne je m'incline devant l'opinion de M. Cruveilher ; mais si nous considérons d'un autre côté que cet illustre anatomiste, en étudiant le jeu des poumons pendant la respiration, a démontré que pendant l'inspiration le tiers à peine des vésicules pulmonaires entraient en action, et, d'autre part, que l'air arrivant avec plus de facilité dans les vésicules situées à la partie supérieure du poumon, et leur faisant jouer un rôle plus actif, les disposait pour ainsi dire à subir les influences d'un grand nombre de maladies « d'où « peut-être, dit-il, la plus grande fréquence des tubercules « dans le sommet des poumons. » Si, dis-je, nous mettons en regard ces deux opinions du grand anatomiste sur la forme de l'organe et sur le jeu des vésicules, nous ne pouvons nous empêcher d'y remarquer une espèce de contradiction.

Il me semble qu'un poumon large, bien développé, dont

les vésicules seront disposées vers la partie supérieure sur une surface plus large, sera moins prédisposé aux tubercules que le poumon oblong, qui joue difficilement dans l'acte respiratoire.

Poids. Les poumons présentent deux espèces de poids à considérer : 1° la pesanteur spécifique, qui est très faible et moindre que celle de tous les autres organes, et qui est reconnu moindre que celle de l'eau. On n'a qu'à plonger dans l'eau une portion de poumon sain, et on le voit surnager, et revenir à la surface quand on l'enfonce avec la main. C'est à l'air renfermé dans les vésicules ou dans les tubes bronchiques qu'est dû ce phénomène ; mais si on parvient, ainsi que je l'ai dit déjà, à enlever cet air des vésicules pulmonaires, à l'aide de la machine pneumatique, ce qui est d'une certaine difficulté, ou mieux encore si l'on prend le poumon d'un fœtus mort dans le sein de sa mère, on le voit se précipiter rapidement au fond de l'eau.

Chez le fœtus, il faut le dire, les poumons ne sont pas autre chose que des glandes vasculaires, comparables au foie et à la rate ; on peut donc dire que l'âge influe sur la pesanteur spécifique des poumons. Les maladies ont encore cette influence. Ainsi, dans les cas nombreux où ils sont gorgés de sérosité ou indurés à la suite d'une pneumonie passée à l'état chronique, ils se précipitent rapidement au fond de l'eau.

2° Le poids absolu, c'est-à-dire le poids de la substance pulmonaire réduite à sa capacité vasculaire, varie encore avec l'âge : faible dans l'enfance, il devient plus considérable avec l'âge adulte, et semble redevenir ensuite plus faible avec la vieillesse. Ainsi, chez l'enfant qui a respiré, la proportion est comme 60 : 1, et chez l'adulte comme 30 : 1. Les auteurs ont donné comme poids absolu des poumons deux kilogrammes; mais, comme M. Cruveilher le fait observer avec beaucoup de raison, ce poids est trop considérable et correspond certainement au poids des poumons engoués, sur lesquels ont porté principalement les observations de ces auteurs, ou des poumons recueillis après la mort, ce qui revient au même, puisque la stase du sang dans ces organes y produit un véritable engouement.

Densité. Crépitation. Lorsqu'on presse un peu fortement entre les doigts un poumon sain, on sent un bruit particulier, que l'on a comparé au bruit que produit du sel projeté sur des charbons ardents, ou encore au bruit que produit une lame d'étain qu'on plie dans tous les sens. Ce bruit est dû à la déchirure d'un certain nombre de vésicules éclatant entre les doigts qui pressent un peu fortement. On comprend que la résistance à la pression du dehors en dedans est égale à la résistance du dedans au dehors; aussi doit-on envisager le rôle de la cage thoracique comme complexe : c'est d'abord un agent de protection, et ensuite c'est un agent de résistance qui a pour but d'empêcher que les vésicules pulmonaires ne se rompent dans les trop grands efforts de la respiration.

Élasticité. Les poumons possèdent-ils une élasticité propre? D'après les phénomènes que l'on voit se produire, il faudrait l'admettre. Un poumon distendu par de l'air, artificiellement ou non, se vide avec force si on fait cesser pour un instant les forces d'inspiration ou d'insufflation. Cette propriété correspond à la contractilité, et il semblerait, au premier abord, que le poumon possède une certaine quantité de fibres musculaires que l'examen le plus minutieux n'a jamais démontrées.

Forme. La forme des poumons semble en harmonie avec celle de la cage thoracique, qu'elle remplit exactement. Cependant, cette forme varie pour les deux organes. Le poumon droit, plus épais, offre des diamètres antéro-postérieurs plus considérables, et il est plus court. Cela s'explique par la présence du foie dans l'hypochondre droit et par la saillie que la convexité de cet organe fait à la base du poumon sous le diaphragme.

Le poumon gauche est renfermé dans une même cavité avec le cœur et les racines des gros vaisseaux qui en émergent; il est obligé de céder à celui-ci un espace assez considérable; il est aplati d'avant en arrière et plutôt en lames qu'en masse; aussi, bien souvent le cœur est-il entouré par une lame de poumon qui en voile la présence à la percussion.

Un grand nombre d'auteurs considèrent les poumons comme un seul organe bilobé et séparés par une heureuse précaution de la nature. Je l'ai déjà dit : la séparation des poumons constitue deux organes absolument comme les reins sont deux organes séparés, et dont les fonctions peuvent s'exercer isolément. Cet isolement est une admirable précaution qui se manifeste encore dans la subdivision de ces organes en lobes et en lobules.

Le poumon droit est subdivisé en trois lobes qui sont séparés par des scissures profondes, et le poumon gauche en deux lobes seulement. Chaque lobe peut être atteint séparément de maladies diverses sans que la fonction cesse pour cela.

A chaque racine des lobes correspondent les gros vaisseaux pulmonaires, qui sont au nombre de trois à droite et de deux à gauche.

Les lobes pulmonaires sont entrecoupés par un très grand nombre de stries ou de lignes celluleuses déprimées et plus ou moins tachetées de noir. Ces lignes se coupent sous des angles divers et inscrivent des polyèdres irréguliers à trois, quatre, cinq, six côtés. Ces polyèdres constituent la saillie périphérique des lobules.

Appareil capillaire sanguin et aérien.

La connaissance de l'intrication des vaisseaux pulmonaires, leur distribution et les rapports de terminaison qu'ils ont entre eux, semble destinée à donner la clef des fonctions respiratoires.

Les auteurs anciens considéraient les poumons comme un viscère de texture molle, humide, charnue, assimilable au foie, à la rate....; de là sur la respiration des idées complètement fausses, quoique cette fonction fût dévolue à cet organe. Vésale, le premier, donna du poumon une définition qui révèle l'existence de l'air dans cet organe, et son rôle physiologique.

« Le poumon, dit-il, est une chair molle, fongueuse, rare,
« légère, aérée, comme formée d'un sang écumeux, et entre-
« coupée par un grand nombre de petits vaisseaux. »

Quoique très vague et accordant à l'air une trop large part dans le phénomène de la respiration, cette définition est une description, imparfaite, il est vrai, mais qui conduisit à des travaux plus précis.

En 1661, Malpighi écrivait à son illustre ami Borelli, qu'il avait trouvé la structure des poumons comparable à une ruche d'abeilles; c'était se prononcer nettement sur l'existence de la vésicule pulmonaire.

Voici la description qu'il en donna dans cette lettre devenue fameuse à juste titre : « Vues au microscope, les vési-
« cules paraissent être formées par la continuation amincie
« de la membrane interne de la trachée, dilatée à son ex-
« trémité directe et sur les côtés en empoules sinueuses, au-

« delà desquelles elle se termine par des vésicules égales qui
« offrent l'aspect d'une éponge. »

En second lieu : les vésicules sont entourées par un réseau
admirable qui semble avoir pour objet de les lier entre elles
et de les rassembler.....; mais il ignore de quelle nature est
ce tissu, s'il est fibreux (*nervosum*) ou non.

Dans une autre lettre écrite au même anatomiste, il décrit d'une manière plus approfondie le réseau admirable, et
raconte avoir vu au microscope la communication des veines
et des artères.

Depuis 1661 jusqu'en 1808, la science vécut sur la découverte de Malpighi. A cette époque parurent plusieurs dissertations couronnées par l'académie de Berlin, celle de
Sœmmering et celle de Reisseissen.

Sœmmering soutenait que les canaux des bronches se
changent en tissu cellulaire lorsqu'ils ont atteint un huitième
de ligne de diamètre, et il concluait à une opinion contraire
à celle de Malpighi, c'est-à-dire que les vésicules pulmonaires
communiquaient toutes les unes dans les autres.

Sœmmering a été suivi dans son opinion par d'illustres
anatomistes : par Magendie, qui pensait que les bronches ne
se terminent pas dans des cavités closes, mais qui croyait
que les vaisseaux seuls arrivés à leur dernière division, circonscrivent par leurs anastomosrs dans tous les sens, des
espaces resserrés où l'air pénètre.

Avant de donner l'opinion des anatomistes modernes, je
crois devoir donner en quelques lignes celle de Reisseissen;
non pas que les opinions émises de nos jours sur la texture
aréolaire soient contestables, mais parce que Reisseissen eut
l'admirable talent de mettre au jour les éléments ultimes des
poumons, vésicule ou aréole, peu importe le nom qu'on leur
a donné depuis.

« Le canal aérien se subdivise à mesure qu'il descend en
« un grand nombre de rameaux dont chacun se distribue
« dans les poumons, de sorte qu'après bien des subdivisions
« il se termine en cul-de-sac au cœcum; d'où on peut inférer
« que les vésicules ou cellules aérifères de la surface des
« poumons ne sont autre chose que les extrémités en cul-
« de-sac des petits canaux. Ces cellules répandues en grand
« nombre constituent les poumons. »

C'est encore les idées de Malpighi que l'on trouve dans le
travail de Reisseissen couronné par l'académie de Berlin.

Jusqu'à ces derniers temps, l'étude de la structure des
poumons n'avait été reprise par aucun anatomiste, et cependant, ni dans les travaux de Malpighi, ni dans ceux de Reisseissen, on ne trouve la corrélation entre les trois ordres
de vaisseaux dont l'existence avait été signalée dans ces organes.

M. Magendie, dont j'ai cité plus haut l'opinion à ce sujet,
est contraire à l'opinion de Reisseissen, et d'un autre côté,
M. Bazin semble s'y rattacher directement dans un mémoire
qu'il a présenté à l'institut sur ce sujet.

M. Cruveilher a apporté dans cette question le regard profondément lumineux qu'il a jeté sur toutes les parties de l'a-
natomie. Son opinion est celle qu'il faut adopter lorsqu'on a
examiné des poumons d'après ses procédés.

Il ne faut qu'insuffler un poumon et le faire dessécher,
puis en couper une tranche très mince et la porter sur le
champ d'un microscope à vingt ou cinquante diamètres.

Voici ce qu'on aperçoit : Des cavités irrégulièrement cir-
culaires séparées par des cloisons plus ou moins épaisses.
Ces cavités ont été considérées comme des vésicules; mais
quand on les considère avec attention, on voit que les vésicules ne sont plus arrondies, mais canaliculaires. Les cloi-

sons sont parcourues par des vaisseaux sanguins, et criblées dans leur épaisseur par d'autres canaux aériens plus petits. Tous ces petits canaux bronchiques aérifères ont entre eux de nombreux ostioles de communication.

De plus, l'illustre professeur a démontré expiramentalement que chaque lobule pulmonaire agissait comme un petit poumon, et qu'il pouvait fonctionner indépendamment des lobules voisins.

Un habile anatomisté belge, M. Rossignol, a cherché à déterminer la structure des dernières ramifications bronchiques. Il s'est servi du procédé de M. Cruveilher, l'insufflation et l'examen à la loupe.

Les dernières ramifications bronchiques se dilatent en infundibulum, et cette cavité se subdivise elle-même en autant de petites alvéoles, absolument comme une ruche d'abeilles; ce qui déterminerait une subdivision infinie de l'air, et son contact multiplié avec les dernières ramifications vasculaires.

Ce procédé d'insufflation et l'usage de la loupe ont dû céder à des moyens plus parfaits et à l'examen microscopique.

M. Mandl, au lieu d'insuffler les poumons, les a injectés de gélatine pure. Après les avoir divisés par tranches extrêmement minces, il a pu en examiner quelques-unes sous le champ du microscope.

On aperçoit alors des espèces de *cavités* dans lesquelles s'avancent des *cloisons incomplètes*.

On peut se demander si ces cloisons incomplètes ne proviennent pas de la section faite par l'instrument tranchant des cellules pulmonaires, ou si elles ne sont pas le produit de la rupture des cellules par l'injection elle-même.

M. Mandl, pour répondre à ces objections, conseille de

traiter le tissu par l'iode ; et toutes les fois, dit-il, que l'on aura une coloration jaune régulière, sans interruption, la préparation n'aura rien rompu : elle aura simplement pénétré; toutes les fois, au contraire, que sous le microscope il y aura des lacunes dans la coloration, c'est qu'il y aurait eu des cloisons rompues pendant l'opération.

En traitant par la teinture d'iode, la préparation, il est facile de se convaincre que les cloisons sont *véritablement incomplètes*.

Les poumons se composent donc de cavités dans lesquelles s'avancent des cloisons incomplètes; à côté de ces cloisons incomplètes on voit des espaces polygonaux, puis à côté d'autres cloisons incomplètes, etc., etc.

La plus grande analogie existe entre cette structure des poumons de l'homme et celle des poumons de la grenouille.

Si on examine un poumon de grenouille, on voit qu'il est formé d'une grande cavité dans laquelle s'avancent des cloisons imparfaites, entre lesquelles existent des cloisons plus petites, structure qu'on ne peut mieux comparer qu'au fruit de la grenade.

Si on suppose un certain nombre de poumons de grenouille réunis les uns aux autres, dans les sens les plus divers, et qu'on pratique une coupe à travers cette masse, il y aura de ces poumons qui seront coupés dans le sens de l'axe, et qui présenteront la forme de cavités avec des cloisons incomplètes; d'autres qui, coupés transversalement, se présenteront sous forme de polygones réguliers dont les rayons n'arrivent pas jusqu'au centre.

Le double aspect que présente le poumon de la grenouille suivant le sens dans lequel la section a été faite, est donc tout-à-fait identique avec celui qui est fourni par l'examen microscopique des poumons humains.

3

Ce qu'on a appelé *cellules du poumon*, n'est autre chose que les compartiments formés par les cloisons incomplètes, qui permettent à ces culs-de-sac terminaux de communiquer entre eux.

Il ne faut pas croire que la bronchiole aboutisse à une seule cavité; chaque bronchiole se termine dans plusieurs cavités ou bien par plusieurs cavités placées les unes à côté des autres.

Les cavités des poumons présentent des variétés dans leurs dimensions, suivant l'âge et l'espèce animale; elles sont plus grandes chez le bœuf que chez le mouton, plus petites dans la jeunesse que dans l'âge adulte.

Le mode de développement des poumons confirme de tous points les idées relatives à la structure de ces organes. En effet, sur un embryon d'agneau, on voit que la bronche se divise ou se subdivise pour se terminer par des utricules. Or, plus tard chacun de ces utricules devient le centre de la formation d'une *cavité*, qui résulte ainsi de la réunion d'un grand nombre de ces utricules.

M. Mandl conclut en disant que la structure du poumon est telle, que l'on peut appeler cet organe une glande.

La structure des cavités a été aussi étudiée par cet habile micrographe. Voici ce qu'il en dit :

La membrane qui forme la paroi des cavités est amorphe et parsemée de noyaux ; les cloisons qui s'avancent dans ces cavités ont la même structure.

Entre les parois des deux cavités voisines, on trouve du *tissu élastique* et des vaisseaux sanguins. Les derniers capillaires fournis par ces derniers rampent sur les parois de la membrane qui limite les cavités du poumon, et forment des mailles entre les noyaux dont elle est parsemée.

Résumé. — L'opinion de M. Mandl est trop sérieuse pour

qu'on n'en fasse pas ressortir toute l'importance. Aussi resumerai-je cette opinion, et chercherai-je à la comparer à celles qui ont été émises avant lui.

Le poumon se termine, suivant cet auteur, par des culs-de-sac, comme cela se voit dans toutes les glandes; plusieurs de ces culs-de-sac réunis forment les *cavités du poumon*, dans lesquelles se termine la dernière bronche.

Les parois des cavités des culs-de-sac sont constituées par une membrane amorphe ; entre les parois de ces cavités existent du tissu élastique et des vaisseaux sanguins. Sur les parois mêmes il existe des noyaux sur lesquels se distribuent les derniers capillaires sanguins.

Quoique l'étude de la structure pulmonaire que je viens d'emprunter à M. Mandl indique jusqu'à quel degré cet habile micrographe a poussé l'analyse, je dois dire que l'opinion qui résume tout ce travail me paraît avoir une analogie bien grande avec celle de M. Rossignol; que peuvent être, en effet, l'infundibulum reconnu par l'anatomiste belge, et toutes ces cloisons incomplètes rangées d'une manière régulière à la façon d'une ruche à miel, sinon ces cavités de M. Mandl coupées par des cloisons incomplètes?

Sous le rapport de la structure, je suis donc très satisfait des descriptions données par ces deux éminents médecins; j'y trouve une concordance qui semble assez convaincante pour qu'on n'hésite pas à en admettre la vérité.

Le mécanisme de la respiration semble donc facile à déduire de cette étude rapide de la texture pulmonaire. Je n'ai point à m'occuper ici des changements qui surviennent dans la composition du sang, ni les proportions des éléments que l'analyse a démontrés en plus ou en moins dans les deux sangs.

Les parties qui terminent les cellules pulmonaires n'ont

pas plus de cinq à dix millièmes de ligne d'épaisseur ; elles sont constituées par une membrane si mince et si transparente, que l'on ne peut en constater l'existence qu'à l'aide de la lumière transmise. Les vaisseaux sanguins forment sur ces cellules un réseau extrêmement riche, et ont eux-mêmes des parois qui n'excèdent pas deux millièmes de ligne.

En vertu du phénomène d'endosmose et d'exosmose signalé par Dutrochet, l'air cède au sang veineux l'oxigène qui doit revivifier le sang et exhaler les gaz que la combustion a rendus impropres à la circulation.

Telles sont les conditions dans lesquelles se trouvent les organes de la respiration, et dont le jeu fonctionnel est souvent enrayé par les circonstances morbides dont je vais m'occuper dans la suite de ce travail.

CHAPITRE II.

ANATOMIE PATHOLOGIQUE.

ÉTUDE DE LA TUBERCULISATION EN GÉNÉRAL. — STRUCTURE INTIME DU TUBERCULE.

Avant d'entrer dans l'étude de l'évolution pathologique du tubercule, des altérations par lesquelles cette production hétéromorphe passe avant d'être évacuée, il est indispensable de s'entendre sur ce qu'on appelle un tubercule et sur la texture qui lui est assignée comme corps étranger à l'organisme.

Nous verrons plus tard que les tubercules se rencontrent dans diverses parties du corps; que la tuberculisation, qui en principe est une disposition générale de l'individu à produire des éléments hétérologues et morbides, a été subdivisée selon le siège que ces produits accidentels tendaient à envahir.

Laissons pour l'instant cette étude, qui constitue une véritable classification, et occupons-nous simplement de la nature du tubercule pris là ou là, tantôt dans le cerveau, tantôt dans les poumons, dans les intestins ou dans tout autre partie du corps.

Il me sera impossible d'analyser tous les travaux qui ont été écrits sur ce sujet. J'accorderai une faveur spéciale à certains d'entre eux, parce que les auteurs s'y sont montrés véritablement originaux, et que leurs opinions ont eu un retentissement assez grand. La plupart de ces opinions sont tombées dans l'oubli; mais elles marquent trop nettement la marche de la science, et surtout les moyens d'observation employés depuis lors, pour que je ne doive pas à l'étude que je fais de les présenter avec toute l'impartialité possible.

Les anciens ne pouvaient avoir sur la phthisie que des idées fort restreintes. Un auteur dont le livre nous a transmis les opinions de l'antiquité la plus reculée, Celse, critique éclairé, mais praticien peu profond, décrit la phthisie comme un mode de manifestation de la consomption. La consomption a trois modes de manifestation : l'atrophie, la cachexie et la phthisie. Celle-ci, attaquant plus particulièrement les poumons, était distinguée des autres degrés de consomption par des signes extérieurs fort bien caractérisés et quelques signes physiques dont la valeur pouvait être considérable à cette époque, mais qui sont aujourd'hui de nulle importance.

« La phthisie, dit Celse, commence par attaquer la tête et
« se jette ensuite sur les poumons, où elle produit un ulcère
« accompagné d'une petite fièvre lente, qui cesse et puis re-
« commence. Le malade tousse beaucoup, crache du pus et
« quelquefois du sang. Si l'on jette sur le feu les crachats, ils
« sentent mauvais. C'est une marque à laquelle on reconnaît
« la phthisie lorsqu'on a des doutes sur son existence. »

Quoi d'étonnant de voir Celse parler d'un ulcère du poumon comme de la lésion produite par ce mode de consomption que les Grecs appelaient phthisie, dénomination qui s'est conservée jusqu'à nos jours? Celse, ne l'oublions pas, ne tenait pas à grand honneur l'anatomie pathologique. Il envisageait l'ouverture des cadavres comme cruelle ou dégoûtante; cruelle si, à l'exemple des médecins qui l'avaient précédé, on ouvrait le corps d'un individu vivant, sous pré-

texte que les rapports des viscères étaient parfaitement con-
servés ; dégoûtante si l'examen avait lieu après la mort,
parce que les organes n'ont plus les mêmes qualités que
pendant la vie, et qu'ils changent à la fois d'aspect, de forme
et de volume.

Les exhortations de Celse ont arrêté l'essor de l'anatomie
pathologique ; puis sont venues les superstitions religieuses
qui ont bien autrement enrayé la marche de la science, et
qui ont jeté la médecine dans le domaine de l'ignorance la
plus grossière.

Il faut arriver au siècle qui nous a précédés et qui a pré-
paré le travail des temps où nous vivons, en faisant sortir
des entrailles de la liberté politique, la libre pensée et la
libre marche des opinions scientifiques.

Le terme de phthisie repris par les auteurs modernes ne
signifiait plus un mode particulier de la consomption, mais
la consomption elle-même, l'atrophie et la cachexie ayant
été détachées pour rentrer dans leur véritable sens pathologique ; et nous voyons combien l'immortel auteur de l'auscultation semble peu disposé à lui laisser toute l'extension
que Bayle lui avait donnée.

Bayle, à qui l'on doit l'une des meilleures monographies
de la phthisie pulmonaire, avait de beaucoup restreint le
sens accordé à cette dénomination. — Tout semblait se rapporter à cet état général de l'organisme souffrant, et chaque
mode de débilitation devenait une sous-classe de la phthisie.
— Néanmoins, il se bornait à six formes principales sur lesquelles je reviendrai plus loin.

L'examen cadavérique avait repris ses droits ; les lésions
étaient connues, sinon encore parfaitement étudiées. Laennec, quand il résuma, dans son *Traité d'Auscultation immédiate*, les résultats de ses observations nombreuses et

consciencieuses, ne faisait que corroborer ce qu'avait fait Bayle, et reprendre la question déjà tant élucidée, pour faire connaitre au monde savant les rapports de son admirable découverte avec l'évolution de la maladie.

Il penche cependant vers une dénomination nouvelle et plus en rapport avec ses travaux. Pour lui, la production de la phthisie est due à la présence dans les poumons d'un élément de nouvelle formation, appelé tubercule, et la maladie devrait être appelée tuberculisation.

La phthisie devient tout-à-fait secondaire, et n'est ici que le synonyme d'affaiblissement progressif de l'organisme. La présence du produit accidentel, du tubercule, est le fait capital, et c'est sur ce nouvel élément pathologique que doivent porter les études et l'observation.

L'anatomie pathologique de la tuberculisation ainsi mise en première ligne, Laennec la reprit en sous-œuvre et décrivit avec une clarté, une méthode dont personne n'a eu le secret mieux que lui, toutes les altérations que son œil armé tout au plus d'une loupe lui avait signalées. J'aurai assez l'occasion de puiser des renseignements dans le livre de Laennec pour l'oublier un instant et pour dire quels progrès la marche des sciences accessoires a imprimés à l'anatomie pathologique, soit du tubercule, soit de toutes les autres productions accidentelles à l'organisme.

On s'entend désormais sur ce qu'on appelle tubercule, et on peut sans grands efforts d'intelligence reconnaitre ce qu'on veut désigner par ce mot. Il n'en était pas ainsi autrefois. Celse appelle la lésion du poumon dans la phthisie un ulcère, et toutes les fois qu'on parle de tubercules, on réserve cette expression pour les productions anormales visibles à l'œil qui se présentent sur les parties extérieures du corps humain.

L'étude approfondie de l'anatomie pathologique a fait justice de cette indifférence des anciens pour tous les phénomènes pathologiques dont les organes internes sont le siège. Il est difficile de traiter cette question sans entrer dans des détails qui m'entraîneraient trop loin de mon sujet.

On a donné le nom de productions accidentelles à tous les éléments de formation nouvelle qui viennent s'enter sur une partie quelconque de l'organisme, et qui par leur présence constituent une imminence morbide.

Le caractère essentiel des productions accidentelles est de s'accroître, d'envahir les organes sur lesquels ils apparaissent, de mettre un obstacle aux fonctions dont ces organes sont chargés, et d'entraîner par suite des désordres dans l'individu tout entier. Ces désordres se traduisent par l'affaiblissement graduel des forces qui président à la santé.

La classification adoptée par les anatomo-pathologistes modernes n'est pas à l'abri de contestation ; tout n'est pas dit sur ce point, et si on veut bien se reporter aux discussions fameuses soutenues naguères au sein de l'Académie de médecine, on verra combien la question est brûlante et présente de dangers à être soulevée.

On les a divisées en deux grandes classes qui renferment des subdivisions nombreuses :

1° Les productions accidentelles qui ont leurs analogues dans l'organisme : ainsi, un développement extraordinaire d'embonpoint partiel, un bras ou une jambe qui semblent être infiltrés de graisses sans que les rapports naturels soient changés, un développement anormal, un excès de nutrition des os ou des muscles, l'addition d'un muscle dans un organe, la production de cartilages, ou bien l'ossification de telle ou telle partie du corps, voilà les productions accidentelles ayant leurs analogues dans l'organisme ; leur présence constitue une monstruosité, une déviation aux lois de l'harmonie organique, mais elle n'entraîne pas l'idée d'un obstacle fonctionnel; il est difficile de leur attribuer un pronostic essentiellement fâcheux.

Il n'en est pas de même pour la deuxième classe, qui comprend les produits accidentels n'ayant aucune analogie dans l'organisme.

On les subdivise généralement en produits accidentels organisés et en produits accidentels non organisés.

Dans les premiers on place : 1° le fongus médullaire; 2° ie squirrhe; 3° le cancer mélanotique; 4° le cancer gélatiniforme, etc.

Je n'ai rien à dire de ces productions hétérologues; il me suffit de les citer.

La deuxième catégorie comprend : 1° les dépôts qui ont lieu dans le typhus et ses variétés; 2° les dépôts scrofuleux, et 3° les tubercules.

Voilà donc la dénomination du tubercule limitée à une espèce morbide et qu'on peut facilement étudier à part, parce qu'elle présente des caractères qui ne se trouvent qu'en elle.

En leur attribuant un degré d'organisation très douteux pour certains anatomistes, je n'entends pas dire que les tubercules soient appelés à participer à la vie, à la nutrition propre des tissus, en vertu des mêmes forces vitales qui régissent l'organisme. Ils ont une vie propre, une existence propre, une évolution propre et qui ne s'arrête qu'à un degré de développement qu'ils ne franchissent pas. Arrivés là, les tubercules semblent redescendre rapidement l'échelle qu'ils avaient parcourue, et tombent sous l'action de la nature, qui semble vouloir s'en débarrasser et qui fait tout ses efforts vers ce but.

On ne peut nier un certain degré d'organisation aux tubercules. Il suffit de savoir qu'on y retrouve toujours les mêmes éléments, et que l'existence des corpuscules tuberculeux implique un degré d'organisation tout aussi complexe que celui de la cellule cancéreuse ou des éléments fibro-plastiques dans les tumeurs hétérologues organisées.

La disposition générale de l'individu à être envahi par ces sortes de productions se retrouve, dans un autre sens, pour les diverses tumeurs dont le caractère spécial est de ne point s'arrêter et de transformer les tissus qui les environnent en éléments semblables à ceux qui les caractérisent. Mais cette disposition n'en est pas moins inhérente à certains individus, et si les tubercules n'ont point un accroissement illimité, ils offrent la tendance à la reproduction dans un nombre illimité de points de nos organes.

La nature, en les éliminant à mesure qu'ils ont accompli leur évolution, peut guérir l'organe qui en est affecté par la cicatrisation de la partie ainsi débarrassée ; mais la fâcheuse tendance à la reproduction que je viens de signaler établit une lutte perpétuelle entre la vie qui fait tous ses efforts pour se maintenir, et la diathèse qui apporte chaque jour de nombreux éléments morbides. La fin de cette lutte est le plus souvent l'affaiblissement de l'individu, l'appauvrissement de la constitution, le marasme dans lequel tombent les malades et la mort.

Quand la disposition morbide est enrayée, ou bien qu'elle s'arrête dans sa manifestation, la nature se relève, et les organes, débarrassés de cet obstacle, reprennent leurs fonctions au profit de la santé générale et d'un accroissement de forces nécessaires à l'élimination du principe morbide lui-même. C'est ce qui arrive dans tous ces cas de tuberculisation signalés par les auteurs, où de rares tubercules sont éliminés, où les poumons cicatrisés permettent au malade de vivre longtemps sans qu'aucun accident nouveau se produise.

La classification de Bayle ne peut plus être conservée en regard des progrès que l'anatomie pathologiques a faits. Il admettait, en effet, six formes de la phthisie, qui étaient :

        1° La phthisie tuberculeuse ;
        2° La phthisie granuleuse ;
        3° La phthisie avec mélanose ;
        4° La phthisie ulcéreuse ;
        5° La phthisie calculeuse ;
        6° La phthisie cancéreuse.

Laennec, qui étudia la maladie avec des idées plus neuves, réduisit l'étude de la phthisie à celle du tubercule. Suivant lui, on peut définir la phthisie pulmonaire : *une maladie caractérisée par le développement dans les poumons d'un produit accidentel appelé tubercule.*

Malgré cette circonscription de la maladie, on n'est pas peu étonné de lui voir admettre une phthisie nerveuse et un catarrhe simulant la phthisie. Probablement Laennec avait entrevu, sans cependant en décrire les caractères anatomiques, cette forme spéciale de tuberculisation qui dépend de tubercules développés dans le cerveau, et qui se traduit au dehors par l'affaiblissement général de l'organisme avec tendance aux accidents nerveux, et sans que l'autopsie révèle dans les poumons des lésions tuberculeuses suffisantes pour avoir amené la mort.

Il est impossible de lui attribueur la découverte des désordres que cette forme de tuberculisation produit; ce serait lui attribuer une part de gloire dont, certes, il peut bien se passer.

Partant de cette connaissance généralement admise aujourd'hui, que les tubercules sont constitués par les mêmes éléments histologiques, qu'ils se développent dans les poumons ou ailleurs, les auteurs modernes les ont classés suivant le siège qu'ils occupent, et non point suivant les symptômes par lesquels ils se manifestent.

L'importance des organes qui sont le siège de tubercules, et les troubles que la présence de ces produits accidentels entraînent, a été le point de départ de ces classifications.

Ainsi, on admet : la tuberculisation 1° pulmonaire ;
2° meningée ;
3° cérébrale ;
4° laryngée ;
5° intestinale, etc., etc.

Je l'ai déjà dit, je ne puis embrasser la question tout entière. La tuberculisation de ces organes a été admirablement traitée par des auteurs dont il suffit de citer les noms.

En première ligne, et pour la tuberculisation pulmonaire, Bayle, Laennec, Andral, Louis, et leurs élèves qui ont tant fait pour la pathologie de l'enfance, deux observateurs déjà illustres, Rilliet et Barthez ; Ernest Boudet, Félix Boudet ; pour les affections tuberculeuses du cerveau et de ses enveloppes, un grand praticien dont les élèves sont partout et ont propagé les idées, Guersant père, à qui l'on doit d'avoir mis au jour et éclairé par ses leçons au lit des malades la plupart des questions les plus ardues de la science médicale.

Tous ces éminents praticiens attribuent à une disposition générale la production des tubercules dans les divers points de l'organisme, disposition qui est mise en jeu par le développement d'une maladie aiguë ou chronique, parfaitement indépendante par ses caractères de la tuberculisation. Lorsque je traiterai des causes de la phthisie pulmonaire, je reviendrai sur cette prédisposition générale, et je traiterai tout au long cette question, l'une des plus intéressantes de mon sujet.

Je dois donc me livrer à l'étude de la tuberculisation pulmonaire, et quoique je reconnaisse l'impossibilité de l'écarter complètement des autres modes de manifestation de la diathèse générale, ne m'occuper que des lésions que l'on trouve dans les poumons, des causes générales ou particulières qui les produisent, et des moyens de guérison.

Structure intime du tubercule. — Histologie de ce produit accidentel.

C'est à peine si, dans Laennec, on trouve un aperçu sur la structure intime du tubercule. Cet auteur en a décrit admirablement la forme, les divers degrés d'évolution, le développement, les changements de consistance jusqu'à l'expectoration complète ; mais il n'a point cherché à pénétrer ce qu'ont plus tard éclairé des travaux microscopiques nombreux.

A Schrœder van der Koll est dû le premier travail important sur cette question. Suivant cet auteur, la granulation, à l'époque de son apparition, serait formée par des cellules remplies de lymphe éminemment coagulable et beaucoup plus fermes que les cellules environnantes ; les vésicules pulmonaires altérées ne contiendraient plus d'air, et ne pourraient le recevoir étant remplies d'une lymphe parfaitement limpide. D'après lui, l'épanchement de lymphe serait le premier degré, et la coagulation de cette lymphe en granulations parfaitement déterminées comme forme et comme volume donnerait naissance à la granulation grise demi-transparente (¹).

(¹) *Phthisis pulmonalis in observationes anatomico-pathologici et practici argumenti.* (Amsterdam, 1826.)

Un auteur italien, Dalmazzone, assigne deux âges aux tubercules. En premier lieu, on verrait, dès l'instant de son apparition, un petit corpuscule rougeâtre de la grosseur d'une tête d'épingle, d'une consistance de fromage mou. En second lieu, ce corpuscule deviendrait plus dur, plus consistant, comme si des éléments solides s'y ajoutaient sans cesse; et à cette seconde période conviendrait seulement le nom de granulation grise demi-transparente (¹).

A la même époque, un savant médecin français, M. Rochoux, émettait l'opinion suivante, qui a trouvé un assez grand nombre de partisans.

On aperçoit d'abord, dans le lieu où se forme le tubercule, un corpuscule rougeâtre, de la grosseur d'une tête d'épingle, et semblable par son aspect à un fragment de la couenne qui recouvre les saignées inflammatoires, corpuscule luisant satiné et tomenteux comme elle, ferme et cependant s'écrasant sous le doigt sans laisser exprimer beaucoup de liquide. Si on tente de séparer ce corpuscule des poumons, on voit qu'il tient au tissu pulmonaire par une foule de filaments très déliés.

A mesure que ce corpuscule se développe, la couleur luisante et nuancée disparaît et est remplacée par une couleur grise-jaunâtre. Il devient en même temps plus dur, plus élastique, quoique s'écrasant sous le doigt (²).

Il y a dans toutes ces opinions une observation exacte du phénomène primitif d'évolution; mais la vue de ces auteurs semble bien restreinte : ils éclairent ce que Laennec avait dit; ils ne vont guère au-delà. Suivant Schrœder van der Koll, les vésicules pulmonaires ne seraient pas le siège de la maladie, mais en subiraient l'influence fâcheuse; et la

---

(¹) *Riperto di medico.* (Torino, 1826).
(²) *Bulletin universel des Sciences.* (Août 1829.)

conséquence de sa théorie, c'est que le sang, épanchant de la lymphe, serait la cause première de la maladie.

M. Rochoux n'explique pas plus que Dalmazzone l'origine du tubercule; il donne une description assez nette et assez vraie de la granulation. Il y a loin de là à l'étude faite à l'aide du microscope.

Kuhn a fait usage du microscope, et quoique ses résultats soient peu en harmonie avec les idées actuelles, c'est plutôt à l'instrument d'observation qu'il faut en demander compte qu'à l'observateur lui-même.

Les tubercules, dit-il, sont constitués par une agglomération de petits corps irréguliers jaunâtres, unis entre eux par des filaments hyalins, ramifiés et anastomosés; autour de ces filaments, on trouve une enveloppe mucoso-membraneuse qui entoure ce tissu nouveau. C'est à ce tissu que Kuhn donne le nom de tissu tubéreux ([1]).

Dans le premier temps de leur formation, les globules nageraient au milieu d'un mucus clair qui, résorbé avec le temps, laisserait persister le tubercule cru.

MM. Rochoux et Kuhn ont admis la texture fibreuse du tubercule. Cette opinion a été depuis complètement abandonnée, et prouve que ces observateurs éminents n'avaient à leur disposition que des moyens d'étude très imparfaits.

M. C. Baron a aussi beaucoup étudié l'évolution des tubercules. Il a aperçu d'abord un point rougeâtre qu'il dit être du sang épanché dans les mailles du tissu pulmonaire; après quelque temps, la partie liquide se résorbe, et la matière solide ou la concrétion sanguine se divise en deux parties : l'une

---

([1]) *Recherches microscopiques sur la formation et la nature des tubercules chez l'homme et les crachats des phthisiques.* (Mémoire. Académie de médecine; 1834.)

rougeâtre, molle, qui disparait peu à peu; l'autre centrale,
plus blanche, plus dure, qui s'accroit aux dépens de la première qui l'entourait : c'est une espèce d'intussusception.
M. C. Baron croit que c'est là l'origine première de la granulation, qui subirait ensuite des transformations plus faciles
à observer et à connaître.

L'opinion de M. Baron n'est pas admissible pour plusieurs
raisons. En premier lieu, le sang ne s'épanche jamais en
nature dans les tissus sans une déchirure préalable des vaisseaux capillaires; or, quelle est ici l'action traumatique à invoquer pour expliquer une pareille déchirure? En second
lieu, parce que le sérum seul du sang peut filtrer à travers
les membranes des capillaires, et encore ne filtre-t-il jamais
à l'état normal; c'est presque une loi établie que les liquides
épanchés dans les cavités ou dans du tissu cellulaire, n'ont
jamais que le tiers et la moitié au plus des éléments solides
qu'ils devraient avoir à l'état normal. En troisième lieu, si
M. Baron a vu les corpuscules formés par du sang épanché et
la partie solide rougeâtre rester après que le liquide incolore
a été résorbé, on doit trouver au microscope des globules de
sang dans les granulations, qui sont la conséquence de cette
résorption; or, jamais on n'en a constaté. En quatrième lieu,
l'albumine et la fibrine ne se coagulent pas spontanément
dans l'organisme, et sont en dissolution parfaite; de telle
sorte que si une partie quelconque de sérum était épanchée,
elle se résorberait en totalité dès qu'on lui ouvrirait passage
par une déplétion sanguine faite à temps (¹).

M. le professeur Piorry, qui occupe le premier rang parmi
les médecins qui poursuivent les questions d'anatomie pathologiques, croit également que les tubercules reconnaissent

---

(¹) *Recherches sur la nature de la matière tuberculeuse.* (*Archives
générales de Médecine*, tome II, 3ᵉ série, pages 189 et 221.)

4

pour origine une exsudation sanguine. Nous aurons les mêmes objections à adresser à l'opinion du savant professeur qu'à celle de M. Baron.

M. Nathalis Guillot donne du tubercule à sa naissance la description suivante :

Au premier degré, on voit une petite tâche blanchâtre formée par une matière demi-transparente, en général arrondie ou oblongue, représentant assez bien, par sa couleur et sa consistance, le tubercule miliaire, et n'en différant que par la régularité de son contour et de ses limites, chose rare comme on le sait dans le tubercule miliaire à l'état de demi-transparence. On ne peut mieux la comparer qu'à un morceau d'épiderme macéré dans l'eau. Ses diamètres varient entre ceux d'un grain de pavot et ceux d'une lentille. Si l'on soulève cette petite parcelle de matière pour étudier la membrane muqueuse sous-jacente, il devient évident que celle-ci ne possède aucune ramification vasculaire.

J'aurai occasion de revenir sur l'opinion exprimée dans le travail de M. Guillot. Il a étudié avec un soin tout particulier les changements que le tubercule entraînait dans la substance pulmonaire altérée par la présence de ce corps étranger; il a repris le travail de van der Koll avec un grand talent d'observation, et l'on trouve des renseignements fort utiles dans le mémoire qu'il a publié dans le journal *l'Expérience* (1).

Dans tous ces travaux, nous constatons l'observation la plus rigoureuse; mais nous allons voir des travaux d'une autre valeur et qui satisfont bien autrement l'esprit.

Il était donné à l'étude microscopique, qui avait déjà rendu tant de services aux sciences naturelles, de porter la

---

(1) *Description des vaisseaux nouveaux qui naissent dans les poumons tuberculeux.* (*L'Expérience,* t. 1, p. 549; 1838.)

clarté à la fois sur les éléments histologiques du corps humain et sur les états morbides, ou, si l'on veut, les aberrations de nutrition ou de sécrétion, selon l'expression si vraie de M. Andral, qui se manifestent par des productions étrangères.

Schwan, en démontrant que tous les tissus du corps humain naissent et s'accroissent par le moyen de cellules, avait jeté la science dans une voie nouvelle et féconde en résultats pratiques. Si, en effet, un même tissu renferme toujours les mêmes éléments constitutifs, toute déviation à cette loi sera le fait d'une déviation aux lois de nutrition et de sécrétion, et constituera un élément morbide.

Muller appliqua rapidement la théorie cellulaire à l'étude du cancer.

Les observateurs, et l'Allemagne en compte un bon nombre de très éminents, se jetèrent dans cette voie nouvelle.

« Les cellules primaires pleines, dit Henle, qui com-
« posent le tubercule et que l'on retrouve aussi dans les cra-
« chats des phthisiques, sont dissoutes dans l'acide acétique;
« l'enveloppe éclate, les granules s'échappent, tandis que le
« noyau et son nucléole persistent; il se forme des globules
« de pus, soit au centre, soit à la périphérie. »

Gerber admet deux espèces de tubercules : le tubercule albumineux ou anorganisé, et le tubercule fibrineux. Il appelle le tubercule granuleux ou albumineux anorganisé, tubercule scrofuleux. Il admet encore des tubercules hyalins, à cytoblastes, à cellules; dans un ordre plus avancé, les tubercules à fibres cellulaires et les tubercules cicatrisés.

Je ne puis que citer les noms des principaux auteurs allemands ou français qu'a préoccupés la question qui m'occupe : Albers, Sebastian Czermak, Gellerstedt, en Suède,

Gluge, qui a donné une excellente description et qui conclut à l'existence du corpuscule tuberculeux comme élément caractéristique ; enfin Reinhart, Madden et Kœstlin.

Quelques auteurs, en tête desquels il faut placer Addison, ont donné aux tubercules l'origine suivante : ce serait, pour ces auteurs, une dégénérescence des cellules épithéliales.

Vogel est peut-être l'anatomiste étranger dont les travaux ont le plus contribué à faire avancer la science. Son nom, l'un des plus populaires de l'Allemagne, l'est devenu à juste titre en France, où depuis quelques années les travaux étrangers trouvent des interprètes fort consciencieux.

Dans son *Anatomie pathologique*, livre précieux qui n'a pas son analogue en France, dont toutes les parties brillent par une netteté remarquable d'appréciation, sont exposées toutes les recherches microscopiques de ce savant anatomiste.

D'après Vogel, la matière tuberculeuse est le produit d'une exsudation à travers tous les capillaires sanguins des poumons, exsudation ayant lieu d'une manière analogue à celle des hydropisies fibrineuses. Une hypérémie locale précéderait toujours la production de cette matière.

Il ne trouve que très peu de différence entre les dépôts de matière typhique et de matière scrofuleuse.

Il nie qu'on puisse trouver dans le sang la matière qui constitue le tubercule, et semble peu disposé à admettre une prédisposition.

Quoiqu'il admette l'état liquide primitif de la matière tuberculeuse, il dit qu'on ne peut l'observer directement ; il invoque pour cela l'impossibilité où l'on est de distinguer le liquide tuberculeux que certaines personnes disent avoir vu, du liquide nourricier environnant ou du cytoblastême.

Le tissu pulmonaire n'est point refoulé ni changé de place

par le dépôt de la matière tuberculeuse; il reste dans une position normale, mais comme rempli, emporté par la matière exsudée. Sous le microscope, on voit cette disposition en traitant une tranche fort mince de poumon tuberculeux par l'acide acétique ou par l'ammoniaque qui, rendant la masse transparente, permet de retrouver les dispositions normales du tissu pulmonaire.

Quant à la matière tuberculeuse elle-même, voici la description qu'il en donne :

1° Une substance fondamentale transparente, amorphe, ressemblant à du verre quand elle est en grandes masses, dont l'aspect correspond parfaitement à celui de la fibrine coagulée, et qui se comporte comme elle avec les réactifs ; l'acide acétique et les alcalis la pâlissent jusqu'au point de la faire disparaître.

2° De petits grains (granulations moléculaires), ayant depuis 1/800° de ligne de diamètre jusqu'à des dimensions incommensurables, la plupart de forme arrondie, et qui, en grandes masses, ont une couleur brunâtres et sont opaques. Ces granulations ne se comportent pas toujours de même avec les réactifs, et paraissent en conséquence différer de nature. Quelques-unes semblent être des combinaisons modifiées de protéine, semblables à celles dont nous avons déjà parlé ; elles ne se dissolvent ni dans les acides ni dans les alcalis et l'éther, et les autres réactifs les attaquent peu ou point. D'autres consistent en graisse ●l'éther bouillant les dissout. On aperçoit souvent aussi entre elles de grosses gouttes de graisse. Quelques-unes, enfin, sont des sels calcaires (phosphate et carbonate); elles se dissolvent dans les acides, en partie avec effervescence.

3° Des cellules et des cytoblastes incomplètement développés, avec ou sans nucléoles. Les cellules se dissolvent

en partie dans l'acide acétique, ce que ne font pas les cytoblastes. Les uns et les autres disparaissent sous l'influence
de l'ammoniaque et de la potasse caustique. Les cellules sont
ordinairement développées d'une manière incomplète, et rarement y aperçoit-on un noyau bien distinct. Leur volume
varie entre 1/400ᵉ et 1/300ᵉ de ligne. Il ne faut pas confondre
avec ces formations celluleuses tantôt plus et tantôt moins
développées, d'autres formations qu'on trouve autour des
tubercules.

J'ai cité l'opinion de Vogel, parce qu'elle a été le point de
départ des travaux microscopiques qui se partagent actuellement le monde médical. Il est encore un certain nombre
d'auteurs qui croient à ce que Vogel a vu et décrit. Quelle
que soit l'autorité de son nom, je crois devoir dire qu'il a
incomplètement observé et qu'il a mal interprété ce qu'il avait
vu sous le microscope.

En premier lieu, cette substance fondamentale transparente, amorphe, ressemblant à du verre quand elle est en
grande masse. Je n'ai jamais pu comprendre ce qu'il voulait
décrire ainsi.

Les granulations moléculaires existent et sont bien décrites ; seulement il n'en a pas désigné la véritable nature
protéique, et semble avoir trop confondu avec elle certaines
granulations graisseuses qui n'offrent qu'un volume médiocre.

Les cellules ou cytoblastes ne peuvent se retrouver dans
tous les cas, et il oublie de mentionner un des éléments que
Lebert a signalé : le corpuscule tuberculeux. Dans un mémoire lu à l'Académie des sciences, M. Lebert a donné des
tubercules une description plus exacte, et qui en comprend
surtout les éléments principaux.

Il existe, dit M. Lebert, des granules moléculaires, une

substance interglobulaire hyaline et des globules propres au tubercule. Ces globules sont irréguliers et ont un diamètre de 1/100ᵉ à 1/150ᵉ de millimètre.

Leur intérieur jaunâtre, un peu opalin, renferme des granulations moléculaires, mais point de noyau. L'eau, l'éther et les acides faibles ne les altèrent pas ; elles se dissolvent dans les acides concentrés, l'ammoniaque liquide et une solution concentrée de potasse. On ne peut les comparer au globule de pus, qui est d'un diamètre plus grand et plus régulièrement sphérique de 1/20ᵉ de millimètre, et qui renferme plusieurs noyaux isolés les uns des autres, tandis que ceux des tubercules sont intimement unis ensemble.

Nulle comparaison ne saurait être établie entre eux et les cellules cancéreuses, qui sont bien plus grandes que celles du pus, et dont le noyau offre un nucléole parfaitement distinct.

Le siège du tubercule est ordinairement le tissu élastique intervésiculaire ; quelquefois, c'est dans les vésicules pulmonaires ou dans les bronches capillaires que la granulation se développe.

On trouve dans les tubercules les éléments histologiques suivants : de la graisse, de la mélanose, des fibres, des globules verdâtres et des cristaux ayant la forme des cristaux de phosphate ammoniaco-magnésien.

Constatons en passant que l'élément auquel M. Lebert fait jouer un rôle capital, c'est le globule tuberculeux.

M. Robin, dans le *Dictionnaire de Nysten,* nous a donné les résultats de son observation personnelle. Sans entrer dans l'étude que le savant micrographe donne des éléments qui composent le tubercule, je mentionnerai un élément particulier qu'on doit à cet observateur. Outre le corpuscule du

tubercule , élément caractéristique pour lui comme pour
M. Lebert, il existe un certain nombre de noyaux renfermant un nucléole de dimension déterminée et parfaitement
distincte des autres éléments du tubercule. M. Robin donne
à ce nouvel élément le nom de cytoblastion, nom nouveau
à ajouter à la nomenclature, hélas! trop nombreuse, des
termes médicaux. Toujours est-il que les cytoblastions existent bien réellement, et que M. Robin les a fort bien décrits
dans son article.

Sans entrer dans la critique de toutes ces opinions, que
j'ai cru devoir donner pour faire connaître les phases diverses qu'a subi l'étude du tubercule, je crois qu'il sera plus
utile au lecteur de lui faire connaître le résultat des observations que chacun peut faire à l'aide des instruments puissants que nous avons tous à notre disposition.

Le choix d'un instrument d'optique n'est pas indifférent
pour cette étude. Il y a beaucoup de microscopes et fort peu
de bons. Je dois avouer qu'avant de m'être servi des microscopes de Nachet ou de Georges Oberauser, je n'avais pu contrôler les faits signalés par Vogel et MM. Lebert et Robin.
Aujourd'hui, ma conviction est arrêtée. Tous les médecins
qui veulent bien s'occuper un peu de cette étude peuvent,
avec les instruments dont je viens de citer les construc-
teurs, exercer le même contrôle et se former des convictions
inébranlables. Il n'est pas besoin de longues études pour
cela; il en est du tubercule comme du cancer, ceux qui nient
l'existence des corpuscules tuberculeux d'une part, et de la
cellule d'autre part, n'ont certainement jamais vu, ou bien
ne veulent pas avouer ce qu'ils ont vu. C'est le cas de leur
dire : *Oculos habent et non videbunt!*

Étudions donc les éléments histologiques du tubercule

sans idées préconçus; nous passerons ensuite aux éléments chimiques qui, dans ces derniers temps, ont reçu un grand développement par les travaux de plusieurs observateurs.

Éléments histologiques du tubercule.

On trouve dans le tubercule :

1° Une matière amorphe sans organisation, révélée par une certaine opacité, à laquelle on peut donner le nom de blastême du tubercule, sorte d'excipient de tous les autres éléments que je vais décrire.

Dans ce blastême on trouve des granulations moléculaires qui n'ont pas toutes le même volume, et qu'on peut distinguer par la forme régulière ou irrégulière. Les unes n'ont pas de forme précise et sont constituées par une matière protéique ou albuminoïde.

Selon certains auteurs, c'est l'albumine du sang coagulée; cette opinion, qui a trouvé beaucoup d'adhérents, n'est cependant pas admissible; car l'albumine ne se coagule pas spontanément dans l'organisme, et ensuite elle est opaque lorsqu'elle est coagulée et ne permet pas le passage des rayons lumineux sous le champ du microscope.

La forme, généralement arrondie, n'a rien de bien précis, et le volume peut varier de 1 millième à 2 millièmes de millimètre.

2° La deuxième espèce de granulations se présente sous une forme régulière, arrondie, transparente au centre, et sous un volume encore plus variable que les précédentes; tantôt elles sont presque imperceptibles et se confondent avec les granulations moléculaires albuminoïdes; tantôt elles se présentent sous un volume très appréciable, et tantôt enfin en grosses gouttes disséminées sur le champ du microscope. Leur diamètre n'offre donc rien de constant, mais leur quantité présente de grandes variations. Cette deuxième espèce est la granulation graisseuse.

3° La troisième espèce de granulations est la granulation saline.

On sait généralement que les sels, en vertu de la loi d'affinité qui régit leur existence, cristallisent sous diverses formes polyédriques.

Dans l'organisme, les sels se trouvent sous deux états très distincts : 1° en dissolution dans le sang ou dans les liquides nourriciers; 2° séparés pour ainsi dire de l'organisme et subissant les lois qui leur sont propres, depuis l'affinité de molécule à molécule jusqu'au volume très considérable qui caractérise les calculs.

Ce qu'il y a de remarquable, c'est que les cristaux ne se trouvent pas dans les tissus normaux provenant d'un individu bien portant et d'un organe fonctionnant sans entraves. C'est presque toujours dans les tumeurs hétérologues et de nature morbide qu'on les trouve.

La forme ne peut en être décrite comme régulière : tantôt apparaissent des cristaux bien conformés, tantôt au contraire les angles s'émoussent, et la granulation devient polyédrique et très irrégulière. Le volume peut aussi varier comme la forme et se confondre avec les granulations moléculaires, ou bien se présenter parfaitement distinctes de celles-ci et des granulations graisseuses.

Enfin, 4° Un quatrième élément histologique, sur lequel on a beaucoup discuté et qui ne peut être contesté, c'est le corpuscule tuberculeux.

Si je n'ai pas rapporté l'opinion de M. Mandl sur les tubercules, ce n'était pas à coup sûr pour lui faire injure. Loin de contester le talent de M. Mandl comme micrographe, je crois qu'il a beaucoup aidé les médecins qui s'occupent actuellement de l'histologie des tissus normaux ou anormaux.

Voici ce qu'on voit sous le champ du microscope. Je discuterai plus tard l'opinion émise par ce médecin sur la non existence du corpuscule tuberculeux.

Dans tous les tubercules, quelle que soit la période de leur évolution, on voit, outre les trois espèces de granulations dont je viens de parler, des points particuliers qu'on a appelés corpuscules du tubercule. Ce sont de petits corps polyédriques dentelés à la périphérie, et présentant dans leur intérieur des granulations de toute sorte. La lumière passe difficilement à travers ces corpuscules. Il semble que les granulations sont condensées dans ces corpuscules d'une manière toute spéciale. La forme est généralement ovale, quelquefois presque arrondie. Ces corpuscules sont très rapprochés les uns des autres, et ils ont de 6 millièmes à 10 millièmes de millimètre au maximum.

Les réactifs que l'on emploie sous le champ du microscope sont généralement acides ou alcalins très concentrés; sous l'action de l'acide acétique pur ils pâlissent considérablement, mais ils ne disparaissent pas et ne changent pas de forme. Ce phénomène s'explique de la façon suivante : les granulations salines sont attaquées par l'acide acétique et subissent une dissolution complète. Par suite de cette dissolution, les granulations albuminoïdes et graisseuses sont moins pressées les unes contre les autres et permettent aux rayons lumineux de passer à travers les corpuscules, ce qui explique la demi-transparence observée dans les corpuscules.

A l'intérieur, on ne trouve jamais de noyau ni de molécule.

Vogel, constatant sans doute l'absence de noyaux et de

molécules, avait cru devoir les appeler simplement cellules incomplètes. Pour lui le noyau constitue un degré d'organisation plus parfait. Vogel, ne l'oublions pas, pose comme une loi : que toute production hétéromorphe ou hétérologue possède une force d'organisation qui se manifeste par la présence constante des mêmes éléments histologiques. Parmi ces éléments, le noyau lui semble plus important que la cellule elle-même.

M. Lebert a définitivement fixé les opinions sur cette question, et M. Robin n'a pas peu contribué à démontrer l'existence de ces corpuscules.

En 1854, M. Mandl a essayé de prouver que les corpuscules n'existaient nullement, et, s'appuyant sur des observations personnelles, il a tenté de renverser les faits observés, ou plutôt de les interpréter. Les corpuscules tuberculeux, dit M. Mandl, n'existent pas. Ce sont des fragments de matière amorphe que vous formez en pressant le tubercule entre deux verres. M. Mandl n'a pas réfléchi sans doute à la forme ovale ou presque arrondie, et au diamètre égal pour chaque corpuscule. Il faudrait supposer à cette matière amorphe une affinité toute particulière, pour qu'elle se précipitât ainsi en certains points donnés du champ microscopique. Ce serait presque une cristallisation d'éléments albuminoïdes, salins et graisseux.

Cette hypothèse n'est pas possible. Tous les observateurs ont décrit et dessiné la même altération ; ils se sont rencontrés dans une même opinion, avec des instruments différents, et partis de connaissances très vagues, et M. Mandl, seul, déclare que tout cela n'existe pas, et que tous les observateurs ont pris une chose pour une autre.

Voyons si les réactifs chimiques donneront raison à M. Mandl. S'il est vrai que le corpuscule n'est qu'une agglomération de granulations dans des points disséminés de l'organisme, l'acide acétique, la potasse caustique et l'éther devront agir de telle façon, que les corpuscules disparaissent et laissent le champ du microscope parfaitement transparent. C'est justement ce qui n'a pas lieu. L'éther dissout parfaitement les globules graisseux, l'acide acétique et la potasse caustique dissolvent en grande partie les granulations salines, mais la forme et l'aspect du tubercule ne changent pas : il reste à la périphérie cette espèce de membrane d'enveloppe qui les avait fait appeler par Vogel cellules incomplètes.

« Tous les éléments histologiques, dit M. Mandl, ont des limites certaines. » Si cette proposition est l'arme dont ce micrographe veut se servir pour prouver la non-existence des corpuscules tuberculeux, elle tourne contre son opinion.

Il faudrait d'abord prouver que les corpuscules tuberculeux n'ont pas des limites certaines, limites que tous les observateurs ont démontrées, et puis il faudrait prouver cette proposition elle-même.

Oui, je crois à la valeur de cette loi pour l'histologie normale, pour l'élément anatomique des tissus sains. Je crois, par exemple, que les fibres musculaires ont des dimensions connues, déterminées; que les vésicules pulmonaires, les cellules du foie, les canalicules excréteurs des reins et les cellules qu'ils renferment, ont des dimensions égales pour tous ces éléments; mais la production accidentelle, le cancer, la mélanose, le tubercule, les calculs, ont-ils le même mode d'existence, et doit-on leur appliquer une pareille loi? Je ne le crois pas.

On peut se reporter aux disputes fameuses que souleva la cellule cancéreuse au sein de l'Académie de médecine. Défendue par tous ceux qui l'avaient observée, qui connaissaient sa forme, ses dimensions, ses variétés même, elle fut attaquée en vertu même des variétés qu'elle présentait. Vous voulez caractériser le cancer avec des éléments essentielle-ment variables en grandeur, en forme, etc., etc.; mais le cancer est un, et s'il est caractérisé par une cellule quel-conque, cette cellule doit être une, parce que les éléments histologiques ont des limites certaines!

La discussion de l'Académie n'a pas eu tous les bons effets qu'elle aurait dû produire. Il eût été bon de voir s'ouvrir la lice à tous les observateurs, à tous les micrographes, et de voir l'étude s'étendre jusqu'aux éléments histologiques des tumeurs et des productions hétérologues de l'organisme. Cela n'a point eu lieu, soit par timidité d'un côté des défen-seurs de la cellule cancéreuse, soit encore parce que la faveur publique entraîne bien souvent l'opinion dans un sens opposé aux vrais intérêts de la science!

Il n'en est pas de même pour la formation des tissus anor-maux que pour les tissus propres à l'organisme sain; leur vie n'est pas la même, et ils semblent participer du principe même de leur existence, de l'rirégularité et du trouble des fonctions.

J'ai dit que la proposition de M. Mandl ne détruisait pas l'existence des corpuscules tuberculeux. M. Robin, dont on ne peut mettre en doute le talent d'observation et la science profonde de la micrographie, est venu dans ces derniers temps confirmer tout ce qui a été décrit par les savants dont j'ai cité les travaux.

Il est vrai que les cellules ou les formations cellulaires n'existent pas à l'état de complet développement dans les tubercules; mais on en trouve des rudiments, et sauf l'en-veloppe celluleuse, on découvre parfois, çà et là, des parties qui tendent à cette organisation.

M. Robin a décrit, sous le nom de cytoblastion, de petits éléments parfaitement distincts des granulations et des corpuscules disséminés parmi ces derniers. Ce sont, d'après lui, des noyaux avec un nucléole au centre, qu'on peut le plus souvent confondre avec les granulations salines un peu développées, et bien mieux encore avec les granulations graisseuses de petit volume. Leur nombre n'est pas très considérable, et leur aspect et leur dimension sont toujours les mêmes.

J'ai eu tout lieu de me poser la question suivante : La présence d'un noyau avec un nucléole au centre n'implique-t-elle pas une tendance du tubercule à une organisation ? Je pose la question sans oser entrer dans une discussion qui se bornerait à des hypothèses vagues pour le moment, et qu'il serait trop hardi peut-être de poser comme point de départ d'un pronostic essentiellement fâcheux.

Voilà ce que le microscope révèle comme éléments constitutifs du tubercule, quel que soit le degré d'évolution auquel il soit arrivé. Avant de montrer les différences qui se présentent sous l'œil armé du microscope dans les trois périodes ou états des tubercules : crudité, ramollissement, évacuation, je dois donner l'étude des éléments chimiques qui composent les granulations que je viens de passer en revue.

Éléments chimiques.

L'étude des éléments chimiques qui composent les tubercules n'a pas une importance moindre que celle des éléments histologiques. En thèse générale, la chimie détermine la valeur des observations microscopiques, et quoique fort peu avancée encore, l'application de cette science à la médecine lui a rendu d'immenses services.

Ce qu'il y a de plus remarquable au premier abord, c'est que les connaissances microscopiques conduisent rapidement à l'emploi raisonné des réactifs propres à déceler l'existence des éléments chimiques, et cela sans grands tâtonnements. Ainsi, la graisse sera facilement dissoute dans l'éther, les matières salines réclament l'emploi des acides et les matières albuminoïdes celui de l'alcool anhydre.

Dans l'analyse de la matière tuberculeuse, les auteurs ont eu plusieurs difficultés à vaincre. Aussi ne doit-on pas être étonné de voir ces analyses varier de quantités et même de qualités.

Pour recueillir une quantité suffisante de matière tuberculeuse à l'état de granulation grise, il faudrait une patience et une adresse peu communes. Si on veut réfléchir un instant aux dimensions d'une granulation grise, on verra combien la tâche est difficile. Le plus souvent on a recueilli des tubercules agglomérés, des tubercules en masse ; mais aux analyses ainsi faites on peut objecter les faits suivants :

1° La granulation grise demi-transparente est-elle toute entière formée par la matière tuberculeuse à l'état de pureté? si on peut s'exprimer ainsi. Non. D'après un certain nombre d'auteurs, c'est la matière tuberculeuse, plus le tissu pulmonaire lui-même, englobé avec sa composition histologique normale dans le produit accidentel. Qu'on veuille bien réfléchir un instant à la difficulté qu'il y aurait à isoler la substance hétéromorphe du tissu propre du poumon, et, d'un autre côté, à isoler chimiquement les divers éléments; si ce n'est pas impossible, c'est d'une telle difficulté, que personne encore ne l'a tenté.

Une agglomération de granulations n'est autre chose que ce qu'on est convenu d'appeler tubercule pulmonaire ; par conséquent, c'est le tissu pulmonaire emprisonné dans une plus grande quantité de matière hétéromorphe. Les chances d'erreur augmentent donc avec la quantité de matière extraite de l'organe malade.

2° Il est rare, on peut dire impossible, de trouver des masses tuberculeuses dont toutes les parties soient au même degré d'organisation. Parmi les granulations qui composent ces masses, les unes sont plus anciennes, et par conséquent sont arrivées à l'état de ramollissement; d'autres sont encore formées des éléments primitifs. N'oublions pas que le ramollissement entraîne l'inflammation des tissus qui sont englobés dans les masses tuberculeuses, et leur destruction rapide. C'est encore là une cause d'erreur dont les auteurs ne se sont pas assez préservés, et sur laquelle j'aurai l'occasion de revenir en parlant des altérations concomitantes qu'entraîne le tubercule.

Malgré le peu de précision que la chimie peut apporter dans l'étude des tubercules s'offrant dans des conditions aussi défavorables, on doit renouveler ces expériences, parce qu'elles peuvent, un jour ou l'autre, conduire à des résultats positifs et précieux pour le pronostic et le traitement.

Reuss, en 1835, essaya une analyse chimique, et crut la matière tuberculeuse formée de caséine. Cette opinion a trouvé de nos jours bon nombre d'adhérents; ce sont tous ceux qui, en général, croient sur parole et ne vérifient pas. Un chimiste allemand des plus distingués, M. Lehmann, a démontré que la matière tuberculeuse était, en majeure partie, composée de protéine, et Vogel, répétant les expériences de l'habile chimiste, est arrivé aux mêmes résultats.

A mesure que la fonte tuberculeuse se produit, le phosphore d'abord, et le soufre de la combinaison protéique diminuent peu à peu et disparaissent.

La composition de la protéine semblerait donc être variable avec les phases du tubercule, et Scherer, qui a fait bon nombre de fois des expériences semblables à celles de Lehmann, et sur des tubercules pris dans diverses parties de l'organisme, n'est jamais arrivé à des résultats identiques.

La protéine formerait donc comme la base de la matière tuberculeuse, et les résultats de la chimie concorderaient parfaitement avec ceux du microscope. En outre, on y trouve de la graisse et des sels. La quantité de graisse varie avec l'époque du développement; elle se présente en quantité plus grande dans la période de ramollissement qu'à l'état de crudité; cette présence est d'un fâcheux augure et indique le passage du tubercule par toutes les périodes qui sont défavorables à l'organisme, jusqu'à l'évacuation.

M. Andral, dans son *Anatomie pathologique*, 1829, t. I, p. 47, nous a donné une analyse faite par M. Thénard. Je crois utile de donner les chiffres auxquels est arrivé l'illustre chimiste.

Pour 100 parties de matière tuberculeuse, il a trouvé 98,5 de matière animale, 1,85 de sels, muriate de soute, phosphate et carbonate de chaux et quelques traces de fer.

M. Lebert a admis que les tubercules passés à l'état crétacé étaient composés chimiquement de chlorure de sodium et de sulfate de soude. On a de la peine à adopter cette manière de voir, lorsqu'on songe à la solubilité du chlorure de sodium. Ce sel ne pourrait, en effet, se concréter dans un point de l'organisme sans être entraîné en peu de temps par l'eau qui entre en si grande proportion dans la composition de nos tissus.

Reuss, de Berlin, nous a donné la composition suivante :

Cholestérine 4,94
Oleate de soude. 13,50
Matière particulière, sel marin, lactate et sulfate
de soude. 8,46
Caséine, sel marin, sulfate et phosphate de soude. 7,90
Caséine insoluble, oxide de fer, phosphate de
chaux, carbonate de chaux, magnésie, soufre. . . . 65,11

Total. 99,91

Cette analyse est l'une des plus détaillées qu'on possède ; elle admet une quantité considérable de substances diverses ; mais, en majeure partie, la caséine.

Hecht trouvait dans 6 grammes de matière tuberculeuse :

Albumine 1,4
Gélatine 1,2
Fibrine. 1,8
Eau 1,6

M. Félix Boudet est peut-être l'auteur français qui a le plus étudié la question de la composition chimique des tubercules.

Il y a trouvé beaucoup de gélatine, de l'albumine, de la caséine, une substance analogue à la fibrine, des acides oléique et margarique, de la graisse soluble dans l'alcool et l'éther, de l'acide lactique, de l'acide cérébrique, et surtout de la cholestérine, qui semblerait constituer le vingtième de la masse tuberculeuse.

On trouve dans les cendres du chlorure de sodium, du phosphate de chaux, du carbonate de chaux, du sulfate et du carbonate de soude, de la silice, de l'oxide de fer et de l'acide lactique.

Au milieu de l'obscurité qui semble encore régner sur

cette question, obscurité qui régnera sans doute encore longtemps par rapport aux difficultés qu'il y a de recueillir de la matière tuberculeuse parfaitement exempte de tissu pulmonaire, et ensuite par la difficulté d'en extraire une quantité suffisante chez un même individu, je vais faire quelques réflexions qui m'ont frappé de prime-abord lorsque j'ai voulu répéter moi-même les expériences déjà faites.

Je les donnerai sous formes de propositions, parce que je les considère comme autant de sujets d'étude pour les hommes que préoccupe cette question.

1° Définir d'une manière nette la composition chimique du premier degré d'évolution du tubercule, c'est-à-dire, d'après les idées adoptées généralement, de la granulation grise demi-transparante, me semble, dans l'état actuel des moyens que la science met à notre disposition, impossible. On doit, à cet égard, s'en tenir aux recherches que le microscope a permis de faire, recherches qui sont après tout assez avancées aujourd'hui, grâce à MM. Vogel, Lebert, Robin, etc., etc.

2° Les recherches qui ont été faites semblent prouver qu'elle est partout identique, abstraction faite des éléments qui peuvent se rencontrer dans le tissu dans lequel elle se développe. Cerveau, ganglions mesentériques, tunique sous-peritonéale, etc., etc. Le microscope, à cet égard, ne laisse aucun doute ; quel que soit le lieu où l'on prenne la granulation pour l'examiner à l'aide de cet instrument, on y trouve les mêmes éléments ; c'est donc là une grande présomption d'identité de composition chimique.

3° La comparaison de la granulation jaune et de la granulation grise, n'indique pas chimiquement quel est, de ces deux états, l'état primitif. C'est bien plutôt au microscope qu'il faut avoir recours pour trancher cette question impor-

tante de l'évolution tuberculeuse; c'est à l'aide de cet instrument, et en rapprochant les résultats de l'observation des
lois découvertes par les auteurs allemands sur la dégénérès-
cence graisseuse des tissus hétéromorphes, qu'on pourra arriver à cette conviction déjà mise en évidence par les travaux
de Laennec.

Toutefois, on observe que l'évolution de la granulation peut
être si rapide, que l'on a pu la considérer comme primordiale, et comme n'ayant été précédée par aucun autre état.

Cette conclusion paraît en contradiction avec les lois histologiques admises par tous les micrographes.

4° L'étude des éléments chimiques qui différencient les
divers états que l'on reconnaît au tubercule, ne saurait être
faite d'une manière exacte, et l'on ne saurait caractériser la
période de ramollissement par une composition spéciale,
parce que le plus souvent, dans la substance ramollie, on
trouve des parties qui ne le sont pas encore, ou bien on y
rencontre des éléments qui proviennent de l'inflammation
des tissus qui environnent les tubercules,

5° Le tuberbule métamorphosé en matière crétacée n'a
pas toujours la même composition; non-seulement on y
trouve les éléments reconnus dans les granulations grises
demi-transparentes, mais encore on remarque que les sels
qui se déposent dans la matière tuberculeuse varient entre
eux quant à la composition. Tantôt ce sont des sels de
chaux, tantôt des sels magnésiens, des phosphates de ces
mêmes bases, ou bien encore des cristaux de cholestérine.

Cette constitution chimique particulière dépend beaucoup
des individus eux-mêmes, du milieu dans lequel ils vivent
et du régime qu'ils ont suivi.

Ces propositions ne sont pas encore complétement élu-
cidées ; les analyses chimiques ont été faites dans des cir-

constances trop diverses pour qu'on puisse en tirer des conclusions pathologiques bien certaines.

Il est de toute évidence que les diverses évolutions du
tubercule sont liées à l'état constitutionnel de l'individu que
la maladie atteint ; elles empruntent leur mode de manifestation aux prédominances de tels ou tels éléments qui ont
fait.diviser l'espèce par tempéraments et par constitutions.

Le passage plus ou moins rapide du tubercule de l'état
cru à l'état de ramollissement, n'est certes pas le même
chez tous les phthisiques, et ne doit-on pas prendre en
grande considération la tendance qui se manifeste chez certains d'entre eux à voir les tubercules passer à l'état crétacé
et définitivement s'enkyster.

Il faut donc étendre cette étude sur tous les tempéraments, étudier toutes les périodes d'évolution chez différents
individus, et alors on pourra conclure, en vue de la valeur
pronostique, de la composition chimique des tubercules.

Le microscope donne toujours le même arrangement histologique; mais il ne faut pas conclure de cette identité
des éléments anatomiques, à l'identité dans la marche des
phénomènes : chaque jour l'observation vient démentir une
semblable conclusion.

C'était bien certainement parce qu'ils avaient principalement en vue l'étude des tempéraments et des constitutions
individuelles, que les anciens avaient admis tant d'espèces
différentes de phthisie, espèces sur lesquelles je ne reviendrai pas ici, parce que mon intention n'est pas de décrire la
science dans l'antiquité, mais bien l'état actuel de nos connaissances, éclairées par des recherches anatomo-pathologiques nombreuses. Bayle était comme le résumé de cette
multiplication de maladies tuberculeuses, et il suffit de jeter
un coup d'œil sur son livre pour s'en convaincre.

Laennec s'en est radicalement éloigné ; il ● circonscrit admirablement le domaine de cette affection, domaine malheureusement trop vaste, et dans cette étude, qui avait pour but de spécialiser les caractères de la maladie, il a entraîné la génération qui l'a suivi, et qu'il a inspirée de ses admirables découvertes.

Nature du tubercule.

Après avoir donné l'exposé rapide des opinions qui se sont tour à tour partagé le domaine de la science ; après avoir donné la composition histologique et chimique tirée des moyens de perfectionnement apportés à l'observation par les sciences naturelles, il n'en reste pas moins cette importante question à résoudre.

Qu'est-ce que c'est que la matière tuberculeuse, et où placer son origine et son siège ?

Il est impossible d'exiger une affirmation quant à l'origine diathésique ; on peut actuellement répondre sur le siège, sur la nature et sur la composition.

Etant admis tout ce que j'ai dit sur les éléments propres au tubercule, il s'agit de trouver le siège de cette production hétéromorphe.

Si l'on admet avec Vogel, Henle, Sébastian, Gellersted, que la matière amorphe qui forme la base du tubercule est une matière albuminoïde (la protéine) dont la composition chimique soit encore mal définie, c'est seulement dans le sang qu'il faudra chercher la production première, l'exsudation en vertu de laquelle cette matière se dépose dans les tissus et y prend une forme toute particulière.

Il faudrait admettre la transformation des tissus normaux en matière tuberculeuse, ce qui supposerait la destruction

des éléments anatomiques ; car on voit, dans les cas où le tubercule a été étudié à sa première période de développement,
le tissu pulmonaire englobé dans la masse tuberculeuse et
reconnaissable sous le champ du microscope. « Les forma-
« tions hétérologues, dit Vogel , sont des formations nou-
« velles qui s'insinuent entre les éléments histologiques
« préexistants. Leur cytoblastème commence toujours par
« être liquide, et il ne se solidifie que plus tard. En général,
« il remplit les intervalles des tissus entre lesquels il est
« déposé, aussi complètement que le mortier remplit ceux
« qui séparent les pierres d'une muraille. L'observation
« directe en fournit la preuve dans les tubercules pulmo-
« naires, dans le squirrhe, et l'on doit conclure de là que
« le cytoblastème est fourni à l'état liquide, dans les cas
« même où on le trouve déjà solidifié, car il n'y a qu'un
« liquide qui puisse remplir si exactement jusqu'aux moin-
« dres espaces compris entre les éléments des tissus. »

Cette opinion du célèbre professeur de Giessen est celle
que je partage. Il l'applique, comme on le voit, à toutes les
productions hétérologues : mais l'explication qu'il donne de
la solidification du cytoblastème n'est pas, à mon avis, complètement satisfaisante.

Il compare la composition de ce cytoblastème à celle des
liquides qui forment l'hydropisie fibrineuse que l'on observe
dans les cas nombreux où il y a de l'œdème, de l'infiltration
des membres, ou bien encore un véritable épanchement, et
il attribue à la fibrine ce pouvoir de solidification. Si la composition est la même, nous la connaissons parfaitement ; là
dessus, les travaux de MM. Andral et Gavarret, Becquerel et
Rodier nous ont suffisamment éclairés. C'est la sérosité du
sang, modifiée dans ses proportions d'albumine, de fibrine
et de sels, qui s'épanche dans les espaces intercellulaires

que l'on observe dans tous ces cas, et la fibrine s'y trouve, à
la vérité, mais en quantités très-minimes. Cependant, voit-
on cette sérosité s'organiser dans le tissu cellulaire? Cette
fibrine, la voit-on se concréter en globules dans les cas
d'œdème, et la matière albuminoïde donner naissance à des
productions analogues à la matière tuberculeuse? Non; le
plus souvent nous voyons le liquide être resorbé et rentrer
dans la circulation générale, sans laisser de trace de sa
présence dans les tissus.

Tout en admettant que la matière tuberculeuse soit primitivement liquide, qu'elle provienne d'une exsudation à
travers les vaisseaux capillaires, il faut nécessairement avoir
recours à une autre explication pour trouver la raison d'être
de la matière tuberculeuse. Cette explication ne peut se
trouver que dans l'organisation de cette matière exsudée,
dans cette loi qui pourrait prendre le nom de loi des déviations à la nutrition, en vertu de laquelle nous voyons se
produire toutes les substances hétérologues qui envahissent
l'organisme.

Un fait capital s'oppose à l'admission de l'origine invoquée
par Vogel. Dans tous les cas où une maladie du cœur très
avancée donne lieu à la transsudation d'une certaine quantité
de sérosité dans le tissu pulmonaire; dans les circonstances
bien plus probantes où l'on voit le poumon envahi par une
pneumonie, et où la fibrine, augmentée de quantité, semble
aussi posséder au plus haut degré la propriété de s'organiser, on devrait voir la tuberculisation se développer avec
rapidité et à la fois dans tous les points de l'organisme, et
surtout dans les poumons. Il n'en est rien pourtant. Sous
l'influence d'un traitement approprié, nous voyons les organes de la respiration se dégager, et il ne reste presque
jamais trace du passage de la sérosité dans les poumons; ou

s'il survient une tuberculisation, elle semble par sa nature même être indépendante de la marche des autres affections.

C'est donc à une influence délétère toute spéciale, à laquelle les auteurs ont cru pouvoir donner le nom de diathèse, qu'il faut attribuer cette coagulation des éléments tuberculeux ; à une organisation spéciale qui, pour n'avoir qu'une durée très limitée, n'en est pas moins certaine.

Cette organisation peut donc se faire tout à la fois dans les vésicules pulmonaires et aussi dans les espaces intervésiculaires : c'est ce qui est démontré par l'examen microscopique.

D'après Kœstlin et Virchow, le tubercule provient d'une exsudation de nature particulière ; son dépôt est dû tantôt à des causes locales, tantôt à un état morbide du sang ; les vaisseaux qui fournissent les matériaux de l'exsudation sont souvent dans un état d'hypérémie ou de stase, mais cet état n'est pas constant.

Très peu de temps après l'exsudation, la substance du tubercule devient solide ; il se développe dans son intérieur des éléments nucléaires, unis entre eux par une matière fondamentale amorphe.

Cette opinion de Kœstlin, partagée par Virchow, exprime très simplement l'évolution du tubercule ; elle concilie les recherches de MM. Rochoux, Baron, Natalis Guillot, Schœrer, Vander Koll, et de tous les auteurs qui se sont occupés de cette importante question, avec les études plus approfondies de Vogel, Gluger, Vilbers, Madden, Rokitamsky, Robin, Mandl, etc., etc.

Quant au siège, les opinions ont été bien diverses, et elles le sont encore tant en France qu'à l'étranger.

D'après un grand nombre d'auteurs, le tubercule serait le produit d'une exsudation particulière spécifique, et d'après un nombre encore très considérable, il serait une transformation des tissus normaux eux-mêmes. Cette transformation consisterait dans la cessation du travail nutritif, dans une mortification, dans une nécrose des éléments de nos tissus suivie de la résorption des parties liquides, nécrose qui est déterminée par l'accumulation d'éléments celluleux, et par la compression de la partie malade.

Virchow, qui a soutenu plusieurs opinions, en est venu à défendre celle-ci. C'est à ce travail morbide qu'il donna le nom de tubercule, et comme il la retrouve dans les divers organes, il l'appelle *tuberculose* hépatique, pulmonaire, splénique, etc., etc. Il va plus loin. Toute tumeur hétéromorphe, toute inflammation chronique est vouée à la tuberculose, de là des tuberculoses inflammatoire, cancereuse, typhoïque, morveuse, sarcomateuse, etc., etc.

Les corpuscules tuberculeux admis par MM. Lebert, Robin et tous les micrographes modernes, seraient le détritus de cette nécrose générale.

« La particularité de l'affection locale réside dans une « direction particulière de l'organisation, et non pas dans « une exsudation particulière. »

Virchow nie toute constitution dyscrasique du sang, de même que la nature spécifique de l'individu.

Reinhart, sans nier la nature dyscrasique, a cherché à prouver que la tuberculose n'était que le produit d'une inflammation passée à l'état chronique ; ce qui reviendrait à l'opinion émise par Vogel que la fibrine serait l'élément susceptible de cette organisation morbide.

L'opinion de Reinhart a trouvé des adhésions nombreuses en Allemagne, en Angleterre et en France. M. Robin a tenté de la relever en partie. Selon cet habile micrographe, les tubercules miliaires qui infiltrent en très grand nombre les poumons des individus atteints de phthisie aiguë, seraient dus à la fibrine du sang organisée. J'ai maintes fois examiné au microscope cette prétendue fibrine organisée, et jamais je n'ai pu trouver autre chose que les éléments dont j'ai déjà donné la description. L'habileté de M. Robin est telle, qu'on ne saurait juger *a priori*, et sur des faits isolés, cette question. Je crois cependant que les faits chimiques s'opposent à ce qu'elle soit admise. La saignée est toujours couenneuse avec excès de fibrine dans toutes les maladies inflammatoires des poumons, dans la pneumonie, dans la plupart des pleurésies. Or, jamais je n'ai trouvé d'excès de fibrine dans les saignées faites aux malades affectés de tuberculisation aiguë. MM. Becquerel et Rodier ont même trouvé parfois une défibrination du sang.

M. Mandl a résumé avec une grande habileté les travaux qui ont été faits sur cette question, tant en Allemagne qu'en Angleterre ou en France. Son mémoire est fort intéressant à ce point de vue, et je ne saurais trop dire de quelle utilité il m'a été pour retrouver des opinions qu'il m'eût été impossible de chercher par moi-même.

Je combats l'opinion de M. Mandl, au point de vue de l'observation microscopique, au point de vue de la genèse tuberculeuse et de son importance histologique ; mais je me plais à rendre justice au travail qu'il a publié sur ce sujet important.

Je vais me résumer et donner le résultat de mon observation.

La matière tuberculeuse provient d'une exsudation des matières albuminoïdes du sang, qui tendent à s'organiser en vertu des mêmes lois qui régissent l'organisation des tumeurs hétéromorphes de l'organisme.

Cette tendance à l'organisation est rudimentaire ; elle s'arrête à la production de certains éléments primaires, moins caractéristiques que l'état cellulaire parfait, appelés les uns cytoblastions, d'autres corpuscules tuberculeux.

L'exsudation et l'apparition de corpuscules tuberculeux sont liées à un état particulier de l'individu, état héréditaire ou acquis au milieu de conditions hygiéniques défavorables.

Cette exsudation se fait tout à la fois dans le tissu inter-vésiculaire et dans les vésicules du poumon elles-mêmes, après que celles-ci ont été privées de leur élasticité, et par la compression exercée par la matière exsudée. Elle se montre également, et avec les mêmes caractères, dans tous les points de l'organisme, et peut même se developper dans une tumeur hétérologue elle-même.

Définition.

Malgré l'obscurité qui semble régner sur l'état primitif du tubercule, et quoiqu'il semble impossible d'en donner une définition exacte d'après les éléments qui s'offrent à l'œil de l'observateur, nous devons considérer les re-cherches microscopiques comme ayant assez fait avancer la question pour pouvoir, sans définition préalable, décrire les diverses formes que la matière tuberculeuse prend dans les organes qu'elle envahit.

Personne n'a éclairé cette question autant que Laennec. Tous les auteurs qui l'ont suivi dans cette difficile étude sont arrivés aux mêmes résultats. Une seule chose frappe chez quelques-uns d'entr'eux : c'est qu'ils ont, sous prétexte d'é-clairer l'esprit du lecteur, abrégé par trop les détails rigou-reux que Laennec avait donnés à ses descriptions pour étayer ses démonstrations ; de là est née une certaine confu-sion dont on ne saurait trop se garder.

« Pour donner une idée exacte du tubercule pulmonaire,
« disent les auters du *Compendium*, il faudrait pouvoir
« définir le tubercule lui-même par quelqu'une de ses
« propriétés physiques, chimiques ou microscopiques spé-
« ciales. »

Je n'ai pas besoin de dire ce que le microscope a fait depuis que cette opinion a été émise. N'aurait-on à invoquer
que l'existence du corpuscule tuberculeux démontrée par
tant d'observateurs ; n'y aurait-il que la présence de ces rudiments de cellule que M. Robin a si bien décrits sous le
nom de cytoblastions, que l'examen microscopique le plus
simple suffirait à caractériser partout et dans tous les organes
la matière tuberculeuse.

Au lieu donc de dire, comme définition, que *le tubercule
est un produit morbide accidentel, sans analogue dans l'état
sain,* et se développant sous deux formes dictinctes : 1° *à
l'état d'isolement ;* 2° *à l'état d'infiltration.* Ne serait-il pas
plus convenable de faire entrer dans la définition les caractères donnés par le microscope, caractères suffisants, puisqu'on ne les retrouve dans aucun autre produit accidentel de
l'organisme, et qu'il est toujours identique, quel que soit
le point où on prenne la matière tuberculeuse.

La définition si vague donnée par les savants auteurs du
Compendium s'applique à toute production hétéromorphe, et
c'est à peine si l'on peut découvrir qu'il s'agit du tubercule
dans ces derniers mots consacrés par tous les auteurs qui se
sont occupés de la phthisie : 1° *l'isolement des tubercules ;*
2° *l'infiltration.* Ce n'est pas la faute de MM. Monneret et
Fleury, mais celle d'une étude anatomo-pathologique encore
bien incomplète à l'époque où parut leur immense et consciencieux travail, étude qui n'a pas encore reçu tous les développements dont elle est susceptible.

La difficulté d'une définition telle, qu'il n'y ait désormais aucune confusion possible entre la maladie tuberculeuse et les autres maladies qui envahissent l'organisme, ne peut être levée, comme l'avaient fait entrevoir MM. Monneret et Fleury, qu'en faisant entrer, dans les termes de la définition, des éléments fixes, comme par exemple les découvertes positives qu'a faites la micrographie moderne.

Requin, dans ses *Éléments de Pathologie médicale*, donne une *définition descriptive,* dans laquelle il cherche à faire entrer ces éléments positifs ; mais, arrété par les mêmes difficultés que ses devanciers, il est obligé de poser un point d'interrogation quand il parle de la matière tuberculeuse, qu'il désigne sous le nom si vague de *matière sui generis !*

C'est seulement dans l'ouvrage si remarquable de M. Lebert, et d'après les recherches nombreuses que cet illustre micrographe a faites sur l'anatomie pathologique du tubercule, que nous trouvons des éléments propres à définir la maladie dont j'ai entrepris de tracer l'histoire. Il repousse d'une manière péremptoire, la confusion déjà admise de la diathèse sérofuleuse et de la diathèse tuberculeuse ; il sépare ces deux états morbides, non plus par des conclusions théoriques et basées sur des manifestations physiques et essentiellement fugaces, mais par des démonstrations que l'on pourrait, à bon droit, dire mathématiques.

Quel que soit d'ailleurs le siège de ces deux affections, il admet : 1° une affection tuberculeuse essentielle; 2° une affection scrofuleuse, essentielle aussi. Toutefois il ne nie · pas la fréquente apparition chez le même individu de ces deux maladies, et la coïncidence simultanée de ces deux états avec l'influence fâcheuse qu'elles peuvent se prêter mutuellement.

Lugol identifiait les diathèses scrofuleuse et tuberculeuse, et admettait que le tubercule était la manifestation de la maladie scrofuleuse.

Les savants auteurs du *Traité des maladies des enfans*, MM. Rilliet et Barthez, admettent les principes de Lugol; pour eux, il n'existe qu'une seule diathèse, qui est la diathèse scrofulo-tuberculeuse, dont la manifestation peut avoir lieu, soit à l'extérieur, vers les téguments, soit à l'intérieur, dans les viscères.

J'aurai plus tard occasion de revenir sur cette question; mais, de prime-abord, je crois devoir me prononcer pour la séparation complète de ces deux diathèses.

Rien n'est plus délicat que la séparation de ces deux maladies; il est bien difficile de ne pas tomber dans l'exagération, ou bien, comme Lugol, élargir tellement le cadre des affections scrofuleuses, qu'on pût y faire rentrer, non-seulement les tubercules, mais tous les états de débilité profonde de l'organisme. Il y rangeait le rachitisme, le goître, le crétinisme, les flux muqueux, les engelures, les parasites cutanés abondants, le défaut d'harmonie dans les formes extérieures, l'arrêt ou l'excès de développement, etc., etc.

Pour moi, je crois au développement parfaitement indépendant de ces deux diathèses, et loin d'admettre, comme MM. Rilliet et Barthez, qu'il ne faut pas tenir compte des différences qui existent dans les lésions anatomiques, c'est là seulement que devrait se trouver la raison de cette séparation admise par tant d'auteurs et à laquelle je m'arrête jusqu'à ce que les preuves du contraire soient suffisantes.

Je ne tenterai pas une définition, mais je crois devoir résumer tout ce que j'ai dit sur la maladie tuberculeuse sous forme de proposition.

1° La tuberculisation pulmonaire est une affection caractérisée par la présence dans les poumons d'une matière morbide qui peut aussi se trouver répandue dans d'autres parties de l'organisme ;

2° Cette matière est constituée par une substance albuminoïde amorphe, par des corpuscules de forme et de volume constants, appréciables au microscope et caractéristiques dans tous les organes où se produit la matière tuberculeuse ;

3° La matière tuberculeuse subit des transformations depuis son apparition à l'état liquide jusqu'à sa transformation à l'état solide ou crétacé. Ces transformations se résument, dans l'état actuel de nos connaissances : 1° par une augmentation de certains principes constituants, tels que les matières salines, graisseuses, etc.; 2° ou bien par l'apparition de certains autres, comme le pus, soit qu'il provienne de la dégénérescence de la matière albuminoïde, soit qu'il provienne de l'inflammation des tissus ambiants.

4° La forme que prend la matière tuberculeuse varie avec les organes dans lesquels elle se développe ; elle prend d'abord une forme lenticulaire à peu près arrondie, et plus tard s'agglomère sous diverses masses assez irrégulières et dépendant du milieu dans lequel elles se trouvent ;

5° Le volume varie depuis celui d'un grain de sable jusqu'au volume d'une noix ;

6° La consistance varie depuis l'état primitif qui semble être liquide, jusqu'à la consistance de la pierre tendre; le plus souvent c'est celle du fromage mou.

FORMES QUE PREND LA MATIÈRE TUBERCULEUSE DANS L'ORGANISME.

La matière tuberculeuse une fois implantée dans l'organisme, se produit sous diverses formes, dont l'analyse a fait le sujet d'études nombreuses. Bayle avait jeté les jalons; on pourrait dire qu'il avait formulé tout ce que les auteurs qui se sont préoccupés de cette question d'anatomie pathologique ont développé depuis.

Laennec nous a laissé une description à laquelle il est impossible de rien ajouter. MM. Andral et Louis ont, par des travaux qui portent l'empreinte du génie médical qui les a rendus les chefs de l'école moderne, confirmé toutes les découvertes de Laennec; enfin, des observateurs plus jeunes, MM. Rilliet et Barthez, ont poursuivi cette opération dans l'enfance, et leur travail peut être, à juste titre, considéré comme le complément des ouvrages des illustres auteurs qui leur avaient tracé la voie.

C'est en m'appuyant sur toutes ces autorités, que j'exquisserai, sans y ajouter autre chose que les détails d'une observation personnelle, l'histoire des tubercules sous les divers états qu'ils prennent dans les organes qu'ils envahissent.

D'une manière générale, disons que la matière tuberculeuse peut se développer dans tous les viscères de l'économie, atteindre tous les organes, et si j'ai eu principalement en vue l'étude de la tuberculisation pulmonaire, ce n'était point pour localiser la maladie dans les organes de la respiration à l'exclusion de tous les autres organes, mais bien pour n'embrasser qu'un seul côté du triste cadre qu'embrase cette diathèse.

Je dois donc le dire : toute description propre au tubercule pulmonaire se rapporte, en tant que composition histologique, à la description des tubercules développés dans tout l'organisme; il n'y a de variation que dans les symptômes, dans la marche, souvent dans l'évolution du tubercule, mais surtout dans le traitement.

La matière tuberculeuse développée dans l'organisme, y éclate pour ainsi dire par mille points différents, et il semble parfois qu'une véritable éruption s'est faite tout-à-coup dans les organes internes, sans aucune manifestation extérieure que des accidents consécutifs, qu'une série de symptômes le plus souvent fugaces, au moins pendant un certain temps. Tantôt c'est dans un très grand nombre de points que cette éruption a lieu; tantôt elle se circonscrit, triste prédilection accordée aux organes qu'elle envahit, parce que ce sont précisément ceux où la vie a besoin de tout l'ensemble fonctionnel pour réagir contre les causes morbides extérieures.

Je n'ai pris à tâche que la description de la phthisie pulmonaire, par conséquent je devrai me borner à décrire les formes de la matière tuberculeuse dans les organes de la respiration; cependant, le terme de comparaison est indispensable, afin de faire mieux comprendre les divers degrés d'évolution de cette matière.

C'est à Laennec qu'on doit d'avoir porté les lumières de l'anatomie pathologique sur cette question; non seulement il étudia avec grand soin le tubercule dans les poumons, mais il en rechercha la manifestation dans tous les autres organes. M. Lombard de Genève, M. Louis, MM. Rilliet et Barthez ont donné à différentes époques des résultats comparatifs que j'aurai l'occasion de faire connaître.

Laennec envisageait le développement de la matière tuberculeuse comme pouvant se faire soit isolément soit d'une manière générale; de là sa grande division, adoptée par tous les auteurs, de tubercules isolés et d'infiltration tuberculeuse.

Chacune de ces formes offrait des variétés : 1° des tubercules miliaires; 2° des tubercules crus; 3° des granulations tuberculeuses; 4° des tubercules enkystés.

L'infiltration tuberculeuse présentait trois variétés qu'on pouvait désigner sous les noms : 1° d'infiltration tuberculeuse informe ; 2° d'infiltration tuberculeuse grise ; 3° d'infiltration tuberculeuse jaune.

Laennec, il ne faut pas l'oublier, est parti du tubercule visible à l'œil nu ou armé d'une loupe ; il n'est point entré dans des considérations générales sur la structure intime de la production accidentelle. La plupart des renseignements qu'il nous donne sur le développement des tubercules sont déjà consignés dans Bayle ; il a soumis à la critique sévère de son expérience personnelle les observations de cet auteur, et rectifié certains points obscurs, mais partout où il n'a vu aucune découverte nouvelle à signaler il a consciencieusement reproduit l'opinion de son devancier.

« Quelle que soit, dit-il, la forme sous laquelle se déve-
« loppe la matière tuberculeuse, elle présente, dans l'ori-
« gine, l'aspect d'une matière grise et demi-transparente,
« qui peu à peu devient jaune, opaque et très dense. Elle se
« ramollit ensuite, acquiert peu à peu une liquidité presque
« égale à celle du pus, et expulsée par les bronches, laisse
« à sa place des cavités connues vulgairement sous le nom
« d'ulcères du poumon, que nous désignerons sous le nom
« d'excavations tuberculeuses. »

Cette phrase de Laennec renferme tout ce qui est relatif à l'évacuation de la matière tuberculeuse, et elle montre, de la part de l'immortel auteur de l'auscultation, une bien grande indifférence pour les divisions qui, malgré tout, sont restées dans la science.

Morton, dans sa *Phthisiologie*, s'exprime exactement comme Laennec, et nous montre l'état dans lequel on trouve les poumons des tuberculeux à une époque plus ou moins avancée ; il distingue la phthisie en aiguë et chronique, suivant que les tubercules passent rapidement de la période de *crudité* à celle de suppuration.

Quæ tubercula, sive crudos et glandulosos tumores, sæpe in phthisicorum cadaveribus deprehendi, cum cæteræ pulmonum partes apostematibus et exulcerationibus essent obsitæ.

L'expression de : *crudos et glandulosos tumores,* n'a pas été assez commentée et n'a pas été assez répétée dans les auteurs qui ont écrit après Morton. Il est certain que la comparaison des tumeurs glanduleuses avec la forme crue de la tuberculisation pulmonaire est d'une exactitude parfaite. Que l'on coupe, en effet, un poumon largement infiltré par la diathèse se manifestant d'une manière aiguë, n'y trouve-t-on pas la forme de grappe, particulière aux organes glanduleux. D'ailleurs, la disposition des lobules pulmonaires ne facilite-t-elle pas cette disposition ?

Dans l'étude que j'ai à faire des formes que la matière tuberculeuse prend dans les poumons, je crois qu'il est désormais plus utile de procéder par ordre histologique plutôt que par ordre chronologique. C'est-à-dire, qu'il faut étudier d'abord d'une manière générale la lésion elle-même, ainsi que je l'ai fait, à l'aide du microscope, sans se préoccuper des opinions qui ont été émises à diverses époques ; c'est le meilleur moyen d'étudier sans idées préconçues, et d'échapper aux séductions des théories qui ont guidé la plupart des observateurs. En rapprochant de l'expérience personnelle les faits relatés dans les divers auteurs, on se trouve en présence d'autant de critiques propres à donner au jugement toute sa rectitude et à lui éviter de tomber dans un enthousiasme irréfléchi.

Je crois donc pouvoir décrire tout d'abord une forme signalée par M. Andral et plus tard étudiée avec tout le soin désirable par MM. Rilliet et Barthez, forme que je considère comme le premier degré de manifestation physique de la tuberculisation ; je veux parler de la poussière tuberculeuse.

Poussière tuberculeuse. — La poussière tuberculeuse peut échapper à l'inspection directe, tellement elle est ténue et presque microscopique; il faut examiner un poumon à la loupe pour la voir assez distinctement. M. Andral admet que par leur réunion ces petits grains peuvent constituer des tubercules. D'après MM. Rilliet et Barthez, qui l'ont observée chez les enfants, elle se présenterait comme un semis jaune, comme une poussière indistinctement jetée au milieu du tissu, à forme parfaitement arrondie, elliptique ou ovalaire. En pressant entre ses doigts une masse formée par la réunion d'un grand nombre de ces grains de poussières, on en voit exsuder une gouttelette de sang, indice certain de l'emprisonnement de vaisseaux entre ces petits grains, que les auteurs de la Pathologie de l'enfance comparent justement à des œufs de mouche. M. Lebert a démontré, à l'aide du microscope, la nature tuberculeuse de cette forme particulière.

D'après les idées que nous avons émises, c'est là le premier mode de manifestation de la maladie, et la coloration jaune, indiquée par les auteurs, n'est que l'instant de leur évolution où l'on peut les apercevoir; leur ténuité et la demi-transparence qui doit suivre l'état primitif amorphe ne sauraient permettre l'observation, même à l'œil armé d'une loupe. Rien d'étonnant, par conséquent, à ce qu'elle ait échappé à Laennec lui-même.

Etudions maintenant les formes diverses que Laennec avait assignées aux tubercules, et examinons quelles modifications les auteurs qui l'ont suivi y ont apportées.

1° *Les tubercules miliaires* ont un aspect de petits grains gris demi-transparents, quelquefois même presque diaphanes et incolores, d'une consistance un peu moindre que celle des cartilages; leur grosseur varie depuis celle d'un grain de millet jusqu'à celle d'un grain de chénevis; leur forme, obronde au premier coup d'œil, est moins régulière quand on les examine de près et à la loupe; quelquefois même ils paraissent un peu anguleux; ils sont intimement adhérents au tissu pulmonaire, et on ne peut les en détacher sans arracher des lambeaux.

Il n'y a rien à changer à la description de Laennec; l'existence de cette forme première du tubercule est incontestable, et peut-être aurait-on dû se contenter de celle-ci, et rechercher par un examen bien attentif le rôle qu'elle joue ultérieurement dans la production du tubercule lui-même, quel que soit le volume qu'il présente dans les poumons.

2° *Tubercules crus.* — Le tubercule cru n'est bien évidemment que le degré plus avancé de tubercule miliaire; on voit dans la description donnée par Laennec qu'il s'agit ici bien plus de la consistance que prend la matière tuberculeuse que d'une forme particulière. Cependant il ajoute une plus grande importance au volume. Il admet que les tubercules miliaires *grossissent par intussusception,* et finissent par arriver à l'état de tubercules crus; nouvelle forme donc, d'après Laennec, forme que l'on retrouvait plus souvent même que les tubercules miliaires.

Il n'y a rien de contestable dans cette assertion, de la plus grande fréquence du tubercule cru dans les poumons; mais on ne peut plus admettre le grossissement par *intussusception.* La matière tuberculeuse ne vit pas d'elle-même; elle se dépose dans mille points de l'organisme; puisée dans les éléments de nutrition de cet organisme lui-même, matière étrangère dès l'instant où la diathèse se manifeste, elle se dépose dans tel ou tel point, et chaque jour, à chaque instant, une nouvelle quantité prend place à côté de celle qui a été secrétée la veille. Cette marche offre plus ou moins de rapidité, plus ou moins d'intermittence ou de rémittence, selon les influences extérieures qui agissent sur l'individu, et si on pouvait s'exprimer avec les anciens, selon la malignité du mal.

Les tubercules miliaires s'ajoutent bien souvent les uns aux autres, se placent côte à côte, et, par leur réunion rapide et leur identité de constitution anatomique, peuvent simuler une masse tuberculeuse développée d'emblée. On peut couper ces masses, formées pour ainsi dire tout d'une pièce, avec un instrument tranchant, et on leur trouvera la résistance du cartilage, cette fermeté qui les avait faits de tous temps appeler tubercules crus. D'après Laennec, ces tubercules atteignent quelquefois le volume d'une aveline, d'une amande.

La forme obronde reconnue à ces tubercules crus par Laennec, est rapportée à la présence du noyau central, qui était primitivement obrond et qui, se developpant régulièrement par tous les points à la fois de sa circonférence, s'arrête avec sa forme primitive à certain volume.

Dans tous les cas où j'ai eu à examiner les poumons de tuberculeux, j'ai observé, sous le champ du microscope, le tissu pulmonaire englobé dans les tubercules crus, et j'ai pu me convaincre que ce n'était point par intussusception, mais bien par addition des tubercules miliaires les uns aux autres que se formaient ces masses déjà assez volumineuses.

D'ailleurs, rien de moins net à la vue que toutes ces formes admises pour la description. La matière tuberculeuse offre assez généralement l'aspect arrondi ; mais, à la loupe, on la voit se ramifier dans le tissu pulmonaire, non point comme des filaments, mais comme une matière qui s'est déposée entre les vésicules pulmonaires ou dans leur mailles.

M. Andral, dans ses annotations de Laennec, discutant l'opinion de Carswel, qui place la matière tuberculeuse dans les vésicules pulmonaires exclusivement, admet que dans les poumons, comme dans les autres organes, c'est dans le tissu cellulo-vasculaire que se dépose la matière tuberculeuse, tissu cellulo-vasculaire qu'il dit, avec Bichat, être « le canevas « commun où doivent venir également se déposer et les « matériaux ordinaires des nutritions et des sécrétions nor- « males, et les éléments morbides des nutritions et des sé- « crétions anormales. »

3° *Granulations miliaires tuberculeuses.* — Bayle avait été frappé de l'aspect que présentait cette manifestation de la matière tuberculeuse; il croyait à quelque matière étrangère au tubercule et à une production accidentelle d'une nouvelle espèce.

Leur forme assez régulièrement ovoïde ou arrondie, leur grosseur à peu près uniforme et leur transparence incolore, les avaient fait mettre à part dans l'étude des maladies des poumons.

Ordinairement disséminées par milliers dans les organes de la respiration, elles peuvent former par leur rapproche- ment des noyaux plus fermes.

Laennec leur attribue la même origine qu'aux tubercules crus et miliaires. « *Il me paraît*, dit-il, *qu'il n'y a d'autre* « *différence que celle qui existe entre un fruit mûr et un fruit* « *vert.* »

Les ayant toujours trouvés dans les organes affectés de tubercules crus, il n'hésite pas à leur attribuer la même na- ture diathésique. Laennec invoque avec juste raison la res- semblance frappante qu'il y a entre ces granulations tuber- culeuses et celles qui se développent en si grand nombre et avec les mêmes caractères de consistance et de transparence dans le péritoine, sous la plèvre, dans les séreuses affectées primitivement ou secondairement de tuberculisation.

La transparence avait donc amené Bayle à cette erreur, que Laennec a repoussée et que le microscope démontre d'une manière bien plus certaine encore.

Dans l'observation rapportée par Bayle (observ. 4e), on est frappé des caractères que présentait la maladie dans sa marche. Un homme d'ailleurs bien portant, n'ayant aucun des signes de la phthisie tuberculeuse, robuste, à formes arrondies et musculeuses, est subitement atteint d'hémoptysie, et il succombe un quart d'heure après une de ses attaques. L'autopsie ne démontre à Bayle aucune trace de tubercules, pas d'ulcères, pas de substance mélanique. « Les « poumons étaient libres et paraissaient sains au premier « coup d'œil, mais leur tissu était rempli d'un grand nombre « de granulations miliaires ou lenticulaires dures et résis- « tantes qu'on distinguait facilement en pressant le poumon « entre ses doigts. »

Après l'avoir incisé, on voyait ces granulations, qui étaient demi-transparentes et d'un blanc luisant; il y avait à leur centre un petit point opaque, noir ou blanc, renfermé dans une enveloppe transparente et ferme.

Il n'est pas hors de propos de citer les termes mêmes dont s'est servi Bayle, et on croirait que c'est de Laennec que vient une semblable description, si la conclusion n'était toute contraire à celle que donna plus tard l'illustre auteur de l'auscultation.

Il faut bien noter que Bayle est le premier qui signale l'apparition d'un point opaque dans la granulation tuberculeuse. Observant avec des idées préconçues les cadavres dont il faisait l'autopsie avec tant de soin, il s'embarrassait moins de la cause, et par conséqent de la nature intime de la lésion, que de la terminaison dont le mot de phthisie était l'expression généralisée. Il crut donc pouvoir décrire la phthisie cartilagineuse , ce qui était une erreur très grande.

La granulation présente les mêmes caractères microscopiques que les tubercules; il y a la différence du plus au moins dans les parties constitutives. Ici, la partie périphérique, l'enveloppe de Bayle, est une substance albuminoïde amorphe, présentant les trois ordres de granulations dont nous avons parlé, tandis que la partie centrale offre une opacité qui est due à un degré de plus dans l'évolution de la substance tuberculeuse, à une plus grande quantité de corpuscules et à une plus grande quantité de matière grasses.

Il ne faudrait pas conclure de ce défaut de transparence à une différence de constitution. Je reviendrai plus tard sur cette question, quand je traiterai du ramollissement de la matière tuberculeuse.

Si d'un côté l'état granuleux est la forme la plus habituelle de la matière tuberculeuse dans ses premières périodes d'évolution, il est impossible de méconnaître que Laennec avait grandement raison de rejeter, pour ainsi dire, cette expression, qu'il croyait entachée de la signification que Bayle avait voulu lui donner, pour lui substituer celle de tubercule miliaire..

M. Lombard, de Genève, admettant complètement les idées de Laennec, se contentait, pour désigner la matière tuberculeuse à ses diverses périodes de développement, des noms de *tubercules simples* pour le tubercule miliaire ou la granulation miliaire tuberculeuse; de granulation grise demi-transparente de *tubercules composés* pour ceux qui présentent un volume plus considérable, comme les tubercules crus ou les masses tuberculeuses, et d'une manière plus générale, l'infiltration tuberculeuse (¹).

(¹) *Essai sur les tubercules*. Th. n° 178. Paris , 1827.

La granulation tuberculeuse pulmonaire a été l'objet d'une longue étude de la part de MM. Andral et Chomel, surtout au point de vue de leur identité ou de leur non identité avec les granulations que l'on trouve dans les autres organes.

M. Chomel les sépare d'une manière nette en disant que ces granulations *n'ont rien de commun que le nom* (¹); il nie donc la manifestation de la tuberculisation dans d'autre points de l'organisme que dans les poumons.

M. Andral, dans son *Traité de clinique médicale*, tome 5, cherche à séparer les granulations tuberculeuses des poumons de celles qu'on rencontre dans les membranes muqueuses et séreuses des autres parties du corps; il admet que l'inflammation chronique d'un organe peut donner lieu à des productions fibrineuses qui prennent l'aspect arrondi de la granulation, qui en prennent l'apparence, mais qui en diffèrent essentiellement par l'origine diathésique. M. Andral a depuis lors défendu son opinion dans ses annotations de Laennec, et nous ne pouvons aujourd'hui savoir s'il s'est rendu aux preuves convaincantes apportées par le microscope.

Le plus solide argument que M. Andral ait pu fournir à l'époque où il défendit ses opinions sur cette question, est tiré de l'existence dans les pneumonies chroniques, de points granuleux indurés, résultat du passage à l'état chronique de la pneumonie; n'envisageant que l'aspect physique des deux états morbides, M. Andral, tout en les rapportant à une origine bien différentes, cherchait à prouver combien l'erreur est facile. Le microscope est heureusement venu trancher la question, et M. Andral lui-même doit avoir acquis la con-

---

(¹) *Dict. de méd.*, art *Granulat.*

viction qu'on ne saurait, après un examen attentif, confondre les deux altérations.

Sans doute, au premier aspect, l'hépatisation grise peut en imposer pour une tuberculisation encore peu avancée. Mais sous le champ du microscope, les altérations se différencient parfaitement ; d'un côté, absence complète de corpuscules tuberculeux, de granulations définies, et présence de filaments fibrineux entrelacés, et englobant une matière albuminoïde amorphe, un blastême sans aucun indice d'organisation ; de l'autre, tous les caractères histologiques dont nous avons fait mention.

Les granulations se développent par milliers sur les diverses parties des organes sans fièvre appréciable, sans accidents phlegmasiques bien caractérisés, et lorsque à l'autopsie on constate toute la séreuse péritonéale, par exemple, criblée de tubercules, on se demande où a été la péritonite, à quel instant et sous quelle forme une phlegmasie, qui aurait produit d'aussi immenses ravages, a pu se développer.

Que l'on accepte le nom de tubercule miliaire ou celui de granulation grise demi-transparente, il est certain que c'est le même état de développement de la matière tuberculeuse, et que l'esprit doit se familiariser avec l'identité d'état morbide désigné sous ces expressions différentes.

4° *Tubercules.* — Je ne reviendrais plus sur le tubercule, si je ne devais résumer plus loin l'opinion que je me suis faite, d'après l'état histologique, des modifications à apporter dans les dénominations de la tuberculisation.

Le tubercule, d'après tous les auteurs, ne diffère de la granulation grise demi-transparente que par la forme et le volume. Un certain nombre d'entre eux admettent qu'il peut se développer d'emblée volumineux et irrégulièrement arrondi ou ovalaire, variant de la grosseur d'un grain de chénevis à celle d'une amande. On a désigné sous le nom de *masses tuberculeuses* la réunion de tubercules dont l'ensemble dépasserait ce volume et dont la forme présente encore plus d'irrégularité.

D'après l'étude de ces masses tuberculeuses, on peut se convaincre que leur constitution coïncide avec une agglomération de granulations demi-transparentes ou jaunes dans un point quelconque des poumons. Lorsqu'on les examine sous le champ du microscope, on y trouve, dans certains points, les éléments propres à la granulation grise demi-transparente; dans d'autres points, ceux qui caractérisent la granulation jaune, et enfin du tissu pulmonaire englobé, et parfois des vésicules pulmonaires non encore complètement atrophiées.

Infiltration tuberculeuse. — La matière tuberculeuse n'a pas, chez les divers individus, la même rapidité d'envahissement. Tantôt elle se développe à l'état de granulations isolées, peu nombreuses, disséminées çà et là dans dans les poumons et dans les autres organes; tantôt, au contraire, l'invasion se fait sur une grande échelle, et on trouve des masses tuberculeuses qui occupent la majeure partie du tissu pulmonaire ou des organes envahis.

« La matière tuberculeuse, disent les auteurs du *Com-*
« *pendium,* au lieu de former de petits corps obronds et de
« se disposer avec une sorte de symétrie, s'infiltre dans les
« éléments anatomiques du poumon. »

Sous les trois désignations suivantes : infiltration tuberculeuse grise, infiltration gélatiniforme et infiltration tuberculeuse jaune, on a compris toutes les formes, tous les aspects que l'œil nu ait pu observer. Une seule objection reste à faire, c'est qu'il est très rare d'observer l'une de ces formes indépendamment des autres. Si donc on voulait être essentiellement correct dans la description, il faudrait, non plus séparer ces trois degrés de manifestation de la matière tuberculeuse, mais, acceptant les faits tels qu'ils se présentent, décrire toute la masse tuberculeuse, en tenant compte des proportions de chaque élément, gris, jaune ou gélatiniforme qui la constituent. C'est surtout dans l'infiltration tuberculeuse, qu'on observe des masses considérables, soit dans les poumons, soit dans tous les autres organes, l'intestin, le foie, et principalement le système glandulaire.

·Certains auteurs ont conservé une grande tendance à confondre la scrofule avec la tuberculisation, et l'argument principal sur lequel ils se sont appuyés, est tiré de la coïncidence, de la présence des éléments corpusculaires du tubercule dans les glandes hypertrophiées ou dans les os malades. Nous n'avons à objecter qu'un seul fait : c'est que la tuberculisation et la scrofule marchent souvent isolément, et que si dans un grand nombre de cas on les voit s'implanter, pour ainsi dire, l'une sur l'autre et entraîner plus rapidement le malade, c'est en vertu de ce principe, qui veut qu'un organisme débilité devienne par cela même prédisposé à toutes sortes de déviations dans les lois qui régissent son développement et ses fonctions.

Rarement moindre qu'une noisette, qu'une amande, la masse tuberculeuse peut atteindre un volume considérable. Sa forme n'offre plus une régularité capable de permettre la délimitation ; rien n'est plus irrégulier, en effet, que l'infiltration tuberculeuse. Souvent on observe à la coupe du tissu pulmonaire, comme une masse unique, très dense, où le tissu sain est fort difficile à voir et à limiter.

Quand on presse entre les doigts le poumon ainsi coupé en tranches, on voit suinter une sorte de lymphe, quelquefois transparente, quelquefois blanchâtre, souvent sanguinolente, qui indique parfaitement qu'entre ces masses tuberculeuses en apparence homogènes, il existe encore une circulation imparfaite et du tissu pulmonaire comprimé. C'e.. eu effet ce que démontre le microscope.

La surface de ces masses tuberculeuses crie parfois sous la lame du scalpel, et présente la résistance du cartilage; d'autres fois, au contraire, sans que l'aspect extérieur ait sensiblement changé, elle se laisse pénétrer sans une très-grande résistance. C'est principalement dans l'infiltration grise que l'on trouve la première variété.

L'infiltration tuberculeuse jaune est un degré plus avancé de l'infiltration grise. Laennec l'envisageait sous ce point de vue; un grand nombre d'auteurs pensent aujourd'hui comme lui, et d'autres, en aussi grand nombre, croient au développement, pour ainsi dire spontané, de l'infiltration jaune sans éruption préalable de granulation grise demi-transparente.

Il y a toute une étude à faire sur ce sujet, et je crois devoir réserver mon opinion pour la discussion relative au premier degré d'évolution de la matière tuberculeuse. Partisan de la transformation progressive des éléments tuberculeux, je crois qu'il est impossible de ne pas admettre un état primordial incolore, transparent, état particulier que le microscope ne permet pas d'appeler autrement que *blastême*, absolument comme on a donné au liquide épanché, organisable des plaies, le nom de lymphe plastique.

On trouve dans les poumons infiltrés, quelle que soit la prédominance de la matière d'infiltration, grise, demi-transparente ou jaune, les deux états réunis, se fondant l'un dans l'autre et rendant toute description difficile et vague. La résistance est la même sous le couteau; le même liquide s'écoule par la pression. La différence consiste principalement dans la coloration des espèces de granulations qui forment l'élément de l'infiltration. Le plus ordinairement, les granulations jaunes se trouvent au centre des masses tuberculeuses d'infiltration ; c'est ce qui a fait croire à un grand nombre d'auteurs, et à Laennec surtout, que la coloration jaune indiquait un degré plus avancé de la tuberculisation, et, par suite, un commencement de ramollissement.

Infiltration gélatiniforme. — Laennec a observé une « in-« filtration ordinairement peu étendue, formée par une ma-« tière très-humide plutôt que liquide, incolore et légère-« ment sanguinolente, et qui a l'aspect d'une belle gelée « plutôt que celui de la sérosité. » On serait tenté, d'après lui, de croire que ce n'est qu'un œdème formé par une lymphe très-visqueuse. La description donnée par Laennec n'est pas assez claire pour qu'on puisse bien saisir l'aspect d'une matière qui ne se présente que rarement sous les yeux de l'observateur.

Dans l'admirable ouvrage de M. Louis, c'est à peine si on trouve cette forme signalée ; et pour cet illustre observateur, cette matière ne serait pas tuberculeuse, parce qu'il n'y a pas trouvé les granulations tuberculeuses que l'on trouve dans tous les poumons tuberculeux.

Quoique très rare, cette forme n'en est pas moins une manifestation réelle de la tuberculisation. Si on l'examine au microscope, on y découvre, quoique en nombre moins considérable, les éléments corpusculaires qui constituent le caractère histologique du tubercule.

C'est un blastême albumineux dans lequel on n'aperçoit pas de granulations salines, et qui ne renferme que quelques granulations graisseuses, et des corpuscules tuberculeux en petit nombre.

7

Certains auteurs, trompés par la comparaison que Laennec avait établi entre cette espèce d'œdème et l'œdème pulmonaire, ont affirmé depuis lors, et sans une étude microscopique préalable, que c'était bien là en effet un œdème pulmonaire. Mais, comme le font très judicieusement observer MM. Monneret et Fleury, il n'y a pas de vésicules pulmonaires, saines ou malades, au milieu de cette infiltration; et quand on presse cette matière entre les doigts, elle roule comme de la gélatine et ne présente pas la fermeté et la résistance qu'offrirait le tissu pulmonaire œdématié.

Comme aspect physique, on peut facilement s'y laisser prendre.

M. Chomel, et, plus tard, M. Grisolle, dans son *Traité de la Pneumonie*, ont soutenu que la pneumonie chronique pouvait être le point de départ de granulations grises, de tubercules crus ou suppurés.

M. Andral penche vers la même opinion; toutefois, il se demande s'il n'y aurait pas là une manifestation pathologique particulière et analogue au développement d'une matière que l'on rencontre en si grandes masses dans d'autres points de l'économie, tissu appelé *tissu colloïde*.

Quoique l'obscurité règne encore sur ce tissu colloïde, le microscope permet d'émettre une opinion qui peut servir à trancher la question. Dans le tissu colloïde, on trouve, sous le microscope, des cellules très grandes, infiltrées de graisse et d'éléments granuleux; on y trouve la plus naturelle des gradations dans la genèse de la cellule : 1° de grandes cellules dont le contour est irrégulier, dont les parois sont minces et à peine délimitées, au centre et dans l'intérieur, d'un blastême aussi délimité, de fines granulations, un état rudimentaire; 2° un peu plus haut, dans l'échelle de l'organisation, des cellules plus petites, des parois infiniment mieux délimitées, et, à l'intérieur, des granulations graisseuses et salines, dont le volume est beaucoup plus grand et les contours plus nets. Dans la matière gélatiniforme, on trouve les éléments de la tuberculisation. Si donc il existe une analogie entre la substance colloïde et la matière tuberculeuse, ce ne peut être qu'au point de vue de l'aspect extérieur.

MM. Rilliet et Barthez, qui ont si bien étudié la pathologie des enfants, n'osent pas se prononcer sur la démarcation à établir entre ces lésions, parce que, chez les enfants, l'aspect grenu que l'on aperçoit chez les adultes manque la plupart du temps.

En résumé, la matière gélatiniforme est une manifestation particulière de la tuberculisation, c'est une sécrétion qui peut avoir quelque analogie avec certaines sécrétions de l'organisme, mais qui n'est ni une dégénérescence du tissu pulmonaire, ni un mode de ramollissement. On y trouve, quoique en nombre moins considérable, les mêmes éléments que dans les masses tuberculeuses.

Tubercules enkystés. — Laennec a désigné ainsi une forme très rare du tubercule, enveloppé dans une espèce de membrane périphérique, membrane très dure et, selon son expression, cartilagineuse. M. Louis n'a pu signaler qu'un très petit nombre d'observations de tubercules enkystés ; toutefois, on pourrait ranger dans cette catégorie les tubercules passés à l'état crétacé, qu'on peut énucléer, le plus souvent, parfaitement, et dont les parois semblent formées par une membrane d'enveloppe très épaisse.

L'irrégularité de forme de ces kystes tient à l'irrégularité du tubercule, et l'épaisseur des parois est une preuve de l'inocuité des corps crétacés qui prennent droit de domicile dans les poumons sans causer de graves accidents.

Il existe encore d'autres kystes à parois épaisses sur un

point et plus ramollis ailleurs ; l'intérieur est rempli de matière tuberculeuse crue dans certains points, et ramollie dans les points contigus aux parois ramollies. Une semblable collection de matière tuberculeuse réunie en une même masse, est presque toujours d'un mauvais augure, parce que l'élimination, en prenant une marche progressive et continue, expose à tous les accidents d'une toux sans cesse renouvelée par les efforts que provoque l'espèce de vomissement qui accompagne cette expectoration, accidents dont les plus fréquents sont l'hémopthisie avec tous ses degrés de manifestation.

PÉRIODES D'ÉVOLUTION.

On admet généralement quatre époques dans l'âge des tubercules : 1° la période de développement ou d'état ; 2° de ramollissement ; 3° d'excavation ; 4° de réparation ou de cicatrisation.

Cette division est complètement passée dans la science : tous les auteurs qui ont écrit sur les tubercules l'ont adoptée. Ses avantages pourraient se déduire de cette adoption, et peut-être serait-il mauvais d'y renoncer pour une division nouvelle ; en médecine, il est sage d'adopter ce qui est, et de ne point sacrifier les idées reçues à une vaine satisfaction d'amour-propre. Chaussier put faire admettre sa belle nomenclature, à une époque où les éléments de la science gisaient épars sur un sol à peine défriché ; quel honneur a-t-on fait à la nomenclature d'un illustre professeur dont les efforts semblent se briser contre des habitudes prises, contre le *commune sensus* qui n'aime pas à se reposer sur des mots, mais bien sur des idées.

On se trouve dans un grand embarras devant la division

que je viens d'énumérer, et cet embarras provient principalement du point de vue où l'on se place dans l'étude de la tuberculisation.

Si on veut faire table rase des observations que les auteurs ont recueillies lentement, et n'étudier la tuberculisation qu'à l'aide des lumières créées par les sciences physico-chimiques, il faut, bien certainement, modifier cette division. Elle ne cadre qu'avec l'étude physique du poumon envisagé sous ses divers états pathologiques, et ne ressort pas assez des périodes par lesquelles passe, sous l'œil du micrographe, le tubercule considéré comme une substance hétérogène agissant sur les organes de la respiration.

Si je n'envisage point la question sous ce point de vue, c'est par un sacrifice que l'on comprendra, je l'espère, et afin de n'apporter aux maîtres, dont nous cherchons à suivre la trace, que les humbles lumières d'une science encore à l'état d'enfance.

En effet, qu'est-ce que c'est que la période d'état, de développement? D'après tous les auteurs, c'est le tubercule envisagé au moment où il devient visible à l'œil nu, au moment où il se manifeste, par sa réaction, sur l'acte de la respiration. Il est complet ; il semble alors avoir acquis ses dernières limites d'organisation, si toutefois il est permis d'en admettre une pour cette production morbide, et cette organisation lui constitue des propriétés nuisibles, qui semblent acquérir un degré d'intensité d'autant plus élevé, que le volume est plus grand en un même point, ou que le nombre des granulations est plus considérable dans la masse totale des poumons.

Au point de vue des auteurs qui ont envisagé le côté pathologique de la question dont nous nous occupons, c'est-à-dire de l'influence des tubercules sur la fonction respiratoire, et, par suite, sur l'économie toute entière, la présence seule des granulations dans les poumons est le fait capital ; le désordre consécutif est le point de mire vers lequel converge l'étude, les symptômes extérieurs indiquent suffisamment quelles phases parcourt la substance hétérogène.

Au point de vue de l'étude anatomo-pathologique, le problème ne doit point s'arrêter là, et quand bien même la lumière apportée dans la question par l'étude plus approfondie ne serait pas suffisante pour conduire à un traitement plus rationnel, cette étude ne doit pas s'arrêter à la surface, mais pénétrer plus avant la série des transformations possibles.

Le problème le plus intéressant est à coup sûr dans le passage de la matière amorphe liquide, qui constitue l'état primordial de tous les tissus de l'organisme à l'état de matière tuberculeuse, soit qu'une prédisposition morbide dirige ce passage, soit que l'économie subisse cette modification pendant le cours d'une affection intercurrente.

Nous avons donné toutes les opinions que la science moderne a pu engendrer, et nous n'hésitons pas à dire que cette préoccupation seule, des hommes éminents qui se sont livrés à l'étude de la tuberculisation, doit abriter tous ceux qui poursuivent ce problème contre le reproche de présomption. La discordance de ces opinions est la meilleure de toutes les raisons à invoquer dans de semblables recherches.

Je pense donc qu'il ne faut point envisager l'étude de la tuberculisation de l'instant où un travail pathologique quelconque se manifestera dans l'acte respiratoire, et, par suite, dans l'économie générale ; mais encore à partir de cette période où se sépare des liquides nourriciers la partie morbide, qui deviendra fatalement matière tuberculeuse sous une influence prédisposante ou acquise.

En conservant dans notre division générale l'ordre indiqué par les auteurs, nous éprouvons néanmoins le besoin de revenir sur la période que nous considérons comme primordiale, c'est-à-dire l'état liquide amorphe de la matière tuberculeuse.

A cette première apparition, l'étude microscopique apporte des lumières qui, pour être incomplètes, n'en ont pas moins une importance considérable.

M. Andral, en établissant la comparaison entre la matière tuberculeuse gélatiniforme et la substance colloïde que l'on retrouve dans un grand nombre d'états pathologiques, était bien près de la vérité au point de vue de la genèse des tissus morbides, et nous avons nous-même été frappé de cette comparaison, en faisant au microscope l'étude de la matière colloïde.

D'après tous les auteurs, l'état primordial du tubercule est liquide; un degré de plus dans l'échelle de transformation y fait découvrir une matière protéique-albuminoïde, sans présence notable de corpuscules ni de granulations salines ou graisseuses.

Dans l'examen microscopique de la matière colloïde, on trouve une matière albuminoïde-protéique, et, par places isolées, de grandes cellules irrégulières, noyées pour ainsi dire dans une masse amorphe à un degré plus élevé; lorsque cette substance semble se solidifier, s'organiser, les cellules sont plus abondantes, à contours plus nets, doubles le plus souvent, et à l'intérieur se montrent des éléments nucléaires plus développés, des fibres qui, peu à peu, donnent à l'esprit la notion d'organisation. De même, dans la matière tuberculeuse gélatiniforme, on reconnaît tous les éléments du tubercule, noyés dans une masse de matière amorphe à éléments albuminoïdes. Dans un cas c'est le génie cancéreux qui dirige cette organisation ; dans le second, c'est le génie tuberculeux qui prend le dessus, et se manifeste à l'œil incertain par des éléments visibles au microscope.

La poussière tuberculeuse indiquée par M Andral, parfaitement étudiée dans l'enfance par MM. Rilliet et Barthez ; la granulation grise demi-transparente étudiée par Bayle, Laennec, MM. Andral et Louis ; la granulation jaune ; le tubercule cru, voilà, d'après tous les auteurs, les premiers termes de la maladie générale ; mais n'y a-t-il pas des degrés à ces états divers ; tout, dans la genèse tuberculeuse, semble l'indiquer, et les auteurs, encore dissidents sur l'identité d'origine de la granulation grise et de la granulation jaune, semblent le reconnaître.

Dans la granulation grise demi-transparante, on trouve les éléments que nous avons signalés dans l'étude histologique que nous en avons faite : 1° matière amorphe ou blastême du tubercule ; 2° granulations graisseuses ; 3° granulations salines ; enfin, en dernier lieu, le corpuscule tuberculeux, qui n'est qu'un mode d'agrégation de tous ces éléments, sous l'influence du génie morbide qui préside au développement de l'affection générale.

Dans la poussière tuberculeuse, le microscope révèle les mêmes éléments, quoique à un degré d'évolution plus imparfait ; il semble que l'âge de la maladie soit moins avancé ; ainsi la matière albuminoïde amorphe est plus abondante relativement aux autres éléments granuleux, les granulations salines et graisseuses moins abondantes, et les corpuscules moins nombreux.

Dans la granulation jaune, nous avons constamment trouvé une différence notable dans la quantité des éléments caractéristiques, ce qui nous porte à adopter l'opinion des auteurs qui ont prétendu que cette forme du tubercule est subséquente à la granulation grise demi-transparente.

Un auteur très-recommandable, le docteur Papavoine, dans son excellent mémoire sur *les Tubercules considérés spécialement chez les enfants*, admet deux espèces de tubercules : le simple et le composé. — Le tubercule simple est transparant et de couleur grise ; plus tard il passe, en devenant opaque, à l'état miliaire.

L'infiltration grise, d'après cet auteur, quelle que soit sa forme et sa couleur, constitue le tubercule composé.

« Il existe, disent les auteurs de la *Pathologie de l'en-* « *fance*, deux espèces *très distinctes* de matière tuberculeuse, « l'une grise demi-transparente, l'autre jaune opaque.

« La première est un tissu lourd, plein, solide, difficile à « écraser, assez cassant, élastique, de couleur grise plus « ou moins foncée;

« La seconde est d'un blanc mat, jaunâtre; elle est solide, « non élastique, friable, cassante; sa consistance est celle « d'un fromage un peu ferme. »

Que ces matières soient très distinctes au point de vue physique, c'est ce que nul ne pourrait contester; mais si on pénètre plus avant dans l'étude de leurs éléments histologiques, on est obligé de revenir sur l'opinion trop absolue de MM. Rilliet et Barthez ; les éléments corpusculaires et granuleux s'y retrouvent absolument dans les mêmes conditions de forme et de volume, sauf toutefois de quantité.

Les granulations salines sont en quantité normale, les granulations graisseuses semblent prédominer ainsi que les corpuscules tuberculeux.

De là, nous n'hésitons pas à le croire, l'opacité de ces granulations, leur coloration plus intense et tirant sur le jaune.

Les recherches de M. Lebert sont venues confirmer l'opinion admise par la majorité des auteurs, savoir, que la matière jaune se développait peu à peu soit dans les granulations grises, soit dans les masses tuberculeuses. Il arrive souvent, en effet, que l'œil nu ne peut apercevoir cette matière, mais le microscope la révèle et permet d'en suivre toutes les phases et tout le développement.

La coloration jaune n'implique point un ramollissement : c'est un degré d'évolution plus avancé, sans présenter cette disposition à l'écrasement qu'on retrouve plus tard dans la période de ramollissement proprement dite.

Le propre de la matière tuberculeuse jaune, c'est donc de s'implanter dans la granulation grise, de l'envahir du centre à la circonférence, apparaissant d'abord comme un point, puis comme une granulation qui serait circonscrite dans la première, puis enfin prenant la place de la granulation grise.

Il ne faut pas se dissimuler que ce travail lent échappe le plus souvent à l'œil de l'observateur, et que c'est par un examen répété sur un grand nombre de poumons qu'on parvient à saisir ces nuances.

Un des points les plus importants de l'évolution tuberculeuse se rattache à ce passage de la granulation tuberculeuse grise en matière tuberculeuse jaune; on peut la résumer dans une proposition générale : la granulation grise est-elle nécessairement génératrice de la matière tuberculeuse jaune ?

Depuis Laennec, depuis les beaux travaux de MM. Louis et Andral, nul doute que dans la majorité des cas la matière tuberculeuse grise ne précède la granulation jaune. Tous les observateurs qui se sont occupés de la question ont répondu par l'affirmative. — Mais il n'est pas aussi facile de résoudre la question de savoir si la matière tuberculeuse jaune est essentiellement précédée de la granulation grise.

Les auteurs de la *Pathologie de l'enfance*, après avoir étudié un très-grand nombre de poumons, sont arrivés à une conclusion que nous partageons à tous égards.

La substance jaune, disent-ils, peut naître d'emblée, c'est-à-dire se montrer presque immédiatement après la séparation du blastême tuberculeux, immédiatement après l'exsudation morbide dans les espaces intervésiculaires.

Afin de mieux faire saisir l'ordre dans lequel ont lieu les phénomènes d'évolution, nous croyons ne pouvoir mieux faire que de reproduire les propositions de MM. Rilliet et Barthez. — Nous les considérons comme l'expression fidèle des phénomènes qui se passent dans la tuberculisation.

1° La granulation grise passe à l'état de granulation jaune, puis à celui de tubercule miliaire ou d'infiltration jaune;

La granulation grise peut aussi passer à l'état d'infiltration grise;

2° L'infiltration grise donne indifféremment naissance aux granulations jaunes, aux tubercules miliaires ou à l'infiltration jaune;

3° La poussière tuberculeuse peut être l'origine de l'infiltration jaune;

4° La granulation jaune peut naître d'emblée, aussi bien que le tubercule miliaire et que l'infiltration jaune.

Pour expliquer l'apparition de la granulation jaune et de la poussière tuberculeuse, qui n'est qu'un mode de manifestation de la matière morbide, nous devons invoquer le génie de la maladie; il est tel malade chez lequel une phthisie consécutive à la tuberculisation pulmonaire durera vingt, trente ans; tel autre chez lequel les phénomènes prendront de suite un caractère rapide et fâcheux.

Nous y reviendrons, du reste, quand nous aurons à parler de la maladie. Il nous suffira de mentionner ici que l'apparition de la granulation jaune, sans être précédée par la granulation grise, ne peut être rapportée qu'aux mêmes lois d'envahissement dont nous venons de signaler l'effet désastreux sur certaines économies.

Ramollissement.

Le ramollissement de la matière tuberculeuse est cet état qui suit la transformation de la granulation grise en matière jaune, état dans lequel on observe une perte de consistance qui présente tous les degrés jusqu'à la liquidité du pus.

On peut en faire l'étude sur le même poumon, et rencontrer çà et là des granulations ou même des tubercules arrivés aux diverses périodes dont nous parlons ; tantôt c'est un degré de consistance moindre que celui des granulations jaunes : on peut écraser sous l'ongle la matière tuberculeuse sans rencontrer de granules résistants; tantôt, la consistance devient sirupeuse, et un filet d'eau suffit pour la délayer et l'entraîner hors du poumon, où l'on retrouve une petite cavité anfractueuse et irrégulière.

Dans tous ces degrés d'évolution, dont le dernier terme est un liquide jaunâtre, le plus souvent verdâtre, il est de là plus haute importance d'observer le microscope sous l'œil, afin de ne pas confondre les altérations, et de ne pas prendre une suppuration pour la matière tuberculeuse ramollie.

Nous allons voir que les auteurs les plus éminents ont émis des théories auxquelles ils ne croient plus, mais qui ont desservi la science en vertu de l'autorité des noms qui s'y attachaient.

Laennec avait vu, dans certains cas de ramollissement considérable, le liquide se séparer en deux parties; c'était principalement chez les sujets scrofuleux; l'une liquide, incolore, transparente ; l'autre, opaque et de la consistance d'un fromage mou. Dans les cas où se présente une caverne à grandes dimensions, on voit, en effet, la matière tuberculeuse se déposer en couches superposées, qui offrent les mêmes caractères que le pus retiré d'une thoracentèse ; une partie se précipite vers la partie inférieure du vase, et renferme les corpuscules du pus ; l'autre est un véritable sérum albumineux, dont la composition est parfaitement connue.

Il est utile d'ajouter que cette séparation n'a lieu qu'après la mort, lorsqu'un certain refroidissement a eu lieu ; pendant la vie, la substance est homogène.

C'est du centre du tubercule à la circonférence qu'a lieu le ramollissement. Cette marche est celle que nous avons observée pour l'envahissement de la matière jaune, et c'est une preuve irrécusable que le travail de transformation se fait dans la substance tuberculeuse elle-même, et non dans les tissus environnants, comme certains auteurs l'avaient pensé.

Cette masse, observée et décrite par Laennec et M. Louis, l'avait été également par William Stark, Schrœder Vanderkoll.

M. Andral a émis, dans son *Anatomie pathologique,* t. I, p. 415, une opinion que partage également M. Lombard, de Genève. Ce n'est point en lui-même que se développe le tubercule ; ce n'est point en lui-même que réside son pouvoir de ramollissement.

« Chaque molécule tuberculeuse, dit M. Andral, déter-
« mine en chaque point des tissus avec lesquels elle est en
« contact, une secrétion de pus qui opère mécaniquement
« la division des tubercules en grumeaux plus ou moins
« nombreux... Le ramollissement du tubercule n'est donc
« autre chose que le résultat de la séparation, de la désagré-

« gation de ces molécules par du pus, et la fin de ce tra-
« vail est, comme pour le corps étranger, l'expulsion du
« tubercule. »

L'opinion du célèbre professeur ne suffit pas pour expliquer le ramollissement du tubercule; quelquefois, les tissus
qui environnent le tubercule sont enflammés, et il se forme
du pus qui baigne la circonférence du tubercule; mais il y a
loin de là à cette désagrégation que M. Andral signale.

Comment se fait-il que, dans les autopsies faites par les
nombreux auteurs, ce pus n'ait point décollé, énucléé le
tubercule, qui pourrait, par suite, être facilement enlevé à
l'aide d'une pince à pansement? L'argument le plus énergique est tiré de la fréquence du ramollissement du centre
à la circonférence, et frappés par l'insuffisance de l'explication donnée par M. Andral, MM. Becker et Schrœder ont
attribué la mortification à la compression exercée par la
matière tuberculeuse sur les vaisseaux nourriciers.

M. Carswel n'explique pas autrement le ramollissement
que par l'existence d'une cavité centrale pleine de sérosité;
MM. Rilliet et Barthez ont admirablement traité la question
dans leur deuxième édition des Maladies des enfants. —
Partis de l'observation faite par M. Carswel, ils l'étendent à
la généralité de l'évolution tuberculeuse.

Ils admettent que le tubercule peut se ramollir par un
travail qui lui est propre, et qui est indépendant des tissus
qui l'environnent. Ce travail n'est pas une véritable suppuration, mais un dépôt ou un mélange plus ou moins intime
de sérosité.

Quand on examine, à l'aide du microscope, le liquide qui
occupe le centre d'un tubercule ramolli, on y observe tous
les éléments propres à la matière tuberculeuse, diminués de
quantité, et nageant dans un liquide plus abondant, avec

une augmentation notable des globules de graisse, et sans mélange de globules de pus.

Quand on soumet au même examen la matière ramollie qui entoure les tubercules, on y observe les mêmes éléments, et parfois, mais pas d'une manière constante, des globules de pus provenant de la suppuration des tissus pulmonaires environnants , sur lesquels la matière tuberculeuse a agi , comme le pensait M. Andral, absolument comme un corps étranger. Cette preuve est irrécusable et ne permet plus le moindre doute.

Il se passe dans le tubercule un phénomène, qui pourrait être appelé phénomène de macération, s'il était permis d'appliquer ce nom à l'état du tubercule renfermé dans l'organisme vivant. Arrivé à une certaine période, le tubercule semble avoir usé de toutes ses forces vitales, et retomber sous une loi de désagrégation toute physique. Soit que la nutrition cesse dans les vaisseaux afférents qu'englobait la matière tuberculeuse, soit que cette matière se laisse pénétrer par la sérosité qui filtre dans le tissu cellulaire, le ramollissement commence, et ne s'arrête qu'à l'instant où toute la masse est devenue liquide, à moins que l'économie ne s'en débarrasse par voie d'expectoration; c'est ce qui arrive le plus souvent.

L'opinion qui domine la science, est donc celle qui admet le ramollissement comme un travail propre à la matière tuberculeuse, travail d'évolution, qui est la fin du tubercule, et qui le prépare pour une période dont nous aurons à nous occuper dans un instant, pour l'élimination de l'économie. M. Carswel avait donc bien observé, quand il reconnaissait l'existence d'une sérosité centrale, et M. Louis a confirmé cette existence d'une manière un peu absolue peut-être; MM. Rilliet et Barthez ont observé non-seulement le liquide vers la partie centrale, mais aussi dans plusieurs points de la périphérie.

Il existe un mode de ramollissement qui débute, en effet, par plusieurs points de la circonférence; c'est principalement dans les tubercules que ce mode a lieu.

M. Lebert, qui a observé la matière tuberculeuse à toutes ses périodes d'évolution, et le microscope sous l'œil, dit que les corpuscules tuberculeux se désagrègent, s'arrondissent, et peuvent, en absorbant des liquides, paraître plus volumineux; cette altération ne constitue pas un accroissement, et indique le commencement d'une décomposition : le pus qui provient des tubercules ramollis, provient des parties qui l'entourent, et n'est nullement une transformation de la substance tuberculeuse elle-même. Mais le pus altère promptement le tubercule, et rend ses éléments difficiles à connaître; les globules du tubercule ramolli finissent par se dissoudre en un liquide granuleux, et le ramollissement passe ainsi à l'état de diffluence.

Rien au monde ne peut donner la définition du ramollissement comme cette description; je n'insisterai donc point sur cette question, qui est aujourd'hui parfaitement éclairée. Nous devons nous occuper de la période d'élimination, et, par suite, d'excavation.

Période d'élimination. — Excavation.

La matière tuberculeuse accomplit les périodes d'évolution dont nous venons de parler, dans un temps plus ou moins long, et arrive à la diffluence avec une rapidité que nous ne pouvons produire en aucun cas.

Aussitôt que cette diffluence est accomplie, l'élimination commence, et le malade est soumis à l'influence d'un malaise intérieur, qui le sollicite à se débarrasser du liquide morbide.

C'est par les bronches que la matière tuberculeuse ramollie s'ouvre un passage, et c'est dans les crachats que l'on retrouve, mélangée à la salive et à des mucositées sécrétées par les bronches, la matière tuberculeuse ramollie, et possédant cet aspect particulier à la sérosité tuberculeuse ; matière visqueuse, diaphane, contenant des parties comme caséeuses, qui nagent au milieu d'elle, striée de sang ou colorée en rose par le sang des vaisseaux qui sont rompus pendant les efforts provoqués par la toux.

L'expectoration est tout à la fois un mode salutaire d'élimination et une source d'accidents quelquefois très graves pour le malade.

La matière tuberculeuse n'est pas toujours en quantités assez faibles, pour être éliminée sans danger ; souvent il arrive qu'une masse tuberculeuse se ramollit rapidement, et que l'expectoration n'a lieu qu'après des efforts inouïs, dont une vomique est souvent le résultat ; la matière ramollie est lancée, dans un effort de vomissement, à travers une bronche dont l'extrémité radiculaire est béante dans le foyer de ramollissement, et si on l'examine à l'aide du microscope, on la retrouve telle qu'elle devait être, si l'inspection n'avait eu lieu qu'à l'ouverture cadavérique.

Sous les doigts, on sent ce liquide comme granuleux, et si on le soumet à un lavage avec l'eau distillée, on retrouve des masses de tubercule cru, qui présentent, à l'examen microscopique, les éléments caractéristiques.

Cette différence dans les matières tuberculeuses expectorées, nous donne la raison des différences constatées à l'autopsie des individus affectés de cette maladie, dans le volume des cavernes que le poumon présente.

8

D'une manière générale, on peut dire que les excavations sont en raison directe de la dimension qu'offrait le tubercule ramolli et expectoré.

Il y a donc une différence très grande dans ces dimensions; elle varie depuis le volume de la plus petite granulation jusqu'au volume d'un œuf.

Les dimensions ne sont pas les mêmes quelque temps après l'expectoration: la cavité ainsi formée, revient sur elle-même, tend à s'effacer, soit que le tissu pulmonaire, longtemps comprimé, reprenne son élasticité, et que les vésicules pulmonaires retrouvent un pouvoir de dilatation pour ainsi dire perdu, soit que les parois se condensent, et qu'un tissu fibreux cicatriciel tende à clore un espace resté béant par l'expulsion de la matière tuberculeuse.

Les unes contiendraient à peine la tête d'une épingle; d'autres, bien plus vastes, logeraient une noisette, et Laennec en a vu qui pouvaient loger le poing.

Il en existe qui sont anfractueuses, qui n'ont aucune régularité dans leur forme, et qui n'affectent aucune des dispositions que nous avons signalées aux tubercules ou aux granulations.

Cela vient de ce que le ramollissement se faisant sur un grand nombre de granulations à la fois, et ces granulations étant disséminées dans le tissu cellulaire en masses de différents volumes, l'expectoration amène au dehors des parties qui ont subi ce travail d'évolution, et il reste des cavités anfractueuses, communiquant entre elles par des fistules multiples, et présentant plusieurs ouvertures de communication avec les bronches ulcérées

Le nombre des cavernules ou des cavernes est indéterminé, le plus souvent; Laennec et M. Louis en ont cependant observé qui étaient uniques. Il n'est pas rare, quand on examine un grand nombre de phthisiques, de constater de ces cas. — Mais cela n'entraîne pas la nécessité d'un seul tubercule ou d'une masse tuberculeuse unique ; on trouve, en effet, la caverne entourée de tubercules crus et de tubercules miliaires.

Le plus souvent, il en existe un certain nombre dont les dimensions varient d'un grain de millet à celles d'un œuf, ainsi que nous l'avons déjà dit.

Les parois sont constituées par le tissu pulmonaire condensé et atrophié. L'étude de cette transformation des éléments constitutifs du poumon mérite une attention toute particulière, en raison du peu de cas que les auteurs en ont fait. Revenons un instant sur les opinions qui ont eu cours dans la science sur l'origine de la matière tuberculeuse. — Laennec croyait au développement du tubercule dans le tissu intersticiel du parenchyme pulmonaire, et il admettait la destruction des capillaires sanguins et des radicules bronchiques ; de là à l'écartement progressif des tissus, il n'y avait que la conclusion à tirer ; Laennec ne l'a pas fait. M. Louis objectait avec raison que l'observation faisait conclure à l'infiltration du poumon par la matière grise demi-transparente, et qu'il y avait tout lieu de croire à l'altération du tissu pulmonaire, par suite de cette infiltration.

Le tissu pulmonaire est, en effet, pressé, englobé dans les masses tuberculeuses, et, plus tard, quand le tubercule se ramollit, il participe à la destruction qui en est la conséquence. Mort, pour ainsi dire, par cessation des fonctions respiratoires, il subit les transformations du tubercule lui-même.

C'est l'altération de ce tissu pulmonaire qui avait, sans nul doute, fait croire à M. Cruveilher que la tuberculisation était le produit de l'inflammation, et qui avait entraîné l'opinion de M. Andral.

Mais, à cela, on peut répondre que le tubercule se ramollit avant tous les autres tissus, et que l'altération du tissu pulmonaire est consécutive à celle de la matière morbide.

La paroi interne du tubercule est formée, avons-nous dit, par le parenchyme pulmonaire condensé, refoulé vers la circonférence; elle est inégale et anfractueuse; des colonnes minces de tissu pulmonaire, partant d'un point de la circonférence, et traversant l'excavation remplie de liquide, s'attachent à un point opposé; d'autres brides semblent rompues, et baignent dans ce liquide; elles présentent, dit Laennec, une grande ressemblance avec les colonnes charnues des ventricules du cœur.

C'était là ce que Bayle avait pris pour des vaisseaux qui restaient étrangers à l'altération subie par le parenchyme pulmonaire; en généralisant une observation réelle, Bayle avait été trop loin, et Laennec, en soutenant que ces brides n'étaient que des débris de matière pulmonaire, était aussi trop absolu. M. Louis a démontré sur cinq sujets la valeur de l'observation de Bayle, et plus tard, MM. Andral et Tonnellé, ont apporté à M. Louis le résultat de leur observation personnelle.

Nous avons pu nous convaincre de cette vérité, et c'est une des preuves les plus évidentes que le tissu pulmonaire subit une altération, par suite du ramollissement de la matière tuberculeuse, et que certains vaisseaux n'y échappent que par l'épaisseur de leur tissu.

Le plus généralement, on trouve les parois de la caverne anfractueuses, et conservant ces débris de brides ou de vaisseaux dont nous venons de parler; mais parfois aussi, cette surface est lisse et comme tapissée d'une fausse membrane. Le tissu pulmonaire, condensé à la périphérie, est induré, grisâtre et infiltré de matière grise demi-transparente, de mélanose ou de tubercules crus. Laennec avait observé quelquefois cette disposition lisse, mais elle se présente rarement à l'observation.

Il y a, sur ce point, plusieurs remarques très importantes à faire : 1° la paroi peut être formée par le tissu pulmonaire induré, refoulé, et atteint d'inflammation chronique; 2° les tubercules crus, l'infiltration grise demi-transparente, tapissent les parois de la caverne, et n'ont pas encore subi le ramollissement qui a précédé l'élimination de la matière tuberculeuse; 3° les parois peuvent être fournies par une fausse membrane, résultant d'une inflammation du tissu pulmonaire ambiant et donnant aux tissus l'aspect d'une enveloppe semblable à celle qui constitue les kystes; ce dernier cas est fort rare.

Période dite de réparation, de cicatrisation.

Aucune question n'a soulevé l'attention des pathologistes comme celle qui va nous occuper actuellement; elle est directement liée à la curabilité de la diathèse tuberculeuse; tantôt pleine d'espérance, elle a soulevé l'enthousiasme de certains auteurs, au point d'en faire des apôtres exclusifs de la curabilité de la phthisie; tantôt, après un succès de quelques mois, de quelques années, d'autres auteurs voyaient leur échafaudage crouler, et la maladie reprendre son empire avec une effrayante rapidité.

La lutte existe, sur ce point, entre l'homme de l'art adonné à une observation sans relâche et la maladie, qui, par mille points divers, ronge, si on ne craint pas d'employer cette expression, un organisme entier, en attaquant le centre de la revivification du sang.

Quand on arrive à cette troisième période de l'excavation par évacuation de la substance pulmonaire ramollie, il semble que le travail de dégénérescence, se propageant dans tous les points occupés par la matière tuberculeuse, doive entraîner à la longue l'organe tout entier.

Cette erreur, accréditée dans les classes peu éclairées, a jeté de telles racines dans les esprits, qu'il serait vain de songer à l'en arracher. Le médecin appelé pour donner des soins au malade affecté de tuberculisation est obligé, le plus souvent, de voiler sa pensée, pour ne pas jeter l'effroi dans l'esprit du malade et la consternation dans une famille entière. Il faut donc qu'il s'attache à bien caractériser la période à laquelle il peut rattacher son premier examen ; il faut aussi qu'il connaisse bien les divers modes de réparation que l'art et la nature peuvent employer, afin de faire converger à ce but toutes les forces vives que le malade peut encore avoir à sa disposition.

Le foyer d'excavation peut être, avons-nous dit, de diverses grandeurs, de diverses formes ; tantôt petit comme une lentille ou un pois, tantôt grand comme une aveline, comme une amande ou un œuf de poule ; on comprendra sans peine que la marche de la maladie est subordonnée à la grandeur du foyer tout autant qu'au nombre des tubercules.

Petite, l'excavation se retire, les parois se rapprochent par suite de l'agrandissement des vésicules pulmonaires restées perméables, et si une heureuse influence thérapeutique vient à surgir, on voit ces parois se coller l'une à l'autre, et la cicatrisation s'accomplir comme s'il s'agissait d'une plaie produite par l'instrument tranchant. Si, au contraire, la caverne a pris des dimensions considérables, que les désordres soient plus profonds, que les parois irrégulières présentent ces brides dont nous avons parlé, ces débris de vaisseaux oblitérés, ces anfractuosités qui dépendent de la communication de plusieurs foyers entre eux, on verra la cicatrisation se faire lentement, les parois rester à une distance considérable l'une de l'autre, et souvent la maladie continuer ses ravages jusqu'à ce qu'un vaisseau rompu devienne la source d'une hémorrhagie mortelle.

Laennec croyait fermement à la curabilité de la phthisie pulmonaire par cicatrisation des parois; il disait, avec une foi qui l'a suivi jusqu'au dernier moment, que l'on n'était jamais plus près de la guérison, qu'au moment où une caverne était complètement vide. Cette parole est évidemment une arme à deux tranchants, et l'une des interprétations, la plus favorable, à coup sûr, est celle d'une cicatrisation possible. Mais aussi, combien d'hémorrhagies foudroyantes sont venues jeter un doute sur cette parole consolante.

Un jeune auteur, dont la science porte encore le deuil parce qu'il avait consacré toutes ses forces à son service, Rogée, admet quatre espèces de cicatrices : 1° cicatrices avec persistance de la cavité; 2° cicatrices avec matière crétacée, renfermée dans la cavité; 3° cicatrices fibro-cartilagineuses; 4° cicatrices celluleuses ([1]).

M. Boudet admet cinq modes de guérison différents, qui sont : 1° séquestration; 2° induration; 3° transformation en matière noire pulmonaire; 4° absorption; 5° élimination ([2]).

Les modes de guérison indiqués par ces deux auteurs, ne s'accordent nullement. Nous avons une préférence marquée pour celle de Rogée, sans toutefois la trouver suffisante. — D'un côté, M. Boudet parle de l'induration, sans indiquer de

---

([1]) *Essai sur la Curabilité de la Phthisie pulmonaire.* (*Arch. gén. de Méd.*, 3e série, t. V, p. 289; 1839.

([2]) *Rech. sur la Guérison natur. ou spont. de la Phthisie pulm.* p. 8, thèse n° 35; mars 1843.

quelle induration il sagit; et de l'autre, Rogée ne s'est nul-
lument occupé de la transformation en matière mélanique,
ou plutôt de l'influence presque heureuse que cette matière
semble apporter dans l'évolution des tubercules pulmonaires.

Nous allons donc étudier ces divers modes de cicatrisation, d'après la description donnée par Rogée, en y ratta-
chant les explications qu'avaient fournies Laennec, MM. Andral, Louis et Cruveilher.

Toute cavité formée par l'évacuation complète de la matière
tuberculeuse ramollie, est tapissée par une fausse membrane
plus ou moins épaisse, qui est produite par un épanchement
de sérosité plastique, fournie par ces parois elles-mêmes.
N'oublions pas que la caverne est toujours formée aux dépens
de la substance pulmonaire, dont une portion dégénérée a
été comme énucléée par la maladie, et rejetée par les
bronches.

Pour qu'une cicatrisation convenable ait lieu, il faut donc
supposer que l'évacuation sera complète, et que la fausse
membrane pourra librement se former dans ce milieu; nous
avons dit combien était rare cette forme.

La cicatrisation avec persistance de la cavité, ou la cicatrisation fistuleuse de Laennec, peut avoir lieu de trois
manières différentes : 1° ou bien une fausse membrane
mince, comme muqueuse, se déchirant sans difficulté, tapisse
les parois, et tout en protégeant les vaisseaux et les vésicules
pulmonaires environnantes, n'empêche ni l'élasticité de ces
parois ni un écoulement de sérosité dans l'intérieur de la
caverne; 2° ou bien cette muqueuse se transforme elle-même
en une membrane plus ferme, fibreuse, difficile à déchirer
et adhérant intimement avec les tissus ambiants ; 3° ou bien
encore, la membrane est dure, fibro-cartilagineuse, orga-

nisée, dure au scalpel, et projetant çà et là dans les tissus environnants, des ramifications solides.

M. Andral a donné la description d'une fausse membrane double. La plus extérieure était cartilagineuse, ayant plusieurs lignes d'épaisseur, et la membrane intérieure était mince et fine. La membrane est le plus souvent unique, quelle soit cartilagineuse, fibreuse ou muqueuse.

Laennec, dans cinq observations, rapporte la description complète des parois d'une caverne. Rogée en a cité des cas très remarquables, ainsi que M. Andral.

Les phénomènes ne se passent pas toujours avec la même régularité, et souvent il arrive que la cavité intérieure, véritable kyste dans le cas de double membrane cité par M. Andral, est incomplète, ou est parsemée de concrétions osseuses ou calcaires, ainsi que M. Cruveilher l'a démontré dans sa fameuse thèse de l'agrégation (*An omnis Pulmonum exulceratio vel etiam excavatio insanabilis*. 1823). Bayle et Laennec avaient aussi porté leur attention sur ce point, et en avaient cité plusieurs observations.

Lorsqu'un organe est blessé, il se forme, sur les bords de la partie lésée, une exsudation de lymphe plastique qui laisse déposer de la fibrine organisable. Cette fibrine est le trait d'union entre deux points rapprochés de l'organisme, momentanément séparés par une section. N'y a-t-il point, dans la formation de la membrane fibreuse des cavernes, une analogie de formation avec celles dont nous venons de parler?

Lorsqu'une pleurésie aiguë amène un épanchement de sérosité entre les plèvres pulmonaire et costale, il se forme, aux dépens de la fibrine en dissolution dans le sérum, des fausses membranes que l'on peut facilement apercevoir à l'autopsie des individus morts longtemps après la maladie.

Elles subissent tous les degrés de transformation, depuis la consistance d'une muqueuse, jusqu'à celle d'une membrane fibreuse dont les frottements, perçus à l'auscultation, révèlent l'existence.

Nous croyons pouvoir comparer l'état du parenchyme pulmonaire à l'état d'évacuation, à celui des tissus de l'organisme atteints d'inflammation ; l'exsudation y devient beaucoup plus active, et souvent l'inflammation s'en empare. Le travail de formation des fausses membranes est donc étranger à la diathèse tuberculeuse, et vient d'une tout autre source pathologique; c'est encore à la fibrine tenue en dissolution dans la sérosité qu'est due leur formation.

Le tissu pulmonaire qui entoure la fausse membrane est le plus ordinairement intact; il crépite comme un organe sain, mais, bien souvent aussi, on le trouve induré et infiltré de matière mélanique; Laennec a admirablement décrit cette disposition du tissu pulmonaire.

Autour de l'excavation, on trouve, le plus souvent, le parenchyme pulmonaire infiltré de matière tuberculeuse, tantôt à l'état de granulation grise, tantôt à l'état de granulation jaune; bien souvent, à travers la membrane musqueuse ou fibreuse dont nous avons parlé, on sent, à l'aide du toucher, des rugosités et comme des granulations faisant saillie. Les rugosités indiquent la présence de concrétions calcaires sousjacentes.

L'un des points les plus curieux de cette étude, c'est le rôle que les bronches jouent dans la cicatrisation des cavités formées par l'évacuation de la matière tuberculeuse; tantôt les tuyaux bronchiques se rendent dans le foyer d'excavation et s'y trouvent béants et facilitant l'introduction libre de l'air ; tantôt, au contraire, ils sont oblitérés et se confondent avec la paroi lisse de la caverne. — Ils peuvent être considérablement dilatés, soit par suite des efforts que la toux a provoqués, soit encore parce qu'elles ont servi de réservoir à une certaine quantité de mucosités pendant l'expectoration.

Laennec a décrit un mode de cicatrisation qui rentre dans ceux dont nous avons donné la description : c'est la cicatrisation par rayons concentriques. On conçoit parfaitement que la caverne étant irrégulière, et la fibrine exsudée s'organisant sur divers points, on observe une espèce de rayonnement des points les plus éloignés vers la cicatrice linéaire centrale. C'est principalement vers la partie supérieure externe et postérieure que nous avons trouvé, ainsi que Laennec l'avait fait, de semblables cicatrices; on peut encore les observer dans le parenchyme pulmonaire lui-même.

Nous ne saurions trop insister sur cette disposition, dont un auteur, M. Fournet, a contesté l'origine; partisan absolu de la curabilité de la phthisie au premier degré, M. Fournet a consacré de longues pages à réfuter l'opinion de Laennec. Beaucoup plus théorique dans ses idées que l'illustre auteur de l'*Auscultation,* M. Fournet n'a pas trouvé des partisans nombreux. Nous aurons occasion de revenir sur la question de curabilité de la phthisie et sur les idées émises par M. Fournet; présentement, nous croyons devoir nous occuper uniquement du point anatomo-pathologique indiqué par Laennec, et qui, à notre avis, constitue un véritable mode de guérison, le plus heureux peut-être, sinon le plus fréquent.

M. Andral, dont l'autorité peut être placée à côté de celle de Laennec, et qui, pour s'être borné au simple rôle d'annotateur de son émule et de son ami, n'en a acquis que plus de gloire aux yeux de tous les praticiens sérieux, a cité des observations extrêmement curieuses de ce mode de guérison. — Il a, dans certains cas, trouvé la cicatrice fibro-cartilagineuse traversée par de grosses bronches.

Comment cette observation peut-elle trouver son explication dans l'hypothèse de M. Fournet? Cet auteur admet que toutes les cicatrices observées dans les poumons sont le résultat de pleurésies partielles, simples, ou provoquées par les tubercules sousjacents.

La phthisie, d'après M. Fournet, ne guérit qu'à sa première période, et toutes les observations recueillies par Laennec, MM. Andral, Louis, Cruveilher, peuvent, au gré de son esprit théorique, être ramenées à la première période de la phthisie, dont la guérison seule est possible.

En admettant, comme je le fais, l'existence de la cicatrisation fibro-cartilagineuse du tissu pulmonaire, je dois mentionner la cicatrisation celluleuse que Laennec avait décrite et observée, et que M. Andral a particulièrement étudiée.

Si on observe les poumons des vieillards, on trouve, vers la partie supérieure, des cicatrices quelquefois nombreuses et à tous les degrés d'évolution; les unes sont peu fermes, peu développées, ont un aspect blanc-grisâtre, et ne présentent point à la section la même résistance que les cicatrices fibro-cartilagineuses. Si on les soumet au champ du microscope, il sera facile de voir que ce sont là les mêmes éléments qu'on rencontre dans le tissu cicatriciel, quel que soit le point de l'organisme où on le prenne. Quel que soit le degré d'évolution du tissu cicatriciel, on doit l'examiner au microscope, afin de savoir au juste à quels éléments histologiques on a à faire, et afin de ne pas confondre avec d'autres altérations qui pourraient présenter à l'œil nu le même aspect.

Cicatrisation par dépôt de matières crétacées.

Lorsqu'on soumet un poumon atteint de phthisie pulmonaire à une coupe profonde, on rencontre souvent une résistance qui ne peut être comparée qu'à celle qu'offrirait une pierre enchâssée dans le tissu pulmonaire. Si on presse fortement, la substance cède, et le scalpel la divise en deux parties assez nettes. Lorsqu'après avoir renversé le poumon ainsi divisé, on examine attentivement la matière qui constituait l'obstacle, on la trouve constituée de la façon suivante :

Elle est blanchâtre, quelquefois grise, ayant l'aspect d'un morceau de plâtre ou de craie; d'un volume très variable, depuis un grain de chénevis jusqu'à celui d'une noix.

La forme en est également arrondie, comme celle de la granulation, qui a servi, pour ainsi dire, de moule. Quand la matière se présente sous un volume assez considérable, on n'y trouve plus la même régularité, parce que ce n'est plus une masse formée de toutes pièces, mais une agglomération de granulations, absolument semblable à celle qui constitue les masses tuberculeuses dont nous avons parlé.

Au toucher, la matière crétacée offre plusieurs degrés de résistance; d'abord, celle du fromage mou; quand on la presse entre les doigts, elle s'écrase, et ce n'est qu'après avoir longtemps roulé cette matière, qu'on observe la sensation de très petits grains de sable.

Un second degré, c'est une consistance un peu plus grande, une sensation de gros grains de millet roulant sous la pulpe des doigts. Enfin, la consistance est parfois telle, que la masse toute entière est semblable à un morceau de craie dure dont on ne peut séparer aucune des parties qu'à l'aide de l'instrument tranchant.

D'après la description que nous venons de donner, on comprendra sans peine que cette substance résistante n'est autre chose que le tubercule à toutes ses périodes et sous toutes ses formes, transformé en matière crétacée, ou plutôt infiltré d'une matière qui change par degrés de consistance.

M. Boudet a étudié avec beaucoup d'attention la matière crétacée à toutes ses périodes d'apparition; il a été frappé de ce fait : que l'évolution semblait suivre la marche de la granulation elle-même, c'est-à-dire que le premier point blanc, qui indiquait l'apparition de la matière crétacée, se montrait au centre, et rayonnait, de là, vers la circonférence.

Il est curieux de voir le tubercule, ainsi envahi, se contracter sur lui-même, et, avec les progrès de cette pétrification, un retrait considérable avoir lieu, même dans le tissu pulmonaire environnant.

Si on examine un tubercule ainsi transformé, après l'avoir préalablement soumis à une coupe longitudinale, on observe, vers la périphérie, une enveloppe plus ou moins épaisse qui sépare le tubercule crétacé du tissu pulmonaire; ce tissu d'enveloppe offre les mêmes caractères physiques et histologiques que le tissu de cicatrisation dont nous avons parlé; il est tantôt celluleux, tantôt fibreux et tantôt fibro-cartilagineux. — Abstraction faite de la matière tuberculeuse crétacée que renferment les tubercules, on rencontre la même physionomie que nous avons signalée aux parois des cavernes.

Autour de la matière crétacée ainsi renfermée dans un kyste, on observe du tissu pulmonaire sain, des granulations dans toutes les formes, et des tubercules de toutes les pé-

riodes d'évolution , sans que le tubercule en soit sensiblement influencé dans sa marche.

Soumis à l'analyse chimique, le tubercule crétacé a donné
à M. Félix Boudet les résultats suivants :

Sels solubles	0,701
Résidu.	0,295
	0,996

Le résidu étant formé principalement de phosphate de
chaux, un peu de carbonate de chaux, de la silice et de l'oxide
de fer.

La partie soluble était à base de soude et de potasse :

Chlorure de sodium	0,280,89
Phosphate de soude.	0,282,90
Sulfate de soude.	0,137,00
	0,700,79

Ainsi que le fait observer M. Félix Boudet dans son remarquable travail, on a peine à comprendre que les matières
solubles, comme le chlorure de sodium, le sulfate de soude,
puissent rester à l'état de concrétion dans l'organisme.

Si on fait calciner une certaine quantité de matière tuberculeuse crue et, en même temps, de la matière crétacée,
on constate, dans les résidus de la calcination, c'est-à-dire
dans les cendres, un rapport important. On trouve, dans le
résidu des tubercules crus, 0,520 de sels solubles (chlorure
de sodium, phosphate et sulfate de soude), et 0,480 de phosphate associé au carbonate de chaux et à quelques traces de
silice et d'oxide de fer.

Les cendres de matière tuberculeuse prise dans les ganglions bronchiques donnent comme proportion des parties
solubles, 0,542 et 0,458 de parties insolubles.

Il résulte de ces analyses, que la matière tuberculeuse est

partout identique à elle-même, et que son génie morbide se manifeste partout avec la même intensité. Nous avons eu l'occasion de faire quelques analyses de tubercules pris dans les ganglions mésentériques, nos chiffres ont sensiblement coïncidé avec ceux que M. F. Boudet fournit dans son mémoire.

Cependant, nous n'hésitons pas à appeler l'attention des praticiens sur ce point important; à notre avis, la partie analytique a été fort négligée, et nous ne pouvons, malheureusement, nous appuyer que sur des faits très contestables encore.

Les auteurs du Traité de Pathologie de l'enfance admettent que le tubercule pétrifié, selon leur expression, se dessèche, et que la résorption des parties liquides de la matière tuberculeuse conduit à la matière crétacée.

N'est-il pas plus vrai de penser que la tendance de cette matière tuberculeuse à se pétrifier provient de l'assimilation qu'elle fait des éléments salins, qui entrent en proportions considérables dans le tubercule? — Le retrait que l'on a cru observer dans le tubercule, ainsi en voie de transformation, n'est-il pas dû au point d'arrêt que la présence de la matière crétacée apporte dans la circulation de la sérosité?

N'y observerait-on que les phénomènes d'endosmose et d'exosmose, du moment où la matière saline prédomine, il faut supposer que ces phénomènes cessent, et que la granulation ou le tubercule ne font plus de progrès, mais, au contraire, s'amoindrissent par défaut de sérosité.

L'examen microscopique donne une raison puissante à l'opinion que nous soutenons. On aperçoit, sous le champ de l'instrument, un nombre très considérable de granulations salines et une diminution proportionnelle des éléments albumineux et graisseux. — Souvent, au lieu de globules de graisse abondants et d'un volume considérable, on n'aperçoit que quelques rares éléments et des cristaux nombreux de cholestérine, preuve évidente que c'èst en vertu d'une propriété spéciale de la matière tuberculeuse elle-même, et non par un dessèchement quelconque, que s'opère ce travail d'organisation.

Quoi qu'il en soit des opinions émises sur la genèse de la matière crétacée, et de celle que nous-avançons sur ce sujet, la transformation crétacée est un mode de guérison très important, et dont la valeur peut être mise en première ligne, même avant celle qui a lieu par cicatrisation fibro-cartilagineuse.

M. Andral a observé des cas assez nombreux, où la transformation du tubercule crétacé se faisait pendant la première période; lorsque nous discuterons la question relative à la curabilité de la phthisie, nous aurons occasion de citer les observations de l'éminent professeur.

Nous ne pouvons passer sous silence un mode de guérison que M. F. Boudet admet comme fréquent : c'est la séquestration. — Cette heureuse terminaison se fait par le développement, autour du tubercule cru, d'une membrane d'enveloppe, qui servirait de kyste à la matière tuberculeuse, et l'isolerait des tissus environnants. Il se passerait ici le même phénomène que dans les cas où une caverne se cicatrise par formation d'une membrane périphérique celluleuse fibro-cartilagineuse.

Que devient la matière tuberculeuse ainsi séquestrée? M. F. Boudet prétend que l'isolement de la matière tuberculeuse ainsi effectué, est une garantie suffisante pour la guérison future; ou bien, on voit la marche arrêtée, et la masse tuberculeuse rester stationnaire; ou bien, le tubercule changer de forme, s'aplatir, s'allonger; c'est à ces diverses formes que M. Boudet attribue la résorption de la matière tuberculeuse par l'économie. La marche indiquée par M. Boudet serait par trop heureuse, si on pouvait s'en tenir à cette hypothèse ; mais il n'en est pas malheureusement ainsi ; l'observation ne donne pas suffisamment raison à ces vues théoriques. La résorption de la matière tuberculeuse rentrerait dans la dessiccation signalée par les auteurs, qui admettent que telle est l'origine de la tuberculisation crétacée. Si la matière crétacée n'est autre chose que le dessèchement d'une masse tuberculeuse, ainsi que l'admettent MM. Rilliet et Barthez, et les auteurs du *Compendium*, la séquestration et la résorption, décrites par M. Boudet, ne sont pas autre chose. Nous croyons que les choses ne se passent point ainsi, et, ainsi que nous l'avons dit, que la matière crétacée est un mode d'envahissement particulier, où les matériaux calcaires se trouvent en excès.

ALTÉRATION DES ÉLÉMENTS ORGANIQUES QUI CONSTITUENT LE TISSU PULMONAIRE.

Les altérations qui envahissent le tissu pulmonaire, et qui dépendent de la présence de la matière tuberculeuse dans les organes de la respiration, ont été en partie décrites dans l'étude que j'ai faite des transformations opérées par la diathèse tuberculeuse. Il me semble néanmoins très opportun de revenir sur ce point intéressant, et de voir ce que deviennent successivement les éléments anatomiques primordiaux, par suite des altérations qui ont été décrites.

Si j'ai particulièrement insisté sur l'étude normale des organes de la respiration, c'était afin de bien faire comprendre les tristes effets que produit la présence d'une matière étrangère à l'organisme, d'un élément morbide, concourant par des transformations successives, à une altération plus générale, et, pour nous servir d'une expression ancienne, amenant progressivement la consomption de l'individu.

Il existe, dans les poumons des phthisiques, des altérations qui se rencontrent également dans des poumons non tuberculeux ; je veux parler des taches noires que l'on observe quelquefois en si grand nombre chez les vieillards et chez les individus qui exercent des professions qui les soumettent au contact de matières charbonneuses.

Dans la description si claire, si précise que Laennec a donnée des altérations qui peuvent se rencontrer dans les organes de la respiration, il a longuement insisté sur la mélanose, nom donné à cette maladie qu'il range volontiers parmi les variétés de cancer qui envahissent l'économie. Il ne s'agit pas, présentement, de savoir quelles altérations peuvent envahir les poumons, mais quel est le sort des parties saines qui doivent servir à l'hématose générale.

Les poumons, avons-nous dit dans les préliminaires qui sont placées au commencement de cet ouvrage, sont formés par trois ordres d'éléments importants à divers points de vue.

De vaisseaux aériens ou de bronches, avec toutes leurs ramifications ultimes, et de vaisseaux sanguins, artères et veines pulmonaires, s'irradiant par mille points autour des vaisseaux aériens, et pénétrant par mille voies les vésicules pulmonaires elles-mêmes, dont l'existence ne peut être mise en doute, et dont la réunion donne à l'œil nu l'idée d'une chair particulière, différant de poids et de densité avec la chair musculaire des autres parties du corps.

L'harmonie la plus parfaite doit donc exister entre ces trois ordres d'éléments, pour que la fonction qui leur est dévolue s'accomplisse parfaitement ; mais, qu'un corps étranger vienne s'interposer entre ces diverses parties, qu'il

se manifeste une stase quelconque dans ce foyer de circulation, et l'organisme tout entier paraîtra souffrant. Que
sera-ce donc, lorsque, par mille points divers, cette matière
étangère s'infiltrera dans les mailles du tissu pulmonaire,
et rendra, par sa présence, une partie plus ou moins considérable des poumons incapable de fonctionner ?

Si la moindre lésion, faite à l'aide d'un instrument tranchant ou contondant, dans les tissus de nos organes, donne
lieu à des hémorrhagies souvent funestes, que penser de
cette érosion progressive , qui s'accomplit dans un milieu
composé, en majeure partie, de vaisseaux sanguins?

Cette question doit donc préoccuper, à bon droit, les
pathologistes.

Nous savons que dans le cas où une collection liquide se
forme dans la plèvre, le poumon, refoulé dans un coin de
la cavité thoracique, ne peut fonctionner qu'imparfaitement,
quelquefois point du tout, comme dans les cas où la thora-
centhèse est jugée indispensable.

L'ordre de phénomènes qui se produit ici n'est pas le
même que celui que nous avons signalé dans les premiers
chapitres de ce livre. Si la respiration ne se fait que sur une
petite échelle, les accidents asphyxiques sont subordonnés
à la quantité de sérosité accumulée; la fièvre peut être de
médiocre intensité, et l'on voit des malades qui s'affaissent
lentement, sans que rien puisse les avertir qu'ils couvent une
maladie mortelle. En un mot, l'intensité du mal n'est pas en
rapport avec la gravité des symptômes. Dans la tuberculisation, au contraire, les poumons deviennent le siège d'une
altération très restreinte, quelquefois bornée à l'étendue
d'une amande, et dès lors, on voit l'économie toute entière
en proie à une inquiétude, à des désordres qui troublent
'existence entière de l'individu, et qui lui impriment ce fatal

aspect que **M. Andral** a signalé, et qui lui fait souvent porter à distance un si fâcheux pronostic.

Dès l'instant qu'apparaît, dans les poumons, une production tuberculeuse, c'est autour d'elle que se passent les phénomènes de la respiration; les vésicules envahies ou refoulées ne jouissent plus de la même force d'expansion, ne reçoivent plus la quantité d'air pur introduite par les bronches, et l'oxigénation ne se fait plus que très irrégulièrement.

Supposons une infiltration tuberculeuse générale, le phénomène que nous venons de signaler sur un point circonscrit, se produit sur une grande échelle; toute la différence réside dans le plus ou moins de matière tuberculeuse développée.

Les vésicules pulmonaires, ainsi refoulées, ne prenant plus part à la circulation, s'atrophient, s'accolent, pour ainsi dire, les unes aux autres, et, dans cette compression qui a lieu de la granulation vers la périphérie de l'organe, il se fait nécessairement une transsudation séreuse, absolument comme dans les cas nombreux où, par suite d'un obstacle à la circulation générale, il se forme un œdème général ou partiel.

Les vaisseaux sanguins, subissant cette compression, s'oblitèrent; les parois s'accolent l'une à l'autre, la circulation cesse complètement, soit que la matière tuberculeuse englobe les vaisseaux, soit qu'elle les comprime en deux masses tuberculeuses juxtà-posées.

Bayle avait, ainsi que je l'ai déjà dit, signalé dans les masses tuberculeuses les vaisseaux oblitérés; Laennec a discuté l'opinion de Bayle, et, sur ce point d'anatomie pathologique, il est très explicite.

« Il semble, dit-il, que la matière tuberculeuse, en se dé-
« veloppant, écarte et déjette les vaisseaux sanguins, car on

« en trouve souvent de très gros, rampant le long des parois
« des cavernes et en faisant immédiatement partie. Ces
« vaisseaux sont ordinairement aplatis; il est rare qu'ils
« soient oblitérés; mais celles de leurs ramifications qui se
« dirigent vers l'excavation ou vers des masses tubercu-
« leuses, le sont évidemment, et en injectant avec précau-
« tion un liquide coloré dans ces vaisseaux, on ne le fait
« point pénétrer dans l'excavation. »

La gravité que Bayle avait accordée à la présence des
vaisseaux dans les masses tuberculeuses, diminue donc par
la pensée consolante que les vaisseaux sont déjà oblitérés
avant que le ramollissement de la matière tuberculeuse ait
lieu, avant que se désagrège cette masse tuberculeuse que
doit remplacer une caverne. M. Louis s'est assuré que l'opinion de Laennec, sur l'oblitération des vaisseaux, était très
exacte.

Schrœder van der Kolh a poursuivi cette étude avec un
rare bonheur d'observation.

Les injections, qu'il a poussées avec le plus grand soin,
n'ont jamais pénétré dans le tubercule, et c'est à peine si
quelques vaisseaux, placés entre les masses tuberculeuses,
permettent une circulation incomplète. — Quand le poumon
est infiltré de tubercules sur une vaste échelle, l'oblitération
s'étend à certaines branches assez considérables des artères
et des veines pulmonaires. Schrœder attribue l'oblitération
à une sécrétion de lymphe plastique, suite d'un état inflammatoire, qui se communiquerait des petits vaisseaux sanguins
aux grands.

Nous avons parlé de l'exsudation séro-fibrineuse, qui se
fait à travers les vaisseaux dans lesquels a lieu la stase du
sang et que comprime la matière tuberculeuse; c'est entre
ces deux opinions que se trouve la vérité; mais il n'est pas

donné à l'œil, même armé du microscope, de saisir la véritable interprétation du phénomène.

Certains auteurs ont prétendu que la matière tuberculeuse pénétrait les vaisseaux, comme le fait la matière cancéreuse. Cette opinion a pour elle l'observation journalière, qui démontre l'envahissement successif des tissus que le tubercule a englobés; partout on retrouve les éléments carastéristiques, et lorsque le ramollissement s'opère, les parties qui pourraient offrir une certaine résistance, comme les vaisseaux, les bronches, se trouvent transformées.

« Les ramifications bronchiques, dit Laennec, paraissent
« être, ordinairement, plutôt enveloppées qu'écartées par
« la matière tuberculeuse, et il paraît aussi que la com-
« pression qu'elles en éprouvent les détruit promptement,
« car on ne distingue presque jamais de bronches dans les
« masses tuberculeuses, et cependant il est très rare de
« trouver une excavation, même très petite, dans laquelle
« ne viennent ouvrir un ou plusieurs tuyaux bronchiques
« de différents diamètres, et dans une direction telle, qu'il
« est évident que leurs tubes se prolongeaient primitivement
« à travers la matière tuberculeuse. Presque jamais ces
« tuyaux ne sont ouverts par le côté; ils sont coupés net au
« niveau des parois de l'excavation. »

Il n'y a rien à ajouter à cette description; elle complète le tableau des divers états pathologiques du tissu pulmonaire, pendant les diverses périodes d'évolution du tubercule.

Il ne faut cependant pas croire que la matière tuberculeuse, en englobant les vaisseaux et en les oblitérant, pénètre dans la circulation pour infecter l'économie, comme certains auteurs ont avancé que cela avait lieu pour le cancer. La diathèse tuberculeuse ou cancéreuse est un état primitif et non secondaire.

Nous ne pouvons laisser passer inaperçu le développement d'une circulation nouvelle, observée par Schrœder van
der Kolh, et que les beaux travaux de M. le professeur Nat.
Guillot ont mise hors de doute.

Dès le début de ce travail, j'ai fait la part des auteurs qui
croient à une organisation rudimentaire du tubercule; les
deux auteurs dont je vais analyser les travaux croyaient, très
probablement, à une organisation plus complète, puisqu'ils
admettent une circulation véritable dans les masses tuberculeuses.

Schrœder, après avoir constaté l'oblitération des vaisseaux
pulmonaires autour des tubercules, admettait l'existence
d'une nouvelle circulation; d'après cet auteur, des vaisseaux,
continuation de l'artère pulmonaire, se developpent, qui,
au lieu de s'aboucher avec les veines pulmonaires, se ren-
draient dans les veines intercostales, et le sang, après avoir
traversé la veine pulmonaire et l'artère intercostale, reviendrait dans les veines pulmonaires. — Comme le font très
bien observer les auteurs du *Compendium*, une pareille
marche implique une adhérence du poumon à la plèvre
costale.

M. Nat. Guillot a observé le même travail circulatoire;
mais au lieu de faire aboucher les vaisseaux avec les extrémités de l'artère pulmonaire, il admet qu'ils vont se rendre
dans les artères bronchiques.

Il a vu, dans les cas d'adhérence du poumon à la plèvre
costale, les vaisseaux s'abouchant avec les artères intercostales et médiastines.

Schrœder avait pour but de démontrer que cette circulation supplémentaire, développée autour des tubercules,
remplaçait la part de circulation perdue par les poumons.
Mais M. Nat. Guillot a démontré d'une manière irrécusable

que ces vaisseaux, nouvellement formés, ne pouvaient servir à l'hématose.

Les altérations que présentent les éléments anatomiques des poumons nous paraissent suffisamment décrites; il n'en est pas de même des divers états pathologiques que la présence des tubercules fait subir à ces divers éléments.

On conçoit facilement que la gêne circulatoire soit portée à ce point, que l'exsudation à travers les parois des vaisseaux capillaires se produise sur une assez grande étendue. Les phénomènes qui se produisent alors sont ceux d'une espèce d'imbibition du tissu pulmonaire, par une sérosité moins riche que le sérum du sang, mais qui renferme les mêmes éléments, et qui représente, en chiffre de parties solides, la différence du sérum normal à la sérosité infiltrée.

Les vésicules pulmonaires ne sont donc plus perméables; mais gorgées par cette sérosité, elles ne reçoivent plus l'air nécessaire à la révivification du sang, de sorte que le poumon œdématié ne sert à la respiration que par des points très circonscrits. Quand on coupe par tranches le tissu pulmonaire, on voit ruisseler la sérosité, et si on le presse entre les doigts, on le trouve moins crépitant et beaucoup plus dense.

La présence de cette sérosité épanchée, explique parfaitement la dyspnée qui atteint si souvent les malades; d'un autre côté, on y trouve l'explication de l'appauvrissement progressif du sang.

Les auteurs ont signalé des cas nombreux de tuberculisation suraiguë, où l'asphysie a été la conséquence de cet œdème du poumon.

M. Louis a étudié d'une manière toute spéciale l'inflammation du parenchyme pulmonaire; sur 123 malades, il a trouvé le poumon hépatisé en rouge 18 fois. — Cet illustre observateur ayant constaté à peu près autant de cas d'hépatisation chez des malades qui avaient succombé à d'autres affections, a conclu que la présence des tubercules n'impliquait pas nécessairement une prédisposition à l'inflammation du tissu pulmonaire.

M. Andral ne partage point l'opinion trop absolue de M. Louis; il admet, d'une manière générale, que la présence des tubercules est une prédisposition à toutes les maladies inflammatoires qui peuvent envahir les poumons, et il a vu des malades être atteints, à diverses reprises, de pneumonies, dont la cause devait se rattacher à la présence des tubercules.

Les plèvres sont peut-être plus sous l'influence fâcheuse du développement de la matière tuberculeuse que le tissu pulmonaire lui-même; elles présentent à l'observation, soit des adhérences, suite de l'inflammation partielle qui les a atteintes, soit des plaques fibrineuses, soit enfin des tubercules à divers états d'évolution.

Dans tous les points où les tubercules sont rapprochés de la plèvre, où on les sent durs et grenus à travers celle-ci, il peut arriver deux choses : ou bien le frottement de la séreuse contre la paroi thoracique en détermine l'inflammation, ou bien, par suite du ramollissement, on la voit s'ulcérer, s'enflammer, et une pleurésie en être la conséquence.

La conséquence de ces pleurésies, qui se renouvellent souvent, sans emporter le malade, est consécutivement de créer des adhérences entre les feuillets des deux plèvres. — M. Louis a trouvé cette disposition, surtout vers la partie supérieure des poumons. — Ces adhérences sont tantôt lâches, tantôt très résistantes.

Nous avons déjà parlé de l'opinion émise par M. Fournet,

relativement aux cicatrices que l'on trouve dans les poumons, après la guérison des cavernes ; ces cicatrices sont,
d'après lui, le résultat d'un travail d'adhérence semblable
à celui qui se manifeste après la résorption du liquide
épanché dans la plèvre; nous ne reviendrons pas ici sur
cette opinion, qui n'a trouvé aucune adhésion dans la
science, et nous nous rangerons modestement derrière celles
qu'ont émis Laennec, MM. Andral et Louis, opinions que
notre propre observation nous a permis de reconnaître
essentiellement vraies.

Les fausses membranes qui réunissent entre eux les
feuillets de la plèvre, présentent différents degrés d'épaisseur
et sont bien souvent infiltrées de granulations grises et de
tubercules.

Nous avons signalé l'érosion que les granulations tuberculeuses produisent sur la plèvre; cette érosion peut être
portée assez loin pour la perforer entièrement, et pour déterminer une communication avec la cavité pleurale.— Cette
complication, à laquelle on a donné le nom de pneumo-
thorax, n'est pas rare, et elle implique un degré de gravité
de plus dans le pronostic de l'affection.

Je n'insisterai pas longuement sur ce sujet; il ne peut
entrer dans le plan de ce livre de décrire toute l'anatomie
pathologique des affections pulmonaires: ce serait reprendre
en sous-œuvre un travail que Laennec a si admirablement
accompli.

Fréquence de la tuberculisation dans les divers organes.

L'économie toute entière est sous l'influence du développement de la matière tuberculeuse, ainsi que nous l'avons
démontré plus haut. Nous croyons utile de compléter

l'examen anatomo-pathologique, par l'étude des lésions qui annoncent la manifestation de la maladie tuberculeuse dans les divers organes de l'économie.

En première ligne, se présente la question importante de savoir si la matière tuberculeuse se développe principalement dans les poumons, uniquement dans les poumons, et quelle est la fréquence relative de son apparition dans nos organes.

Dans notre plan, il n'entrait point de faire connaître la tuberculisation dans tous les organes ; mais il est impossible de passer sous silence la question si intéressante du plus ou moins de fréquence des tubercules dans l'économie.

D'après Laennec, l'ordre de fréquence serait le suivant :

Glandes bronchiques, médiastines, cervicales, mésentériques, ainsi que toutes les autres parties du corps. Le foie, la prostate, le péritoine, les plèvres, l'épididyme, le conduit déférent, les testicules, la rate, le cœur, la matrice, le cerveau et le cervelet, l'épaisseur des os du crâne, le corps des vertèbres, leurs ligaments, les côtes et les autres os, les muscles du mouvement volontaire.

Les résultats auxquels est arrivé M. Lombard, de Genève, sont plus importants que ceux de Laennec, au point de vue des chiffres sur lesquels il base sa statistique ; mais c'est principalement à l'ouvrage admirable de M. Louis que nous emprunterons un résumé succinct de cette question.

Une loi, que personne n'a démenti depuis les premières recherches de M. Louis, c'est que toutes les fois qu'on trouve des tubercules dans un organe, après l'âge de quinze ans, on en trouve aussi dans les poumons.

On peut n'en trouver qu'un seul ; il n'en reste pas moins constant que si l'on veut observer avec attention, on reconnaîtra la fatalité de cette coexistence.

Les exceptions à cette loi sont très rares; cependant MM. Rilliet et Barthez ont signalé que sur 312 cas, 47 fois les poumons, examinés avec la plus scrupuleuse attention, n'avaient présenté aucune trace de tubercules; d'un autre côté, M. Papavoine avait donné des résultats analogues; sur 50 cas, il avait noté que 12 fois il n'existait point de trace de tubercules dans les poumons. Devant l'assertion de ces observateurs, on doit conserver une grande réserve et chercher a élucider, par des études anatomo-pathologiques nouvelles, un point aussi intéressant.

Epiglotte, Larynx, Trachée-artère, Bronches. — L'ulcération tuberculeuse se porte principalement sur la face laryngée de l'épiglotte; elles peuvent pénétrer jusqu'au fibro-cartilage et détruire complètement l'épiglotte.

Dans le larynx, les ulcérations se manifestent sur le point de réunion des cordes vocales, sur ces cordes vocales mêmes, sur la partie supérieure et l'intérieur des ventricules.

Dans la trachée-artère, elles occupent la partie postérieure, et on peut observer tous les désordres produits par l'érosion tuberculeuse, depuis la simple ulcération superficielle de la membrane muqueuse, jusqu'à l'expulsion, par les crachats, des anneaux cartilagineux dénudés et ramollis.

Le passage de la matière tuberculeuse ramollie serait, d'après M. Louis, l'une des causes puissantes de l'inflammation de ces parties et de son intensité plus grande, à partir de l'orifice du larynx vers les bronches.

Les bronches sont très souvent affectées de tubercules, et, ce qui paraîtra très remarquable, c'est que M. Louis n'a trouvé les ulcérations que dans celles qui communiquent avec une caverne, et qui sont soumises à l'irritation causée par la matière tuberculeuse ramollie et expectorée. En général, elles présentent une membrane muqueuse rouge et ramollie chez les individus qui expectorent ; **M.** Andral a observé qu'elle n'avait point ces caractères chez ceux qui n'expectoraient point.

Le tube digestif est, d'après **M.** Andral, l'organe qui présente les lésions les plus communes et les plus importantes.

Le pharynx et l'œsophage n'offrent généralement rien de particulier ; l'estomac est malade dans les trois cinquièmes des cas ; la membrane muqueuse offre une injection rouge pointillée, disséminée par plaques, avec ramollissement dans certains points, et épaississement tel, que la surface paraît toute mamelonnée.

C'est à une inflammation chronique qu'est dû cet aspect de la membrane muqueuse.

« La membrane s'enlève aisément comme une pulpe « inorganique rougeâtre, ou en lambeaux très petits et « friables ; quelquefois elle est entièrement détruite, et le « tissu cellulaire sous-muqueux se trouve dénudé. » (Louis, p. 74 ; Andral, *Clin. médic.*)

Il existe, d'après **M.** Louis, un autre ramollissement sans injection et sans coloration, ramollissement dont il ne peut déterminer la cause. Nous croyons qu'elle se rattache à celui que **M.** Cruveilher a si bien décrit dans son travail sur l'ulcère chronique simple de l'estomac.

Le duodénum offre quelquefois des ulcérations et une hypertrophie notable des follicules muqueux.

L'intestin grêle et le gros intestin, sont le siège d'altérations très nombreuses.

Outre les ulcérations qui s'y présentent sous une étendue variable et quelquefois très considérable, surtout en profondeur, on y trouve des tubercules à l'état de granulation et à l'état de masses tuberculeuses, dont le volume peut dépasser celui d'un œuf de pigeon. Nous l'avons constaté plusieurs fois chez des malades dont le poumon n'offrait pas des traces nombreuses de tuberculisation, et chez lesquels le génie de la maladie semblait s'être tout entier reporté sur le tube digestif.

Les ulcérations offrent à considérer leur étendue en surface et en profondeur; leur siège est principalement sur les glandes de Payer et vers le tiers inférieur de l'intestin grêle.

L'ulcération peut acquérir un degré de profondeur considérable, et, après avoir détruit successivement la membrane muqueuse, la membrane musculeuse et le tissu cellulaire, mettre le péritoine à nu, et même, parfois, le perforer lui-même, et laisser pénétrer les matières purulentes que renferme l'intestin, ou les matières fécales dans la cavité péritonéale.

Les ulcérations, quel que soit leur siège, sont le produit d'un travail de ramollissement qui s'est accompli lentement et progressivement, et ce n'est qu'à une époque très avancée de la maladie qu'on voit survenir les perforations dont nous avons parlé.

Dans la fièvre typhoïde, on observe quelquefois des perforations, et quelquefois un nombre très considérable d'ulcérations; il est important de faire observer deux points principaux qui dominent le diagnostic différentiel, et qui guident le praticien dans la détermination de la part qui revient à chaque affection.

D'abord, les ulcérations de la fièvre typhoïde offrent *toujours* une direction longitudinale, tandis que les ulcérations tuberculeuses se présentent dans tous les sens; tantôt longitudinales irrégulières, à bords relevés et anfractueux, sans injection rougeâtre et à fond purulent et blanchâtre; tantôt embrassant l'intestin circulairement, et épaississant toute la tunique intestinale comme un anneau.

En second lieu, et ceci est une loi bien importante d'observation, lorsque la perforation a lieu dans le courant d'une fièvre typhoïde, on sait que le nombre des ulcérations des plaques de Payer emflammées est très limité. Il semble que les ulcérations gagnent en malignité et en profondeur ce qu'elles perdent en étendue; aussi, dans la majorité des cas que termine d'une manière funeste la perforation des intestins, on ne trouve que quelques plaques de Payer enflammées, deux ou trois, et parfois même une seule. Dans la tuberculisation intestinale, la perforation n'a lieu qu'à une époque avancée de la maladie, et l'on n'observe pas les mêmes limites dans le nombre des tubercules disséminés sous la membrane muqueuse ou passés à l'état d'ulcération.

Le ramollissement des tubercules peut avoir lieu sans que la membrane muqueuse soit attaquée, il se forme alors de petit abcès, produits probablement par la matière purulente qui fuse sous la membrane muqueuse. M. Louis en a observé des cas non douteux; il les attribue néanmoins à une inflammation phlegmoneuse, indépendante de l'affection tuberculeuse.

Les glandes lymphatiques, les glandes cervicales et les glandes mésentériques, sont également le siège ordinaire des tubercules; il semble même que ce soit un siège de prédilection, car il est fort rare de ne pas rencontrer des tubercules dans ces parties, alors que les poumons paraissent n'en contenir que très peu, et que l'organisme n'offre point encore l'aspect d'une altération profonde.

Foie. — Les organes glandulaires sont aussi sujets à la tuberculisation. — Le foie présente deux ordres d'altération. En premier lieu, on le voit criblé de tubercules à tous les états de développement; quand on le coupe par tranches, on voit se former de petits foyers remplis de matière tuberculeuse ramollie et purulente, qu'on fait disparaître facilement sous un filet d'eau.

La seconde altération que subisse le foie, c'est la transformation graisseuse. Il y a loin de la transformation ou l'infiltration graisseuse à la cirrhose; dans le premier cas, les cellules sécrétantes du foie ne sont pas altérées, elles sont comprimées, déformées et enrayées dans leurs fonctions; dans le deuxième cas, elles sont bien réellement infiltrées de graisse. Le foie cirrhosé s'atrophie vers le déclin de la maladie; le foie gras tend toujours à augmenter de volume et de poids.

Le foie gras n'est pas spécial à la tuberculisation; c'est un état consécutif, mais qui vient de plus haut que d'un état tuberculeux; on le rencontre dans d'autres circonstances pathologiques; par exemple, à la suite des maladies du cœur, et généralement dans les cas où le sang a subi une altération lente et profonde, dans la plupart des cachexies.

Les analyses faites par F. Boudet, ont donné les résultats suivants :

Eau.	51,15
Matière animale séchée à 100	13,32
Graisse formée d'oléine de margarine	30,20
Cholestérine.	1,33
	100,00

Le chiffre des matières solubles dans l'éther, dans l'analyse d'un foie sain, étant représenté par 0,84, on voit quelle énorme différence il existe entre ce chiffre et le chiffre 30,20 trouvé par M. F. Boudet.

La raté a été trouvée tuberculisée dans un septième des

cas environ. Son volume n'offre rien de remarquable. — Les reins, d'après M. Louis, sont plus rarement affectés de tubercules.

Les granulations que l'on rencontre dans les méninges et le cerveau, ne paraissent point nécessairement liées à un état tuberculeux des poumons; elles forment une catégorie à part.

La circulation, chez les phthisiques, offre des particularités qu'il est bon d'envisager avec une certaine attention, parce qu'elles contrastent avec les phénomènes que l'on observe de ce côté, chez des malades atteints de maladies diverses, et chez lesquels l'anémie est poussée quelquefois très loin.

Les belles recherches de MM. Andral et Gavarret, sur le sang, ont jeté une grande lumière sur les altérations que ce liquide subit dans les diverses maladies.

Tirer du sang à des phthisiques, paraît, au premier abord, un abus et un non-sens, mais qu'on veuille bien réfléchir que, bien souvent, c'est une nécessité absolue, et que, dans certains cas, c'est presque sauver le malade que de lui faire une petite saignée.

Le sang, chez les phthisiques, subit des modifications qui commencent dès l'instant où la respiration cesse d'être complète.

La fibrine, d'après les analyses qui ont été faites, tend à s'élever du chiffre 2,5, qui est le chiffre normal, au chiffre 4 — 4,5, et l'on remarque, dans la saignée, la formation de la couenne laidacée, que l'on observe également dans les saignées que l'on pratique dans les maladies inflammatoires du poumon.

C'est surtout dans les phthisies galopantes, que le chiffre de fibrine atteint des proportions considérables; on le voit monter souvent au chiffre 7 — 8. Il faut, dans ces circonstances, faire la part de l'inflammation qui accompagne le développement des tubercules : bronchite, pneumonie partielle ou généralisée.

La rapidité avec laquelle a lieu l'évolution tuberculeuse, influe d'une manière remarquable sur la quantité de fibrine développée.

Nous avons déjà parlé des altérations qui surviennent autour du foyer tuberculeux, de l'œdème qui se forme par l'exsudation de la sérosité du sang dans les mailles du tissu pulmonaire. La respiration étant imparfaite, par suite de l'inaction d'une partie des poumons, l'assimilation elle-même se fait mal, par suite, le chiffre des globules descend du chiffre normal, qui est représenté par 120, à des nombres représentés par 100, 80, 70.

La pâleur générale des tissus est la conséquence de cette déperdition, et c'est un des points les plus remarquables qu'offre la marche de la phthisie ; l'homme de l'art, habitué au diagnostic de la première période de la tuberculisation, trouve souvent, dans cette pâleur, des motifs d'examen plus approfondi.

Il m'est arrivé bien des fois de ne pas oser prononcer un pronostic favorable, chez des individus dont les poumons ne présentaient à l'auscultation aucune trace de phthisie commençante.

Cette pâleur, cette physionomie particulière, m'ont toujours frappé dès le premier abord.

L'albumine du sang subit des modifications essentielles ; aussi elle diminue proportionnellement au chiffre des globules du sang, mais avec infiniment moins de rapidité. Toutefois, quand la diarrhée s'est établie, quand l'hémoptysie a eu lieu abondamment, et à mesure que vient un affaiblissement progressif, le chiffre de l'albumine, qui était représenté par 80, descend à 75, 70, 65, 60, et bien au-dessous encore.

M. Andral a démontré que, lorsque ce chiffre était descendu au dessous de 60, le sérum du sang pouvait filtrer à travers les parois des vaisseaux et se répandre dans les tissus, pour donner lieu à des hydropisies ; aussi voit-on les malades être affectés d'œdème des membres inférieurs vers la fin de la maladie, et, bien souvent, l'hydropisie se porter dans la cavité péritonéale, et y déterminer l'ascite.

DEUXIÈME PARTIE.

—

CHAPITRE PREMIER.

CAUSES.

DES CAUSES DE LA TUBERCULISATION.

Il n'est point de sujet plus vaste, plus difficile à présenter, que l'étude des causes de la tuberculisation pulmonaire; les auteurs qui ont écrit sur cette question, se sont livrés à des considérations qu'il ne nous est pas permis d'aborder dans toute leur étendue.

Plus une maladie présente d'incertitude dans son développement, plus elle est insidieuse et fugace dans ses débuts, et plus on cherche à la rattacher à des causes diverses, fugaces et trompeuses comme la maladie elle-même. Qu'est-ce que c'est que le cancer? Qu'est-ce que c'est qu'une maladie dite organique? Qu'est-ce que c'est que le tubercule? Voila des questions dont la science moderne, à l'aide du microscope et des sciences chimiques, a formulé la composition anatomique, mais il en est une devant laquelle l'esprit humain semble reculer.

Cette question est celle que nous avons déjà signalée, sous le nom de loi des déviations de nutrition.

Dans l'état actuel de la science, il faut se contenter d'énoncer les conditions au milieu desquelles se développe l'affection tuberculeuse, quant à la loi qui préside à cette rapide et primitive évolution, elle n'est pas trouvée.

Si Laennec a eu l'immense gloire de décrire les transformations successives des tubercules pulmonaires, quel est l'auteur qui a démontré par quel mécanisme le sang dépose dans le tissu pulmonaire, sans siège de prédilection, sous la membrane muqueuse intestinale, dans le foie, dans la rate ; un élément qui, de l'état transparent, passera à l'état de crudité, puis se ramollira, et tantôt sera expulsé, tantôt subira une transformation crétacée ? La cause est-elle vitale, c'est-à-dire, le tubercule est-il un être organisé ; comme le veulent certains auteurs ? est-ce un être destiné à prendre sa substance dans un organe ; à vivre aux dépens de cette substance, comme le gui sur le chêne, puis à subir ses transformations, indépendamment du milieu dans lequel il vit, et qu'il étouffe lentement sous son influence fatale ? Est-ce un simple dépôt, une matière transsudée, dont le sang se débarrasse comme d'une surcharge qui l'empêche de circuler et d'obéir à l'impulsion qu'il reçoit des organes qui président à sa vie ? Le mot du problème est là tout entier ; c'est là que se trouve la cause véritable de la tuberculisation, du cancer et de toutes les maladies organiques.

Il y a là, bien certainement, un vaste champ de recherches, et si nous ne sommes pas plus avancés, c'est parce que l'étude anatomo-pathologique nécessaire à la solution du problème, est entourée de très grandes difficultés ; les vivisections n'apportent pas de grandes lumières. En effet, à l'aide de quel procédé physiologique rendre un animal tuberculeux, et comment saisir, à l'œil nu, l'instant où a eu lieu le phénomène d'exsudation ? L'expérimentation doit s'arrêter devant les limites imposées à nos sens.

C'est donc par une pure hypothèse, et en appelant à notre aide les secours des lois physiques qui président aux fonctions de l'organisme, que nous arrivons à une solution à peu près satisfaisante de cette causalité. Le reste appartient à Dieu seul; il a mis en nous le principe de toute fonction, de toutes les forces qui concourent à notre conservation et à notre propagation; il est donc évident que ce principe, la vie, préside à toutes les transformations normales ou anormales des tissus de l'organisme.

Dans l'étude des conditions étrangères ou propres au malade, qui semblent engendrer, favoriser ou hâter le développement de la matière tuberculeuse, il faut savoir rester dans les limites d'une juste appréciation, afin de ne pas porter le trouble dans les relations sociales, ou bien afin de ne pas plonger dans un régime trop sévère l'individu que l'on soupçonne atteint de tubercules.

Les ouvrages écrits sur cette question sont tellement nombreux et portent sur un si grand nombre de points étiologiques, que nous ne saurions mettre trop de soin à résumer ce qu'ils offrent d'intéressant, sans toutefois nous abandonner à la diversité de conclusions auxquelles sont arrivés les auteurs.

C'est par les causes que nous débuterons, parce que c'est la marche qui nous paraît la plus naturelle; lorsqu'un malade s'offre à nos yeux, nous consultons son habitude extérieure, la constitution originelle, puis viennent les circonstances hygiéniques au milieu desquelles il s'est développé.

Les causes qui président à la tuberculisation proviennent de plusieurs origines bien différentes, de plusieurs ordres de faits; les unes sont constitutionnelles, d'autres sont prédisposantes, d'autres enfin sont occasionnelles et constitutionnelles.

Causes constitutionnelles.

Il faut établir une première division dans l'étude des causes constitutionnelles, basée sur l'âge des individus affectés : il est évident que l'enfance est l'âge où seront le mieux étudiées les causes dont nous nous occupons, où chaque caractère aura la plus grande valeur.

Sous ce rapport, l'étude est encore à faire, quoique des observateurs, pleins de l'amour de la science, s'en soient occupés avec ardeur.

« La phthisie des nouveaux nés, dit M. Bouchut, est le
« résultat de l'influence héréditaire, de la mauvaise nour-
« riture artificielle, de la mauvaise qualité du lait d'une
« nourrice, du sevrage prématuré, du froid, de la misère
« et de toutes les causes débilitantes qui peuvent agir direc-
« tement sur la nutrition (¹). »

Le chapitre que M. Bouchut a consacré à cette maladie est trop court, comparé à l'importance que l'auteur lui accorde ; puisque la phthisie, chez les nouveaux nés, n'est pas un diminutif de la phthisie des adultes, et qu'elle a des caractères et des symptômes particuliers, nous eussions été heureux de voir M. Bouchut nous donner une étude de l'enfant en proie à cette malheureuse affection. Cette étude aurait été d'autant mieux faite, que l'auteur de ce livre a observé par lui-même tout ce qu'il a décrit et observé à l'hôpital des enfants.

Les auteurs du *Traité de la Pathologie de l'Enfance* se sont plus longuement occupés de la constitution, des conditions hygiéniques, et enfin des caractères qu'offrent les enfants tuberculeux.

(¹) *Traité pratique des Maladies des nouveaux nés.* (2ᵉ éd., p. 404.)

Avant de passer à l'étude des enfants âgés de plus de
deux ans, nous ne saurions mieux faire que de donner en
entier la description suivante, qu'on doit à M. Hervieux :

« Si on soumettait à notre examen un enfant maigre,
« étiolé, pâle, d'une conformation mauvaise, présentant
« une dépression de la poitrine, antérieure, latérale ou cla-
« viculaire, de l'innervation, des os longs, une tuméfaction
« plus ou moins prononcée des extrémités osseuses; si cet
« enfant a dépassé l'âge de quatre mois et paraît plus petit
« que les sujets de son âge, tenons-le pour suspect.

« Si, en plus de ces phénomènes, on observe que l'enfant
« tousse, que sa toux est petite, sèche, faible; si ces symp-
« tômes se prolongent au delà de la durée habituelle des
« affections qui les provoquent, sans qu'on puisse les rap-
« porter à aucune autre maladie chronique; si l'enfant dé-
« périt chaque jour, s'il tombe dans un certain abattement;
« si la face se ride et s'allonge en prenant un air de souf-
« france; s'il laisse échapper des sons plaintifs; s'il a de la
« tendance au sommeil, à l'immobilité; si, par intervalles,
« on voit apparaître quelques contractions spasmodiques
« des muscles de la face, du trismus des mâchoires, des
« clignottements convulsifs, la rétraction rapide d'un côté
« du visage; si, en même temps, on observait l'anesthésie du
« globe de l'œil ou de quelques parties du corps, on devrait
« redouter une tuberculisation, plus ou moins avancée, des
« différents organes de l'économie.

« Si, par la suite, l'abattement dont j'ai parlé faisait suite
« à un véritable état typhoïde; si la respiration devenait
« haute, saccadée; si la dyspnée continuait sans interrup-
« tion; si les traits s'altéraient de plus en plus; si les yeux
« s'excavaient; si l'enfant ne proférait plus qu'un cri plaintif
« et étouffé, s'il ne sortait plus de sa stupeur que pour

« tomber dans des accès convulsifs, avec fixité du regard,
« strabisme, dilatation ou resserrement des pupilles, sou-
« bresauts des tendons, mouvements cloniques du tronc et
« des membres; s'il présentait coïncidemment des ulcérations
« aux malléoles, des eschares aux régions trochantérienne
« et sacrée, et même une véritable gangrène de l'anus ou
« des parties génitales; si, enfin, les ascendants de l'enfant
« étaient reconnus phthisiques; si surtout ils étaient jeunes
« et issus de parents phthisiques ; plus de doute, le petit
« malade serait atteint d'une affection tuberculeuse arrivée
« à sa période ultime. »

« J'appellerai l'attention sur les circonstances suivantes,
« que je considère comme les plus fréquentes chez les petits
« enfants phthisiques :

« 1° Rachitisme ;

« 2° Émaciation ;

« 3° Décoloration de la peau ;

« 4° Accélération du pouls et chaleur à la peau constantes;

« 5° Toux petite, sèche, faible ;

« 6° Dyspnée ;

« 7° Accélération des mouvements respiratoires ;

« 8° Altération des traits et excavation des yeux ;

« 9° Abattement, expression de souffrance ;

« 10° Cri plaintif, étouffé ;

« 11° Stupeur, état typhoïde, odeur de souris ;

« 12° État muqueux ou fuligineux de la langue ou des
« lèvres ;

« 13° Spasme des paupières, des muscles de la face, anes-
« thésie du globe de l'œil ;

« 14° Accidents convulsifs, strabisme, fixité du regard,
« dilatation des pupilles, etc. ;

« 15° Ascendants phthisiques. »

A ce tableau complet, d'une admirable vérité, nous ne saurions rien ajouter; on y trouve tous les signes que l'on peut rechercher dans l'enfance de l'individu qui se présente plus tard à l'observateur.

MM. Rilliet et Barthez ont examiné 525 enfants, morts de diverses maladies.

« Comment affirmer, disent-ils, si un petit malade, qu'on
« voit maigre, pâle et profondément débilité par une maladie
« chronique, était antérieurement robuste et bien constitué ?
« Maintes fois, nous avons été étonnés du changement que
« la tuberculisation opère dans l'organisme, et nous avons
« vu des enfants qui nous paraissaient être doués de la plus
« forte constitution, prendre ensuite une apparence si ché-
« tive, que, si nous ne les avions pas examinés quelques
« mois auparavant, nous n'aurions jamais pu croire qu'ils
« avaient eu tous les attributs de la vigueur et de la
« santé. »

Le tempérament lymphatique était, d'après les auteurs. le tempérament prédisposé, par excellence, à la tuberculisation. — Tout les tempéraments, dit le docteur Papavoine, sont sujets à la tuberculisation ; or, rien n'est moins prouvé que l'affinité du tempérament lymphatique pour les tubercules. Si l'on admet, comme nous le faisons, l'indépendance des affections tuberculeuse et scrofuleuse, on pourra aisément admettre que cette dernière maladie est liée avec le tempérament lymphatique ; mais on ne saurait, par l'observation, établir comme vraie cette cause supposée. « Il ne
« nous est pas prouvé que ce que l'on appelle tempérament
« lymphatique ne soit pas quelquefois secondaire à la tu-
« berculisation. » (Rilliet et Barthez, loc. cit., p. 406.)

Les cheveux des tuberculeux sont beaucoup plus généralement blonds ; cette couleur semble dominer, quoique les cheveux bruns aient été notés pour un chiffre assez considérable.

La plupart des statistiques ont été faites à Paris; or, ne l'oublions pas, Paris est un centre où les races viennent se réunir, et, pour ainsi dire, se fondre; les types primitifs se perdent; les cheveux noirs, sans y être absolument rares, n'y sont point aussi fréquents que les cheveux châtains; chez les enfants surtout, la couleur blonde semble prédominer. Si on observe un grand nombre d'adultes, provenant de divers pays, on trouve également une grande diversité. Ce n'est donc pas là un des caractères qu'on doive invoquer en première ligne.

La couleur des yeux suit à peu près celle des cheveux; cependant, MM. Rilliet et Barthez ont cru observer que la couleur foncée avait une légère prédominance sur la couleur bleue ou grise.

La peau est fine et délicate, blanche et mate; il ne faut pas confondre la couleur de la peau que l'on observe avant le début de la maladie, avec celle qu'on observe pendant l'évolution des tubercules, car, à cette époque, elle devient sèche, jaune et terreuse.

Les cils ont une longueur remarquable et une incurvation marquée, ce qui, en donnant aux enfants une heureuse et agréable expression, semble, dans bien des cas, les désigner comme des victimes d'une affection qui les atteindra dans un âge plus avancé.

La constitution, avant la maladie, n'a point été observée d'une manière régulière dans les hôpitaux d'enfants malades; les enfants n'y sont apportés qu'après le début de quelques phénomènes morbides; on ne peut donc se baser que sur des renseignements imparfaits.

MM. Rilliet et Barthez ont fait de dignes efforts pour

arriver à une solution convenable; mais ils avouent eux-mêmes que la plupart du temps il leur a été impossible d'avoir des renseignements sur la constitution avant le début de la phthisie.

Le tableau suivant donnera une juste idée de leurs recherches.

	314 enfants tuberculeux	211 non tuberculeux
Constitution forte...	47	60
Constitution faible ..	133	4
Constitution moyenne	94	46
Ignorée..........	40	101

Si on ajoute la constitution moyenne (qui ne peut pas, vu l'âge des enfants et les conditions hygiéniques dans lesquelles ils sont placés chez leurs parents être considérée comme particulièrement prédisposante) avec la constitution forte, signalée par ces auteurs, on trouve le chiffre 141, supérieur au nombre des constitutions faibles signalées. Il y aurait donc autant à parier pour les enfants forts que pour les enfants faibles.

Il y a, dans l'enfance, des phénomènes morbides qui semblent indiquer, par leur plus ou moins grande fréquence, quelque disposition à la tuberculisation. Nous voulons parler de la facilité avec laquelle on voit apparaître, sur la tête des enfants, la teigne, l'impétigo, les eczéma, les poux. Nous ne croyons nullement à la corrélation qui semble exister entre ces éruptions, que la propreté des parents pourrait fort bien éviter ou rendre moins fréquentes, et l'existence de tubercules dans les poumons. Les enfants abandonnés à cette lèpre, engendrée par la misère, sont sous le coup de toutes les causes anti-hygiéniques qui peuvent hâter l'instant de l'éruption tuberculeuse. Dans les campagnes, les commères considèrent comme une *heureuse sortie* le développement des gourmes, même de la teigne, et pour rien au monde elles ne permettraient de les faire disparaître par des soins convenables.

La sécrétion continuelle qui se fait vers la peau, sécrétion albumineuse, appauvrit nécessairement le sang, et, loin d'être un bienfait pour les petits malades, devient pour eux la pire des causes d'affaiblissement.

Dans la première enfance, il est donc très difficile de formuler une description relative à la constitution prédisposante à la tuberculisation.

Les caractères sont plus nets, plus tranchés quand on arrive vers un âge où les fonctions prennent une activité plus grande, où les organes sont uniquement sous l'influence de l'accroissement.

Il y a une distinction à établir relativement au sexe : ainsi les filles sont sous le coup d'influences nuisibles plus multipliées et plus manifestes que les garçons. Nous allons considérer la femme à partir de l'époque où elle subit sa transformation, où s'établit la distinction qui doit un jour exister entre elle et ses frères, où elle a le sentiment de sa pudeur et de son rôle ici-bas, c'est-à-dire depuis l'époque de la menstruation jusqu'au moment où elle se marie.

Chez les enfants, il n'existe, depuis la naissance jusqu'à la fin de la première enfance, d'autres marques de séparation qu'une disposition particulière des organes sexuels; voyez-les jouer ensemble, ils ont les mêmes goûts, les mêmes appétits, les mêmes sentiments; la seule différence peut tenir à l'habitude qu'ont les parents, habitude mauvaise, de permettre aux garçons des exercices dont ils privent la jeune fille, exercices qui les rendent plus fiers et plus disposés à abuser de leur force. De là l'espèce de supériorité qu'ils s'arrogent.

Quand vient l'époque où l'organisme est insensiblement arrivé à un accroissement convenable, il survient des phénomènes qui désignent aux enfants le besoin de se séparer, les jeux, les goûts, les besoins changent pour chacun d'eux ; il existe alors une force intérieure, un *stimulus* qui réagit tout à la fois sur l'intelligence, sur les sentiments affectifs et sur l'habitude du corps lui-même, et qui leur indique des voies différentes pour l'avenir.

La jeune enfant est donc comme le petit garçon soumise aux mêmes conditions anti-hygiéniques ; elle est même un peu plus malheureuse sous ce rapport, puisqu'on l'astreint à des exercices modérés, et que très jeune on l'habitue à des travaux d'intérieur.

Vers l'âge de dix ans, on peut voir l'influence de cette éducation fausse. Voici ce que j'ai observé : le corps est long ; la peau blanche et mate ; la tête contraste par sa grosseur avec cette habitude extérieure débile ; les épaules sont maigres ; les omoplates assez saillants ; les bras longs, maigres ; aucune saillie musculaire ; la poitrine maigre aussi ; les jambes grêles. Comparez un garçon de dix ans à une fille du même âge, et vous verrez qu'elle différence ! Il est vif, large d'épaules, il a des membres arrondis, la tête est proportionnée au corps ; il offre des formes arrondies qui indiquent l'influence de l'exercice constant auquel il s'est livré.

Après dix ans, les organes semblent acquérir une activité fonctionnelle jusque là ignorée ; l'appétit devient vorace, le besoin d'exercice impérieux, et l'absorption semble se faire dans des proportions tout à fait anormales ; malgré cela, l'habitude extérieure ne répond pas à cette tendance à l'accroissement ; les enfants grandissent, s'allongent et paraissent encore plus maigres qu'autrefois. Ces phénomènes durent jusqu'à l'instant où la menstruation paraît, c'est-à-dire de 10 à 14 ou 15 ans.

Il survient en même temps des modifications dans le système nerveux, et elles sont d'une immense importance. Chez les personnes prédisposées à la tuberculisation, on observe une prédominance nerveuse incontestable; l'intelligence est prête à saisir tout raisonnement; les enfants écoutent, méditent, interrogent; les yeux ont une expression qui ne tient ni à la forme des cils ni à leur grandeur propre; ils sont véritablement le reflet d'une lumière intérieure plus vive.

C'est surtout chez la jeune fille, vers l'âge de la menstruation, que ces signes sont sensibles; il n'est pas un médecin éclairé qui ne donne aux parents le conseil de retirer à ces jeunes esprits l'occasion de s'enflammer et de veiller sans cesse dans la méditation.

La cage thoracique reste étroite, les diamètres antéropostérieurs, latéraux, comparés à ceux des enfants sains, ont l'air plus petits; mais, en revanche, les diamètres longitudinaux semblent plus allongés.

Il règne dans la coloration des joues, dans la peau, dans le système musculaire, dans l'énergie et la force physique, une telle marque de faiblesse, d'appauvrissement du sang, que rien n'étonne quand les signes positifs de cet appauvrissement sont révélés par les bruits de souffle qu'on entend dans le système vasculaire.

Conformation du thorax.

Tous les auteurs qui se sont spécialement occupés de l'étude de la phthisie pulmonaire, ont attribué une grande importance à la conformation du thorax.—Laennec et M. Louis admettaient que la constitution était presque de nulle valeur, et que la maladie attaquait indifféremment les hommes les plus faibles comme les plus robustes. M. Fournet les a soutenus dans cette opinion, et il cite des exemples d'individus à constitution athlétique emportés rapidement par la tuberculisation.

M. Andral admet que « le plus souvent, on trouve, dans « la constitution de ceux qui sont destinés à succomber à « la tuberculisation pulmonaire (phthisie héréditaire), un « ensemble de caractères qui peuvent à l'avance faire pré- « voir le développement de cette maladie. »

Les travaux les plus importants sur la conformation du thorax appartiennent à MM. Hirtz et Briquet.

1° Chez les phthisiques, dit M. Hirtz, les proportions normales de la poitrine sont complètement renversées; le thorax subit un rétrécissement notable par suite duquel le cône thoracique se trouve situé en sens inverse.

2° Le rétrécissement du sommet de la poitrine se montre, le plus souvent, dès le début de la maladie et quelquefois même avant qu'elle se déclare, dans la phthisie constitutionnelle; dans la phthisie accidendelle, il n'apparaît qu'à une époque plus avancée; il est toujours moins marqué et plus tardif chez la femme.

3° Le rétrécissement augmente en raison directe des progrès de la maladie.

M. Briquet considère les conclusions de M. Hirtz comme exagérées, et cependant rien n'est plus évident que la déformation progressive du thorax à mesure que la maladie fait des progrès.

La forme des ongles. — Les ongles des phthisiques ont préoccupé un grand nombre d'auteurs; Hippocrate d'abord, Arétée ensuite, s'étaient appesantis sur une forme particulière à laquelle on a depuis lors donné le nom de forme hippocratique; Laennec, MM. Louis et Andral n'ont rien ajouté à cette étude, soit qu'ils aient considéré le fait comme acquis, soit que ce signe leur ait paru indigne d'une attention sérieuse.

Cette forme peut être définie de la manière suivante : les doigts vont en s'effilant jusqu'à la partie moyenne de la dernière phalange, au point où l'ongle paraît naître sous la peau ; là les doigts s'élargissent, s'arrondissent, les ongles sont plats, étalés ; l'extrémité de la main semble plus large que la partie médiane ; il y a quelque ressemblance avec la patte du gecko, dont chaque doigt est terminé par une petite ventouse.

Une incurvation très remarquable de l'ongle sur l'extrémité des doigts, donne à ces extrémités l'aspect d'une griffe, et la plupart des phthisiques, pour échapper à cette forme disgrâcieuse, rongent leurs ongles jusqu'à se faire saigner l'extrémité.

M. Vernois a publié un mémoire sur cette question, et s'est inscrit contre l'opinion émise par Hippocrate ; 18 fois seulement, sur 88 malades examinés, il a constaté que la forme dont nous parlons était liée directement avec la tuberculisation pulmonaire.

On peut se poser les questions suivantes, qui, résolues affirmativement par l'observation, laisseront une certitude dans l'esprit.

Les ongles dits hippocratiques sont-ils un signe constant dans la tuberculisation ?

A cette question il est facile de répondre ; M. Vernois, examinant 88 tuberculeux, ne trouve la forme que 18 fois. — M. Trousseau est très explicite dans ses affirmations : « Tous ceux qui ont la main hippocratique sont tuberculeux « à très peu d'exceptions près. »

M. Briquet a constaté 63 cas de doigts hippocratiques sur

70 malades; on voit qu'il rentre dans les idées de M. Trousseau.

M. Fournet nie formellement que les doigts hippocratiques constituent un caractère essentiel de la tuberculisation ; d'un autre côté. M. Alquié soutient l'opinion de
MM. Trousseau et Briquet.

La seconde question est celle-ci : la forme hippocratique
précède-t-elle, accompagne-t-elle ou survient-elle après l'é-
ruption tuberculeuse?

Il est certain que les auteurs ne se sont pas tous placés
au même point de vue; quelques-uns ont envisagé la forme
des ongles comme un antécédent, d'autres comme un
symptôme concomittant, d'autres enfin comme une conséquence.

Il en est, comme Blandin, Faye, Vernois, qui admettent
que ce n'est qu'au deuxième ou troisième degré de la tuberculisation, que les doigts deviennent hippocratiques.
MM. Pigeaux, Trousseau, Briquet la regardent comme une
prédisposition.

Nous pouvons affirmer avoir observé bien souvent cette
forme chez des personnes dont la constitution offrait d'ailleurs des signes de prédisposition aux tubercules, et plus
tard, quand les symptômes positifs de la maladie s'étaient
déclarés, nous avons pu constater la même forme avec un
degré de plus, degré que nous avons cru pouvoir attribuer
à l'amaigrissement des doigts si remarquable chez les phthisiques.

Causes prédisposantes.

L'étude que nous venons de faire des causes constitutionnelles, nous offre une facilité plus grande pour celle que
nous allons entreprendre. Il y a dans la science un peu de

confusion sur ce qu'on appelle causes prédisposantes; une mauvaise constitution, la forme hippocratique, la blancheur de la peau, sont, disent certains auteurs, des causes prédisposantes. A notre avis, les causes que nous appellons constitutionnelles, sont à la tuberculisation ce qu'elles sont pour les scrofules. — Confondra-t-on l'étroitesse du thorax, cet état particulier du système nerveux que nous avons indiqué, avec l'influence de l'humidité, avec la transmission héréditaire, avec la contagion, si elle existe? Certes non; les causes dernières, que nous venons d'énumérer sont essentiellement prédisposantes; les autres sont constitutionnelles.

Nous classerons donc sous le titre de causes prédisposantes toutes celles qui, provenant des conditions dans lesquelles l'individu naît et se développe, entraînent, par leur influence passagère ou continue, des modifications telles, que la maladie tuberculense puisse se développer.

Hérédité.—En première ligne, nous placerons l'hérédité.

« On hérite des maux de ses parents comme on hérite
« de leurs biens, et ce funeste héritage se transmet d'une
« manière encore plus sûre que l'autre. »

Ces paroles de Baillou sont applicables à toutes les maladies, mais principalement aux maladies organiques et à la phthisie en particulier.

« L'hérédité est une disposition en vertu de laquelle cer-
« tains états physiologiques ou pathologiques des parents se
« transmettent aux enfants par voie de génération. »

M. le professeur Piorry a donné cette définition assez juste dans une thèse de concours que l'on ne saurait trop consulter sur ce sujet.

La confusion qui a été établie entre les maladies congénitales et les maladies héréditaires, ne doit pas nous préoccuper ici. Il n'est pas nécessaire, pour qu'une maladie soit héréditaire, qu'elle soit palpable au moment de la naissance de l'enfant; il suffit qu'à une époque quelconque de la vie, elle se manifeste par les mêmes signes qui l'ont fait reconnaître chez les parents.

D'un autre côté, l'hérédité constitue-t-elle une fatale loi de transmission, et les individus sont-ils nécessairement voués à une fin désignée d'avance?

Cette loi n'est rien moins que positive. La tuberculisation pulmonaire nous en donnera la preuve évidente. Il est heureux pour l'humanité qu'il en soit ainsi, que la pratique démente les données de la théorie, et que l'on voie s'arrêter, disparaître cette désespérante filiation qui condamnerait des générations entières à une mort certaine.

Le mélange des races, les croisements d'individus forts et sains avec des tuberculeux, tend à rétablir l'harmonie nécessaire, et à faire remonter vers la santé, qui est l'apanage primitif de l'homme, les individus qui naissent de ces croisements.

L'hérédité de la phthisie pulmonaire a été trop constatée par les auteurs, pour qu'elle puisse être mise en doute maintenant. Morton disait : « *Disparitio etiam hereditaria* « *sæpe sæpius phthisius pulmonarem infert, cum omnibus sit* « *satis notum, natas à phthisicis parentibus in eumdem mor-* « *bum esse proclives.* »

A côté de cette opinion, nous placerons celle de Louis, qui déclare que l'invasion de la phthisie chez les enfants ou chez les adultes peut être l'effet du hasard ou de la contagion, contagion dont il cite un singulier exemple :

« Le marquis d'Urfé, revenant de Flandres avec un gen- « tilhomme phthisique, dans une chaise à deux places, dont « les glaces furent toujours levées à cause de la rigueur de « la saison, mourut d'un ulcère au poumon comme la per-

« sonne qui l'accompagnait. » (Louis; *Maladies héréditaires*, p. 47.)

Cette observation, qui, pour nous, n'a pas la moindre importance, prouve que Louis ne connaissait pas les affections
tuberculeuses; qu'il en était encore aux ulcères du poumon
de Celse, et qu'il avait une très grande foi dans les contes
que ses clients voulaient bien lui faire.

Le docteur Lucas, dans son excellent livre, dit que l'hérédité morbide existe, et se manifeste dans les états de maladie, comme l'hérédité physiologique se manifeste dans
l'état de santé, dans la propagation des caractères natifs et
acquis de l'organisation, dans la propagation des troubles et
des désordres de l'économie, et partout elle existe et se manifeste en dehors de toutes ces conditions arbitraires, partout
elle se produit avec ces omissions, ces interruptions, ces
anomalies, qui, bien loin de fournir des objections contre
elle, font partie de ses preuves et témoignent toujours de la
dualité des lois et de la dualité des auteurs qui concourent
à la formation de l'être.

La transmission des états physiologiques est prouvée dans
le régime végétal et dans les espèces animales d'une manière si irrécusable, qu'il suffit de se reporter aux essais
tentés en Angleterre par Backwell, et aujourd'hui par tous
les fermiers, pour avoir une juste idée de la valeur de cette
transmission.

Avec des races faibles, et par le croisement, on a fait des
chevaux propres à toute espèce d'exercices; les bœufs, les
moutons ont subi toutes les modifications qu'on a voulu leur
imprimer. On peut détruire les races avec autant de facilité
qu'on en a mis à les constituer, et si les résultats physiologiques sont tels, n'y a-t-il pas mille raisons de penser qu'on
ne peut réparer l'état morbide à volonté, et que les défauts,

les mauvaises dispositions pénétreront dans la race que l'on crée en même temps que les qualités qu'on recherche.

Il y avait des familles romaines qui portaient le nom d'une difformité héréditaire, d'un trait du visage qui faisait plus ou moins de saillie ; les Nasones, Labœones, Buccones, etc., etc.

Chose remarquable, dit M. le professeur Piorry, c'est que ces traits caractéristiques des familles ne se manifestent pas toujours dans la première période de la vie, mais plus tard, et lorsque les enfants sont parvenus à l'âge où les parents offraient tel ou tel caractère de figure ou de physionomie !

Si les parties extérieures semblent emprunter un cachet identique dans les familles ; si le visage, la forme du corps, des mains, offrent une transmission irrécusable, ne peut-on pas penser aussi que les organes intérieurs subissent la même influence génératrice et se ressemblent, non seulement par des caractères physiques, mais aussi par les fonctions physiologiques. Le beau sang des familles, des races d'animaux, ne peuvent être contestés ; il y a des familles scrofuleuses, des familles où l'hémorrhagie est héréditaire.

« On a révoqué en doute la transmission des maladies
« par hérédité, dit M. Rostan, dans son *Traité d'hygiène ;*
« mais il suffit de consulter l'expérience, qui se rit de nos
« vains systèmes, pour voir que de générations en généra-
« tions, certaines maladies se perpétuent, et moissonnent
« au même âge des individus d'une même famille. » — Il
ajoute plus loin : « Est-ce par l'imitation et le régime que
« tous les individus d'une même famille, d'une illustre et
« antique origine, étaient louches depuis les premiers temps
« de la chrétienté..... Il est non moins incontestable que
« des affections nerveuses se propagent par la même voie.
« J'ai vu des épileptiques nés de parents épileptiques ; des

« aliénés, des hystériques, des hypochondriaques, des mé-
« lancoliques, issus d'aliénés, d'hystériques, d'hypochon-
« driaques, de mélancoliques. »

Il est donc admis par tous les auteurs et par tous les médecins, que les parents transmettent les maladies par hérédité; cependant nous ne devons point partager cette opinion d'une manière trop absolue.

Les parents transmettent un état particulier des organes tel, que si l'individu vient à être placé dans un ordre déterminé de circonstances, la maladie se développera. Il faut entendre par hérédité, la disposition à contracter la maladie léguée par les parents aux enfants; c'est une tendance de l'organisme à réaliser, suivant le concours de l'âge et avec le concours de causes occasionnelles, l'affection morbide dont le principe ou la virtualité lui a été communiqué dans l'acte même de la fécondité. Toute maladie reconnue héréditaire, et actuellement réalisée chez un individu, prouve une aptitude à rejeter l'acte morbide qu'ont offert les parents, et l'action des causes qui ont mis cette aptitude en jeu.

Petit admet que l'hérédité morbide est le résultat de la transmission d'une disposition organique. « Aussi, dit-il,
« voit-on que les enfants qui reproduisent, le plus souvent,
« les maladies des parents, sont aussi ceux dont l'organisa-
« tion rappelle le plus celle des auteurs, ce qui ne devrait
« pas être dans l'hypothèse d'un *virus*, tous les enfants de-
« vant indistinctement en être affectés. »

Ce que nous venons de dire sur l'hérédité des maladies en général, doit avant tout être appliqué aux tuberculeux. — La statistique a été facile à établir dans les hôpitaux de Paris, où abondent malheureusement les malades atteints de cette triste affection.

Citons quelques relevés faits par des hommes dont les résultats font autorité.

MM. Louis, sur 31 — 3 cas positifs. . Soit un tiers.
Portal . . . . Les deux tiers.
Roche. . . . . La totalité des enfants.
Briquet . . . . Un tiers non douteux, près de moitié probable.
Piorry . . . . 16 fois sur 174. — Un dixième à peu près.

M. Rufz a donné les résultats de son observation particulière et de sa pratique en ville ; il a pu rassembler 30 faits, et 24 fois il a constaté l'influence fâcheuse de l'hérédité.

3 fois chez le père.
5 fois chez la mère.
2 fois chez des oncles et des tantes.
11 fois chez des frères et sœurs.
3 fois chez des cousins ou cousines.

Il serait à désirer que l'exemple de M. Rufz fût suivi par un grand nombre de médecins. Je crois devoir donner le résultat de ma pratique personnelle ; elle porte sur 32 enfants examinés avant l'âge de 15 ans :

17 garçons.
15 filles.

Les parents, examinés par moi, présentaient des signes de tubercules :

14 cas { 5 fois le père. / 9 fois la mère.

Les renseignements certains obtenus, donnaient 8 cas de mort par affection tuberculeuse, soit :

8 cas { 3 cas père et mère morts tuberculeux.
3 cas la mère.
1 cas le père.
1 cas douteux. — Il paraît s'y être mêlé une maladie aiguë.

Je n'ai pu obtenir des renseignements précis sur dix cas, parce que je n'ai pas jugé couvenable d'interroger la famille, crainte de porter le trouble dans l'esprit des parents.

J'ai noté 48 cas de tubercules développés chez des adultes, savoir :

$$37 \text{ de } 15 \text{ à } 40 \text{ ans} \begin{cases} 21 \text{ femmes.} \\ 16 \text{ hommes.} \end{cases}$$

J'ai, par les renseignements obtenus, conclu à moitié de ce nombre, pour les parents qui étaient morts ou qui présentaient des traces de tubercules.

Les 11 autres cas me donnaient une moyenne d'un tiers.

La pratique de la clientèle en ville offre bien des écueils : le premier, et le plus important, c'est la peine extrême que les familles ont à avouer que les membres, sur lesquels porte l'interrogatoire, sont morts de phthisie ; on porte un certain soin à cacher cette triste disposition à l'hérédité. On espère sans doute, par ce subterfuge, que le médecin trouvera dans son art des ressources pour rompre le maléfice.

Richter soutenait que, dans l'embryon, il existe une disposition organique qui doit *nécessairement* aboutir au développement des tubercules (¹). — Clark, lui, n'admet pas cette fatale loi ; il dit que l'enfant hérite d'une organisation qui le rend plus susceptible d'être atteint de phthisie (²).

Un certain nombre d'auteurs se sont livrés à des recherches, pour connaître la valeur de l'assertion de Richter. — M. Papavoine à trouvé des tubercules chez un fœtus né d'une mère *jouissant de la plus belle santé.*

M. Husson a trouvé des tubercules chez l'enfant nouveau-

(¹) Richter. *Spérielle Therapie*, t. XI, p. 396.

(²) Clarck. *The influence of climats in the prevention and cure of chronic diseases*, p. 243. (London.)

né, et jusqu'à des cavernes. Enfin, MM. L. Fleury et Valleix ont trouvé des infiltrations tuberculeuses chez des enfants morts quelques jours après la naissance.

Staub (*loc. cit.*) résume, sous forme de propositions, les circonstances qui peuvent influer sur l'hérédité dans les familles.

1° Les phthisies accidentelles, acquises, peuvent se transmettre par voie d'hérédité;

2° Les enfants nés de parents tuberculeux, loin d'être soumis à des influences opposées à celles qui ont concouru à la production de la maladie chez leurs parents, sont, le plus souvent, exposés à ces mêmes influences;

3° L'instinct de la propagation est ordinairement exagérée chez les phthisiques;

4° Les scrofules, maladie répandue sur tout le globe, dégénèrent souvent en phthisie tuberculeuse;

5° La prédisposition héréditaire augmente avec le nombre des générations;

6° Les mariages entre individus issus d'une même souche;

7° Il suffit que l'un des parents soit tuberculeux, pour que l'enfant soit prédisposé à la phthisie, quelque robuste que soit la constitution de l'autre conjoint.

La phthisie semble avoir moins de gravité si elle remonte à une origine peu ancienne dans la famille. Elle franchit quelquefois une, deux générations, puis sévit avec une intensité plus grande sur la génération qu'elle frappe.

Voilà tout ce qu'on peut dire sur l'hérédité de la phthisie; ajoutons à ce triste tableau, si désespérant par ses statistiques, si peu rassurant pour les individus atteints de tubercules, que souvent une race vouée fatalement à la mort, par l'hérédité qui s'est manifestée dans la famille, est heureu-

sement modifiée par un croisement avec des individus sains.
On voit des enfants mourir jeunes, frappés par la phthisie,
et d'autres vivre robustes, comme si toutes les qualités du
père ou de la mère sains se perpétuaient en lui.

La Contagion. — Il n'est peut être pas une maladie qui
n'ait passée pour être contagieuse; la peste, le choléra, la variole, toutes les fièvres, tout ce qui emporte l'idée d'épidémie,
a aussi passé pour contagieux! L'argument le plus terrible
qu'on ait pu élever contre la contagion en général et contre la
contagion de la phthisie en particulier, c'est que les médecins,
les infirmiers, les étudiants en médecine, qui vivent au milieu
des malades, qui les touchent à chaque heure du jour, dans
toutes les conditions possibles capables de servir la contagion, et qu'ils ne meurent pas d'avoir touché des phthisiques, des pestiférés, des cholériques, des varioleux, ainsi
que Louis nous l'aurait donné à croire avec son histoire du
marquis d'Urfé.

Une famille, citée par Baumes, voyait tous ses membres
disparaître, à partir du jour où l'un d'eux eût acheté un mo-
bilier appartenant à un phthisique.

Combien de malheureux sont morts sans secours, abandonnés par les gardes-malades, les domestiques, par des
parents même, qui entendaient prononcer le nom de phthisie
par un médecin peu soucieux de la contagion.

Staub cite un exemple de double contagion : Un mari, parfaitement sain, d'une famille intacte, qui contracte la maladie
de sa femme et qui la transmet à une seconde femme.

On a encore appelé au secours de la contagion la mort
des médecins les plus illustres, qui se sont occupés de la
phthisie pulmonaire : Laennec, Bayle, Boudet, et tant
d'autres.

Laennec s'est le premier posé la question de savoir si l'inoculation directe pouvait produire la matière tuberculeuse.

« Je n'ai, à cet égard, qu'un seul fait. Il y a environ vingt
« ans, en examinant des vertèbres, dans lesquelles s'étaient
« développés des tubercules, un coup de scie m'effleura
« légèrement l'index de la main gauche. Je ne fis d'abord
« aucune attention à cette égratignure. Le lendemain, un
« peu d'érythème s'y manifesta; il s'y forma peu à peu,
« presque sans douleur, une petite tumeur obronde, qui, au
« bout de huit jours, avait acquis la grosseur d'un gros noyau
« de cerise, et paraissait situé dans l'épaisseur de la peau.
« A cette époque, l'épiderme se fendit sur la tumeur, au lieu
« même où avait passé la scie, et laissa apercevoir un petit
« tubercule jaune cru. Je le cautérisai, etc., etc. » — Malgré
ce fait personnel, Laennec considère la contagion de la
phthisie comme fort douteuse.

Albers cite cinq observations qui prouvent que les phénomènes décrits par Laennec sont bien ceux que l'on observe dans les cas d'inoculation.

Le microscope n'ayant donné aucune sanction à ces faits, nous devons attendre de nouveaux travaux pour juger la question relative à l'inocultation.

Nous croyons devoir donner tout au long l'opinion de M. Andral, comme le meilleur résumé de l'état actuel des esprits sur la contagion.

« On a sans doute singulièrement exagéré la facilité de
« la contagion de la phthisie pulmonaire. Cependant, est-il
« sage de la nier absolument et dans tous les cas?

« Qui pourrait affirmer, avec des preuves suffisantes à
« l'appui de son opinion, qu'une maladie, qui ne saurait
« jamais être considérée comme purement locale, et qui,
« à mesure qu'elle avance, présente l'image d'une sorte

« d'infection de toute l'économie, n'est pas susceptible de
« se transmettre, dans les cas où des contacts très rappro-
« chés et continuels exposent un individu sain à absorber
« les miasmes qui se dégagent et de la muqueuse pulmo-
« naire et de la peau des malades? Tout ce que je puis dire,
« sans prétendre décider en dernier ressort une aussi grave
« question, c'est que dans le cours de ma pratique, j'ai été
« plus d'une fois frappé de voir des femmes commencer à
« présenter les premiers symptômes d'une phthisie pulmo-
« naire peu de temps après que leur mari, dont elles avaient
« partagé la couche jusqu'au dernier moment, avait suc-
« combé à cette maladie.

« Une pareille question sera toujours scientifiquement
« très difficile à résoudre, en raison de la grande fréquence
« de la phthisie : l'on aura toujours à citer des faits con-
« traires à ceux dont je viens de parler; et pour ces derniers,
« on pourra facilement en diminuer la valeur en disaut
« que les personnes qui deviennent phthisiques en pareil
« cas, avaient à le devenir. Mais, pratiquement, ces faits ont
« peut-être assez d'importance pour qu'ils engagent à
« faire prendre quelques précautions aux personnes qui
« ont des rapports journaliers avec les phthisiques, surtout
« dans les derniers temps de leur maladie (¹)·

Influence de l'âge et du sexe.

Dans l'étude que nous avons faite de la tuberculisation,
au point de vue de l'hérédité et de la constitution, nous
avons eu occasion de citer quelques faits qui prouvent que

(¹) Andral. — Note au *Traité de l'Auscultation médiate*, t. II,
p. 179.

le fœtus peut présenter une infiltration tuberculeuse ; on trouve dans les auteurs des observations nombreuses de phthisies développées à tout âge ; Guersant l'a trouvée à toutes les périodes du premier âge ; MM. Rilliet et Barthez l'ont poursuivi dans toute l'enfance. — Il est très commun de trouver des tubercules chez des vieillards de 60 et 70 ans ; le plus souvent, ces tubercules sont passés à l'état crétacé ; on en trouve aussi de ramollis.

> Hippocrate avait indiqué l'âge de 18 ans à 35.
> Andral : hommes 21 à 28 ans ; femmes avant 20.
> Lombard, de Genève, mêmes résultats.
> Bayle
> Louis } de 20 à 30 ans.
> Clarck

MM. Rilliet et Barthez l'ont trouvée plus fréquente chez les garçons dans le jeune âge, et chez les filles vers la puberté.

Quant au sexe, il est généralement reconnu qu'elle est un peu plus fréquente chez la femme que chez l'homme. Toutes les statistiques s'accordent pour le démontrer. Clark établit la proportion :: 7 : 5, résultat auquel étaient parvenus Laennec, Jos Frank, MM. Louis, Benoiston, Staub, Hume.

Il y a des différences relatives aux pays dans lesquels sont établies les statistiques. Ainsi, à New-York, on compte 1,584 hommes contre 1,370 femmes ; à Paris, on compte 3,965 hommes contre 5,579 femmes.

En Suède également, les femmes l'emportent sur les hommes ; la proportion est :: 10 : 8,9.

Causes occasionnelles.

Parmi les causes occasionnelles, nous rangerons toutes celles qui, ne provenant pas d'un état constitutionnel ou d'une prédisposition acquise ou héréditaire, peuvent, par leur influence fâcheuse, développer la tuberculisation, soit d'une manière aiguë, soit d'une manière lente.

Il faut encore s'expliquer sur le véritable sens que nous entendons donner à cette dénomination. Tel individu sera, par l'influence actuelle qu'exerce l'hérédité sur sa constitution, voué à une mort presque certaine; mais c'est seulement vers l'âge de 40 ans que cette mort survient habituellemeut.

Il change de climats; il se livre très jeune à des excès vénériens, et il meurt phthisique vers l'âge de 25 ans. — Il est certain qu'il succombe à une cause occasionnelle.

Les causes occasionnelles sont donc toutes les causes extérieures qui peuvent modifier l'organisme au point de permettre à la cause morbide prédisposante ou constitutionnelle de se faire jour.

Il est un certain nombre de causes pathologiques qui peuvent jouer le role de causes occasionnelles; ce sont tous les états aigus et chroniques que l'on a rangés sous le titre de causes déterminantes : la pneumonie, la pleurésie, et tous les états pathologiques qui conduisent l'organisme à un état cachectique qui permet le développement des tubercules.

Il serait peut-être préférable d'établir une sous-division des causes pathologiques, car elles sont parfaitement tranchées, et un certain nombre d'auteurs ont cru pouvoir en faire une catégorie à part. Nous leur conserverons la place qui leur a été généralement assignée, convaincus tout à la fois de leur importance et de la vaste part qu'elles prennent dans la marche de la phthisie.

Si nous avons omis de poser en première ligne l'influence des climats comme cause, c'est que nous hésitions à classer les climats parmi les causes de la phthisie. Les auteurs qui ont discuté la question de savoir dans quelles contrées se développe avec le plus de fréquence la phthisie, ne l'ont pas envisagée sous tous ses points de vue. Nous allons tenter cet effort, persuadé qu'on nous saura gré de l'avoir fait complètement avec le peu de documents qu'offre la science, et d'après les renseignements seuls que fournit l'étude des malades dans la pratique.

Trois questions peuvent être posées sur la valeur pathogénique des climats dans le développement de la phthisie pulmonaire :

1° Quelles contrées voient naître le plus de tuberculeux ?

2° Quelle influence ont les changements de climats sur le développement de la phthisie pulmonaire ?

3° Les changements de climats peuvent-ils avoir quelque influence sur la guérison des tubercules ?

Ces trois questions ont une importance aussi grande, et nous ne saurions nous appesantir trop sur chacune d'elles.

La première pourrait à la rigueur rentrer dans les causes prédisposantes. Quelle différence y a-t-il, au fond, entre l'hérédité et une influence générale qui tiendrait au sol, au milieu dans lequel on respire, dans lequel on vit? Les Européens qui vont cultiver les contrées marécageuses de la Nouvelle-Orléans, y périssent en grand nombre de la fièvre jaune, et les naturels n'y sont que très peu sujets. Supposons le contraire; admettons que la fièvre jaune soit l'apanage de tous les individus qui naissent dans la Nouvelle-Orléans, ce sera là l'hérédité du sol.

Quand on recherche quel pays voit naître le plus de tuberculeux, on en revient à ces considérations; et quand on voit, dans un même pays, sous une même température, avec les même conditions d'humidité, de sécheresse et de froid, une partie de la population naître, croître, devenir très robuste et se propager, on se demande pourquoi, sur le même sol, naissent et végètent des générations souffreteuses. Ce n'est pas certainement à une sorte d'émanation de la terre qu'est due la maladie, ni à un excès de température, ni à un excès d'humidité. C'est bien plutôt à la manière toute différente dont les conditions hygiéniques sont comprises et administrées, à ces mille conditions qui constituent la misère et qui se retrouvent partout, quelle que soit la latitude sous laquelle vivent les hommes, quelle que soit la richesse de la végétation et le luxe de productions.

Qu'on visite la Suède, la Sibérie, la Russie, l'Ecosse, l'Amérique du Nord, les deux pôles eufin de notre globe, et on verra qu'il y existe des hommes d'une vigueur tout aussi grande que dans les contrées méridionales. Chrichton a avancé l'opinion, insoutenable devant les faits recueillis de tous côtés par les médecins de ces contrées, que les pays situés aux deux extrémités étaient le moins fréquemment atteints de phthisie pulmonaire; cette maladie ne frapperait d'une manière certaine que les habitants des pays tempérés. Or, en Suède, sur 1,000 décès, on compte 63 tuberculeux. La lumière s'est faite aussi pour l'Afrique; les annales de la chirurgie militaire nous offrent des renseignements assez satisfaisants à ce sujet; à Alger, on compte 35 phthisiques sur 1,000 individus qui meurent, et M. Boudin affirme que le chiffre était beaucoup plus considérable dans d'autres parties de cette contrée, qui passait jusqu'alors pour n'avoir jamais vu de tuberculeux, et qui est, aujourd'hui encore, tant recommandée par un grand nombre de médecins.

L'Italie jouit encore d'une réputation qu'on ose à peine lui disputer, et cependant les hôpitaux de Milan, de Florence, de Rome, regorgent de phthisiques; ceux de Naples même, où la superstition donne au soleil des propriétés curatives particulières, où les Anglais qui toussent vont guérir leur frayeur de la *consomption,* quand bien même ils n'auraient à guérir qu'une bronchite chronique.

L'Italie est le rendez-vous de tout ce qui est riche, oisif et catarrheux en Angleterre, en Russie et en Allemagne. Nous aurons occasion de faire l'analyse du beau travail de M.Carrière; présentement nous constatons simplement les faits sans nous prononcer sur la valeur curative de ces contrées.

A Malte, à Gibraltar, dans les îles de l'Archipel, en Grèce, on constate un grand nombre de phthisiques ; à Florence, la mortalité est presque égale à celle de Paris. M. Rufz a démontré, par des tableaux très fidèles, que dans nos possessions de l'Amérique, la mortalité était aussi considérable qu'à Paris.

Ne prenons donc plus au hasard les pays que Dieu semble avoir favorisés d'un climat très doux, et poursuivons cette étude par l'étude des températures propres à ces contrées, et principalement des variations qu'elles subissent.

« La phthisie, dit M. Andral, se montre sous toutes les
« latitudes; mais, ainsi qu'on est généralement porté à le
« croire, sa fréquence ne croît pas en raison directe de
« l'abaissement de la température; elle ne s'accroît pas cons-
« tamment non plus à mesure que la température s'élève.
« Dans les pays où règne habituellement une température
« très basse, et où cette température ne change pas brus-
« quement, il n'y a que peu de phthisies pulmonaires. Dans
« ceux où la température est très élevée, mais où, en même
« temps, ses variations sont rares et peu considérables, et
« où, bien que plus fortes, elles se succèdent avec régularité,
« il y a encore un peu de phthisies.

« Cette maladie acquiert, au contraire, son maximum de
« fréquence dans les contrées où existent continuellement

« de grandes et irrégulières variations de température. »

Il n'existe pas de travaux sur la santé des indigènes de l'Afrique, au moment où la domination européenne a commencé. — Les soins de la conquête portent un obstacle à de semblables études, et dès que le calme semble rétabli, on peut remarquer que les mœurs ont déjà changé considérablement; en Afrique, nos soldats ont apporté une partie de la civilisation européenne, mais, il faut bien le dire, ce n'est pas la meilleure.

Les populations ne cèdent pas facilement aux exigences de propreté et d'ordre que commande la discipline; c'est par les vices que les hommes laissent derrière eux que commence la conquête morale; les bienfaits sont le résultat des temps de calme et d'organisation. En Egypte, les Fellahs, qui creusent, presque nus, les canaux de communication, sont peu affectés de tuberculisation; c'est principalement sur les troupes régulières que se fait sentir la maladie qui nous occupe.

Dans les îles Ioniennes, où les changements de température sont brusques et considérables, il n'y a pas plus de fréquence qu'à Malte, dont le climat est des plus doux et des plus tempérés.

En Angleterre, terre classique de la tuberculisation, c'est surtout dans les grands centres de population que la maladie sévit; dans les campagnes, où l'agriculture occupe la majeure partie des bras, elle est bien moins fréquente; en Irlande, il est à remarquer que la misère règne sur une vaste échelle et qu'elle engendre toutes les maladies cachectiques, qui conduisent le plus sûrement à la tuberculisation.

En Espagne, la phthisie pulmonaire est très fréquente; il y règne des vents secs qui ont une grande influence sur son développement.

Enfin, en France, il y a des statistiques assez nombreuses pour qu'on puisse connaître les lieux où se développe la plus grande partie des phthisies pulmonaires. — Paris est certainement la ville où l'on en trouve le plus ; mais il y a deux choses à considérer dans l'étude qu'on fait des malades qui servent à établir les statistiques : ou bien ce sont des enfants de Paris, nés de parents eux-mêmes originaires de Paris ; ou bien ce sont des individus nés dans un autre pays, et subissant l'influence des milieux dans lesquels ils deviennent malades. Ceux-ci rentrent dans la catégorie que nous allons établir, et dans la deuxième question que nous nous sommes posée sur les climats.

Nous ne connaissons pas de statistique qui embrasse l'histoire de tous les malades entrés dans un service d'hôpital, et cette statistique si utile des antécédants du malade, de sa famille, et l'appréciation exacte des conditions anti-hygiéniques dans lesquelles il a vécu depuis son arrivée à Paris.

Nous avons parcouru la France entière, soit en observant partout l'état des populations, soit en consultant l'expérience de nos confrères, et partout nous avons vu un nombre de tuberculeux très considérable ; cependant, nous avons une remarque à faire sur les points extrêmes de notre pays.

Le nord de la France et le midi, nous ont offert un nombre qui nous a paru sensiblement plus élevé que celui des malades atteints dans le centre.

Notre observation ne porte point sur une statistique très fidèle ; c'est pourquoi nous n'osons pas affirmer ce que l'expérience démontrera sans doute plus tard.

Presque tous les auteurs, Staub, Fourcault, Bricheteau, admettent que les pays très humides sont ceux précisément où apparaissent le plus de phthisies.

De cette unanimité des auteurs, de l'observation facile de la phthisie pulmonaire se développant partout, et surtout de l'incertitude qui règne dans les statistiques établies, on peut conclure à une fréquence un peu plus grande pour les climats où la température change brusquement et où règne l'humidité.

Mais la conclusion la plus certaine, c'est que la phthisie pulmonaire se développe partout, et qu'il n'existe pas, ainsi qu'on l'avait dit d'abord, des pays qui jouissent d'une immunité parfaite.

Cette manière de voir est en parfaite harmonie avec l'opinion exprimée par Clark et M. Louis.

Nous ne pouvons passer sous silence la discussion très longue, très importante qui s'est élevée sur l'antagonisme qui semblerait exister entre la phthisie et les fièvres intermittentes, et sur l'influence presque heureuse qu'auraient celles-ci sur l'anéantissement de la tuberculisation.

Well d'abord ([1]), puis M. Boudin, ont établi, sous le nom de *loi d'antagonisme pathologique*, que la phthisie ne sévissait point là où l'on rencontre des fièvres intermittentes et *vice versâ*.

M. Boudin a formulé sa loi ([2]) ainsi qu'il suit :

1° La phthisie pulmonaire, tout égal d'ailleurs, est plus rare parmi les habitants des localités marécageuses ;

2° les localités dans lesquelles se montre la phthisie sont remarquables par la rareté des fièvres intermittentes endémiques ;

3° Par suite de la suppression des marais, ou de leur conversion en étangs, on a vu l'endémicité des fièvres inter-

---

([1]) Well. *Médic. aud chir. transact*, t. III, n° 32.
([2]) *Essai de Géographie médicale*. Bull. de la Société royale de médecine de Marseille, p. 86, n°s 1 et 2 ; 1843.

mittentes être remplacée par la phthisie pulmonaire, dans certaines localités où cette maladie était inconnue précédemment.

Une pareille opinion valait la peine d'être discuté sérieusement; aussi les médecins s'y sont jetés avec une ferveur utile à la fois comme statistique très consciencieusement faite, et comme chapitre de géographie médicale très intéressant à consulter.

M. Boudin, pour appuyer son opinion, a apporté les arguments suivants; nous y joindrons les renseignements que les auteurs qui se sont occupés de la question lui ont apporté:

A New-York, où les fièvres marécageuses dominent, on n'a pas cité un exemple de phthisie développée dans le pays;

A Molmyne (Indes), 1,978 malades sont entrés dans les hôpitaux pour fièvres intermittentes, et 4 seulement pour phthisie;

A Madras, sur 17,420 malades entrés dans les hôpitaux, 14 seulement moururent de phthisie. A Rangoon (Inde), 2,095 fièvres intermittentes furent soignées à l'hôpital; il n'y entra que 7 phthisiques.

En Afrique :

Bone.	6,245 malades.	250 morts.	6 phthisiq.	Moreau.
Constantine . .	790 fiévreux.	»	7	Laveran.
Sénégal. . . .	952 malades.	»	0	
Maurice. . . .	246 malades.	13 intermitt.	233 phthisiq.	
Patras	1,243 fiévreux.	»	2	Roux.
Venise	14,000 malades.	»	7 ou 8	Ollivier (d'Anger)·
St-Pétersbourg.	»	4 fièv.-inter.	125	Thielmann.

Ces résultats sont incontestables ; ils sont accompagnés de bien d'autres, dus à des auteurs très recommandables.

Pour l'Italie, par exemple, que l'on a trop de tendance à considérer comme offrant très peu de phthisiques, on a observé qu'à Naples, à Gênes et à Nice, il y mourait un plus grand nombre de tuberculeux qu'à Rome, Pise, Parme, qui sont entourées de marais, et où règne, d'une manière endémique, la fièvre intermittente.

Nous passerons sous silence les travaux de M. Nepple, de M. Pacaud, de M. Barth, de M. Hahn et de tant d'autres auteurs, travaux qui confirment tous la loi d'antagonisme de M. Boudin.

Il est certain que les faits probants sont en grand nombre, et qu'ils suffiraient pour porter la conviction dans l'esprit.

Quelques médecins, dont le nom offre toutes les garanties de la bonne foi, ont essayé d'opposer statistiques à statistiques, chiffres à chiffres. Nous devons les citer, afin de ne pas laisser dans l'ombre un seul des arguments, pour ou contre, de cette importante question.

M. Forget a reçu dans ses salles, à Strasbourg, 335 fièvres intermittentes et 230 phthisies confirmées.

M. Gintrac a trouvé, à Bordeaux, 153 phthisies contre 1201 fièvres intermittentes, et du dénombrement par localités où se sont montrées ces deux affections, il conclut au *parallélisme* des deux maladies et nullement à leur antagonisme.

M. Michel Lévy a attaqué la loi d'antagonisme par le raisonnement plutôt que par des observations directes.

Un travail de M. Genest tend à démontrer que la loi d'antagonisme n'a aucun fondement.

De tous ces faits, il semble résulter que la loi établie par M. Boudin est en harmonie complète avec toutes les observations recueillies dans tous les pays.

Quelles conséquences pratiques peut-on en tirer, et surtout de quelle utilité peuvent-elles être pour la thérapeutique? C'est là un point que les auteurs n'ont pas éclairci. Comme la fièvre intermittente est une affection tout aussi désastreuse, dans ses effets que la phthisie pulmonaire, il nous paraît que sa prédominance n'a pas un grand intérêt.

De plus, l'exposition à des émanations paludéennes, et, par suite, une fièvre intermittente développée chez un malade, le rendrait-elle réfractaire à la phthisie pulmonaire? Si tel en était le bienfait, il faudrait bénir la loi d'antagonisme pathologique; mais telle n'est pas la conséquence à laquelle conduit l'observation. L'état cachectique, qui est la suite des fièvres intermittentes, devient, le plus généralement, une cause prédisposante pour le développement de la phthisie.

La deuxieme question que nous nous sommes posée, est beaucoup mieux tranchée par l'observation.

Le changement de climats a-t-il quelque influence sur le développement de la phthisie pulmonaire?

Les analogies doivent être invoquées pour résoudre cette question, et les principaux arguments à invoquer sont puisés dans l'anatomie pathologique des animaux.

Il est une règle presque générale, c'est que les animaux qui sont apportés des pays chauds dans les pays froids et humides, meurent rapidement de phthisie pulmonaire.

On s'est beaucoup préoccupé de savoir si les animaux que l'on transporte des climats chauds dans nos contrées humides, pour servir à la curiosité des voyageurs, vivraient et arriveraient au terme ordinaire de leur vie, si on les laissait en pleine liberté. Un grand nombre d'auteurs attribuent la mortalité qui sévit sur les grands animaux, à la réclusion perpétuelle à laquelle ils sont condamnés; à l'espace étroit dans lequel ils sont renfermés et dans lequel ils se livrent à un exercice trop restreint. D'autres invoquent les émanations putrides que développent les viandes de mauvaise qualité qui leur servent de nourriture, et l'atmosphère ra-

pidement raréfiée des cages dans lesquelles on les tient
enfermés.

Il suffit de jeter un coup d'œil sur les animaux qui font
l'ornement du Jardin des Plantes; quelle que soit l'espèce
que l'on considère, on les voit tous succomber à la tuberculisation. C'est parfois une véritable épidémie sur les singes,
et en très peu de temps, on voit mourir les espèces les
plus rares, malgré les soins intelligents qui les entourent.

A Londres, la mortalité est bien plus considérable encore;
on crée, pour les habitants du désert et de la zone torride,
des habitations vastes, aérées d'un air chaud qui ressemble
à leur air natal; rien n'y fait. A peine arrivés à Londres,
ils s'allanguissent, et peu à peu ils subissent la loi commune.

Il est donc bien certain que les animaux transportés d'un
pays chaud, où ils vivent en pleine liberté, dans une contrée
à variations brusques dans la température, sont exposés,
par ces changements anti-hygiéniques, à toutes les causes
qui peuvent développer une cachexie, et surtout la cachexie
tuberculeuse.

Une question plus importante à étudier est de savoir
quelle est la proportion de ces animaux qui succombent à la
tuberculisation pulmonaire dans les pays d'où ils sont
apportés; la réponse, impossible à faire dans l'état actuel
de la science, peut cependant être prévue. Il est certain que
les animaux qui vivent à l'état sauvage succombent, le plus
généralement, par suite de vieillesse ou de mort violente. Si
on les transplante, ils perdent peu à peu leurs qualités, leur
vigueur, leur appétit; et soit que les aliments ne soient plus
les mêmes, soit qu'ils ne jouissent plus des mêmes conditions atmosphériques, ils périssent rapidement.

Les herbivores subissent le même sort, quoique à des
degrés moins marqués.

On n'a pu acclimater les lamas et les vigognes qu'avec la plus grande peine, et un grand nombre de races, venues du nord de l'Europe, de l'Écosse et des gras pâturages de l'Angleterre, dépérissent rapidement dans nos contrées, et meurent, pour la plupart, de tuberculisation acquise.

Cette étude, facile à faire dans les espèces animales, ne peut être tentée avec autant de facilité pour l'homme. Il en ressort bien évidemment que les races d'animaux *non-prédisposés* à la phthisie pulmonaire, subissent néanmoins l'influence des conditions anti-hygiéniques au milieu desquelles on les place, à ce point qu'elles finissent par disparaître.

On n'a pu faire des observations nombreuses sur les races qui, émigrant d'une contrée dans une autre, s'y dispersent et s'acclimatent après avoir payé leur tribut aux influences climatériques. M. Fauvel, dans un travail très remarquable qu'il a adressé à la société des hôpitaux de Paris, dit qu'il n'a pas observé de tuberculisation chez les soldats que le vice-roi d'Égypte avait envoyés au secours de la Turquie. Ces hommes étaient pourtant exposés à toutes les causes anti-hygiéniques qui peuvent constituer une prédisposition.

Les nègres qui sont transportés des côtes d'Afrique dans l'Amérique du nord y périssent rapidement de tuberculisation. Ajoutons qu'ils sont soumis à des influences très mauvaises, et qu'ils y contractent, dans l'esclavage, des habitudes d'ivrognerie qui les conduisent fatalement au dépérissement. Ceux qui accompagnent des maîtres européens, soit en Angleterre, soit en France, ont besoin de très grandes précautions pour échapper à la funeste influence des changements brusques de température.

Si l'on admet que le changement de climats est d'une influence heureuse sur la marche de la tuberculisation confirmée, et peut, sinon en arrêter subitement la marche, tout au moins en arrêter les progrès, il est tout aussi juste de penser que l'humidité et le froid réunis, peuvent constituer une cause prédisposante des plus énergiques.

La troisième question que l'on peut s'adresser est relative à la valeur des climats comme agents curatifs de la phthisie pulmonaire.

Cette question ne peut trouver son développement que lorsque nous aurons à nous occuper du traitement; aussi la laisserons-nous sans réponse actuellement, nous réservant de lui accorder toute l'extension qu'elle mérite plus tard.

Les causes anti-hygiéniques sont de plusieurs ordres et surtout relatives aux âges et au sexe.

Nous allons d'abord les énumérer dans l'ordre le plus naturel. — Il en est quelques-unes sur lesquelles nous insisterons un peu plus longuement, eu égard à leur importance. Ce sont : 1° L'influence des saisons ; 2° de l'habitation ; 3° des vêtements ; 4° de l'alimentation ; 5° du travail — profession ; 6° causes morales ; 7° excès.

Saisons. — En parlant des climats, nous avons à peu près fait l'histoire de l'influence des saisons. Cependant, nous croyons devoir y insister plus longuement, parce que, dans notre pays principalement, les saisons sont plus multipliées, et, par conséquent, moins tranchées que dans les pays chauds. — La zone équatoriale éprouve à peine quelque diminution passagère dans les grandes chaleurs; les zones polaires sont à peu près éternellement engourdies par le froid; enfin, quelques coins du globe jouissent d'un printemps presque continuel.

Il suit, de ces différences dans la durée des saisons, que les organes de la respiration s'accoutument à la transition brusque qui se fait sentir entre les deux saisons extrêmes, et qu'une fois cette impression subie, ils acquièrent un jeu fonctionnel régulier, qui est une des conditions indispensables pour leur intégrité.

On connaît la prédilection des médecins pour les pays où semble régner un printemps perpétuel, et l'influence heureuse qu'ils leur attribuent dans la guérison de la phthisie.

Il nous suffit d'observer, dans nos contrées humides, à température essentiellemont variable, combien de malades entrent dans les hôpitaux aux approches de l'hiver, et quels changements heureux amène le retour de l'été, pour acquérir la conviction qu'entre ces deux saisons extrêmes, il y a des conditions fâcheuses qu'il faut rapporter à la variation de la température.

M. Briquet a constaté les résultats suivants sur 98 malades :

30 ont présenté les premiers symptômes en décembre, janvier et février.
24 en mars, avril et mai.
23 en juin, juillet et août.
21 en septembre, octobre et novembre.

M. Louis a observé que la maladie se développait également dans tous les mois de l'année, et la plupart des auteurs qui ont essayé de faire des relevés statistiques, sont arrivés aux mêmes résultats.

Si l'observation semble ne donner lieu à aucune conclusion importante, et dérouter les prévisions des pathologistes, il n'en sera pas de même quand nous aurons à nous occuper des variations que les saisons amènent dans la succession des symptômes. — Quand la maladie est confirmée, la marche dépend bien évidemment des variations de la température.

Pendant l'hiver, les tuberculeux sont en proie à mille causes de refroidissement, et la facilité avec laquelle ils contractent des bronchites, est aussi une fâcheuse disposition à voir la tuberculisation précipiter sa marche.

Au printemps, ils ont une inclination trop grande à se débarrasser des vêtements d'hiver; ils aiment d'aller respirer un air rendu tiède par les premiers rayons de soleil; de là, bien des causes de bronchite.

L'été semblerait une saison favorable; les températures du jour et de la nuit, variant moins sensiblement, permettent l'usage de tous les vêtements qu'il plaît aux malades de prendre. L'air est naturellement chaud; il ne frappe point par des transitions brusques au sortir des appartements. — Mais une des causes puissantes de trouble et de malaise provient de l'excès d'électricité répandue dans l'atmosphère.

A l'approche des orages, les malades sont agités, inquiets, oppressés; ils éprouvent un grand malaise et semblent en proie à des crises nerveuses répétées.

J'ai vu bien souvent, pendant les journées orageuses, cette surexcitation portée assez loin pour déterminer un léger dérangement dans les facultés intellectuelles, la fièvre se déclarer, et des sueurs profuses, coïncidant avec la cessation de l'état électrique de l'atmosphère, terminer la scène en jetant le malade dans un accablement profond.

L'automne a été chantée par tous les poëtes, comme la saison que les tuberculeux franchissent rarement. Si l'amour du merveilleux a pu créer de semblables fictions, il n'en est pas moins important de prémunir les malades contre les causes nombreuses qui, en faisant varier la température, donnent naissance à des bronchites légères, qui réveillent la toux et conservent une ténacité qui peut durer jusqu'à la fin de l'hiver.

L'habitation. — L'influence de l'habitation de l'homme

est, suivant nous, d'une importance majeure dans-la question qui nous occupe. Je n'ai point l'intention d'entrer dans tous les détails relatifs aux conditions dans lesquelles doit se trouver l'habitation de l'homme.

Entre la hutte d'un sauvage de l'Amérique du nord, entre la demeure basse, humide, couverte en chaume des habitants de la campagne et les appartements somptueux que notre siècle voit se multiplier à l'infini, il y a tant de degrés, tant de distance, que c'est à peine si j'ose entreprendre une pareille tâche.

On ne lira pas sans le plus vif intérêt l'article du dictionnaire d'hygiène de M. Tardieu. C'est le résumé le plus net, le plus complet de cette question, et j'y ai puisé de très utiles renseignements.

Il y a, dans la question d'habitation, plusieurs points à envisager : ou bien, les enfants sont nés, ont été élevés dans des habitations malsaines, et si on vient à les changer de condition, ils perdent facilement le cachet de débilité qui les caractérise, et ils puisent dans un milieu plus favorable, une force et une vigueur qu'ils n'auraient jamais connues. Ou bien, un individu, né de parents sains, et jouissant d'une aisance suffisante pour les mettre à l'abri de la misère, tombe tout-à-coup, ou par degrés, dans le besoin ; échange son logement confortable contre une habitation malsaine, humide et basse ; il devient rapidement tuberculeux et meurt avec une grande rapidité. Ces cas là sont fréquents et se rencontrent en nombre dans les villes industrielles.

D'un côté, les enfants de la campagne semblent sortir directement du sol qui les a vus naître. Ils ont couché sur la dure, quelquefois sur la paille, quelquefois dans une couverture et sur la terre ; ils ne sont ni tuberculeux ni disposés à le devenir. De l'autre, les enfants sont nés et élevés dans

des habitations somptueuses, et malgré les conditions hygiéniques excellentes au milieu desquelles ils se trouvent, ils
sont atteints de phthisie pulmonaire. Que conclure de ces
différences étranges?

Au premier abord, c'est à désespérer de l'influence de
l'hygiène; mais si on veut bien pénétrer plus avant, on verra
que rien n'est plus facile à expliquer. — L'enfant né dans la
campagne est nourri d'abord par le sein de sa propre mère;
elles n'ont pas peur, les paysannes, de détériorer la forme
d'un organe qu'elles considèrent comme d'une importance
réelle pour l'allaitement, et qui n'est point, à proprement
parler, un charme pour elles. Soumises à une nourriture
abondante, mais grossière, elles travaillent et n'ont pas le
temps de songer à des plaisirs énervants. Le nourrisson s'en
trouve mieux, et déjà, sur le sein de sa mère, il s'accoutume
aux intempéries de la campagne; sa jeune poitrine n'est surprise par aucune variation dans l'état atmosphérique. Plus
tard, abandonné à ses propres mouvements, il joue, il se
livre sans entrave aux exercices qui semblent disproportionnés pour ses forces physiques. La surveillance qui l'entoure ne s'exerce que d'une manière restreinte et de façon
seulement à ce qu'il ne courre aucun danger. Son système
musculaire se développe en raison de cet exercice, et s'il
couche sur la dure, il a à opposer, au milieu dans lequel il
passe de courts instants, une activité circulatoire plus considérable.

Dans les villes, on accumule étages sur étages, les rues
sont étroites et les maisons très élevées; les courants d'air
n'y circulent pas avec la même facilité. Les promenades pu-
bliques, les jardins, sont peu nombreux, et on y contracte
peu à peu l'habitude de vivre dans les appartements. — Les
rez-de-chaussées sont généralement humides, mal éclairés,

et c'est là que pendant le jour habitent, vivent et se meuvent les hommes que les intérêts absorbent.

Quand on envisage l'influence de l'habitation à ce point de vue, on trouve immédiatement à établir une grande distinction entre celle de la campagne et celle de la ville. L'ouvrier des villes entre le soir dans une chambre étroite, sans lumière et sans feu, et il vit toute la journée dans des ateliers où l'agglomération engendre une atmosphère viciée; il est donc dans des conditions plus mauvaises que le paysan, dont la vie laborieuse se déroule au grand air, et qui ne vit dans l'habitation qu'il s'est construite que de courts instants.

Les meilleures conditions se trouvent dans les classes intermédiaires; elles jouissent de l'air, de la lumière, de l'espace et d'un travail modéré, de tout ce qui peut enfin leur donner des armes contre la débilitation de l'organisme.

La phthisie pulmonaire peut, ai-je dit, se développer partout, à la campagne comme à la ville; mais si on soumet un individu aux conditions extrêmes dont je viens de parler, sans lui accorder le bénéfice d'une nourriture et d'un exercice convenables, il dépérira et marchera à grands pas vers la tuberculisation.

Alimentation. — L'homme est, de tous les êtres de la création, celui qui subit avec le plus de rigueur les influences extérieures. Il est obligé de trouver dans son intelligence mille moyens de résister aux agents extérieurs; il lutte sans cesse, depuis l'instant où il quitte le sein de sa mère jusqu'au moment où il rentre dans le sein de la terre, et cette lutte, qui a pour but sa conservation, il la soutient contre tous les éléments qui l'entourent. Les aliments que l'animal choisit instinctivement, qui sont digérés par celui-ci sans apprêt, l'homme est obligé de les transformer à l'infini, pour les rendre assimilables et de facile digestion.

Le lait est le premier aliment que le nourrisson reçoit ; aliment complet, qui suffit parfaitement au développement de l'enfant.

Le tube digestif est l'un des organes qu'il est le plus important de surveiller à tous les âges, et c'est par lui que l'homme commet le plus d'attentats contre sa propre existence.

L'allaitement des enfants est généralement mal pratiqué ; à la campagne, aussitôt qu'on les entend crier, on leur présente le sein ; on attribue leur cris au besoin de nourriture, sans s'occuper des soins hygiéniques accessoires dont ils peuvent avoir à se plaindre ; on les gorge sans raison, et de là, des vomissements, de mauvaises digestions et une assimilation incomplète.

A Paris, et dans les grands centres de population, l'histoire du lait est plus curieuse encore, et on ne saurait trop l'étudier à ce nouveau point de vue. Les environs de Paris sont parsemés de nourrisseurs qui élèvent un nombre considérable de vaches laitières. — Le but de ces industriels est d'obtenir, à l'aide d'une nourriture convenablement dirigée, la plus grande somme de lait que l'animal puisse produire. Or, dans cette excitation des glandes qui secrètent le liquide, ils ne calculent pas que l'animal peut devenir malade ; c'est cependant ce qui a lieu au bout d'un certain temps.

Les vaches, ainsi soumises à un régime spécial, donnent à la vérité une quantité de lait plus considérable, mais elles se tuberculisent.

Le résultat de cette industrie forcée, est donc de déverser tous les jours, dans tous les carrefours de Paris, un aliment qui provient de vaches tuberculeuses.

L'alimentation à l'aide du laitage est celle de toutes les classes de la société ; les riches absorbent le lait à peu près

pur; les pauvres subissent la rude loi de l'alimentation secondaire et même tertiaire, si on peut assigner des ordres
de richesse aux falsifications qui se commettent chaque
jour.

L'analyse chimique ou microscopique n'ont rien découvert
dans le lait des individus affectés de syphilis, ou de scrofule,
ou de tubercule; la vigueur du tempérament se transmet
par l'intermédiaire de ce liquide, sans que nos moyens d'investigation puissent démontrer l'élément essentiel de cette
transmission.

Jusqu'ici, le lait n'a été analysé qu'au point de vue des
éléments qu'il renferme; mais chacun sait qu'elle influence
apporte dans l'avenir d'un enfant le choix d'une nourrice.

En bonne foi, donnerait-on pour nourrice, à un enfant né
de parents robustes, une femme reconnue phthisique? Non,
certainement. Il s'agit de savoir si le pouvoir de transmission
peut avoir lieu de l'animal à l'homme. Donnez à téter une
chèvre à des enfants tuberculeux, vous ne changez que peu
ou point leur constitution héréditaire; donnez à des enfants
sains une chèvre tuberculeuse à teter, et vous aurez bientôt
à déplorer les tristes effets de cet allaitement.

S'il est permis de juger cette question par analogie, on
n'a qu'à invoquer le soin extrême qu'ont les familles à ne
pas prendre une nourrice infectée de vice syphilitique; la
transmission des deux affections étant généralement admise,
il y aura autant de précaution à prendre pour les enfants.

Il est indispensable d'établir une distinction pour l'alimentation chez les adultes.

A la campagne, les paysans, les ouvriers, mangent des
aliments grossiers, de qualité secondaire, mais non corrom-
pus. Ainsi, le pain n'est point aussi riche en principes
alibiles que celui des villes, mais la fatigue y est moins

grande, et, ainsi que je l'ai déjà dit, les conditions d'air, d'exercice, d'insolation, sont meilleures; le travail aide à l'assimilation, tandis que dans les villes il n'en est pas ainsi.

Les ouvriers des grandes villes sont obligés de vivre au meilleur marché possible; ils logent dans des réduits obscurs, étroits, entassés les uns sur les autres, et, pouvant à peine suffire par leur salaire aux exigences de la famille, ils se privent eux-mêmes. Ils consomment une force toujours égale, pour atteindre un salaire dont le chiffre est indispensable, et ne réparent pas ces forces par la quantité de nourriture qu'ils prennent.

Les farineux entrent pour beaucoup dans cette alimentation insuffisante, alors qu'il faudrait de la viande et du vin.

L'alimentation ne peut avoir, sur le développement de la phthisie pulmonaire, d'influence heureuse qu'au début de la vie, et alors que les phénomènes sensibles ne sont point encore développés; plus tard, elle a une tout autre influence; elle se lie aux conditions anti-hygiéniques dont j'ai fait l'énumération, et active la précipitation des périodes que j'ai mentionnées.

Si les privations volontaires, ou imposées par la misère, ont sur la constitution des individus une influence débilitante telle, que la tuberculisation en soit la conséquence, dans un certain nombre de cas, il faut aussi faire la part des excès auxquels se livrent un grand nombre d'ouvriers.

Oublieux des sages préceptes de l'économie, ils se livrent à l'abus des boissons alcooliques. Le vin, qu'ils devraient prendre comme un élément de force, comme un excitant digestible, ils en usent comme d'un plaisir dont ils sont la plupart du temps sevrés. On les voit passer les journées, qui devraient être consacrées au repos, à boire jusqu'à l'ivresse la plus sordide.

Les boissons qui sont vendues à l'ouvrier, sont de la dernière qualité, quand elles ne sont pas le produit d'une infâme fraude.

Il boit du lait frelaté, dépouillé de matière grasse et étendu de plusieurs fois son volume d'eau; la viande qu'il mange est d'une qualité complètement ignorée; le vin n'a que la couleur propre à ce liquide, quand il n'entre pas, dans sa composition, des substances nuisibles à l'économie.

Pour oublier les plaintes légitimes de sa femme et de ses enfants, il va dans la société de ceux qui n'ont point de famille, et là il dépense le peu d'argent qu'il devrait laisser à la communauté.

Le chagrin, l'abus de l'ivresse, les mauvais traitements qui en sont la suite, voilà le triste tableau des causes débilitantes qui engendrent la misère et qui prédisposent les classes pauvres et laborieuses à la tuberculisation.

Quelles générations peuvent naître dans de pareilles conditions hygiéniques!

Les lois protègent sans doute l'ouvrier au point de vue du bon marché, et je ne saurais trop signaler les sages mesures que le gouvernement a prises pour mettre les classes laborieuses à l'abri de la spéculation et de la fraude continuelle des viandes de boucherie et des boissons. Mais que fait-on pour empêcher une augmentation du prix des loyers tel, que pour rester à l'abri, les populations aisées sont obligées de s'imposer des privations de tous genres.

Pourquoi ne pas inscrire dans la loi que tout loyer, quel qu'en soit le prix, sera fait à bail et dans les mêmes conditions de garantie respective pour les deux parties. L'ouvrier s'attacherait à sa demeure; il ferait tous ses efforts pour satisfaire ses patrons, afin de trouver toujours du travail par sa stabilité, et dans les moments de détresse et de chômage, il trouverait des secours qui lui sont refusés et qui jettent dans son esprit des germes malheureux.

Vêtements. — Les vêtements ont pour objet de défendre l'homme contre les changements de température, et, par conséquent, ils offrent un grand intérêt au point de vue physiologique.

En deçà ou en delà de la température normale du corps, les vêtements deviennent indispensables pour éviter une déperdition trop considérable de calorique. — La première action du froid semble porter sur la sensibilité cutanée; on peut pincer, tordre les tissus exposés au froid, sans que les malades en éprouvent de sensation particulière.

On voit tous les jours la gangrène produite par le froid ; la circulation n'a plus lieu ; la mort du membre est la conséquence d'une déperdition trop rapide de calorique.

J'ai déjà parlé des observations faites dans les pays froids et dans les contrées tropicales, d'où il semble résulter que les températures extrêmes n'ont qu'une très légère influence sur le développement de la tuberculisation, pourvu que les populations sachent s'isoler convenablement à l'aide de vêtements chauds.

Le froid exerce sur les poumons deux espèces d'actions. — Il agit : 1° par son action sur les parties extérieures; 2° par son introduction et par son action directe sur les poumons.

On a attribué au froid la mort de tous les animaux que les zoologistes cherchent à acclimater dans nos contrées.

M. Flourens a fait des expériences nombreuses d'où il résulte : 1° que le froid exerce sur les poumons des animaux une action directe et constante, d'autant plus grave et plus prompte, que l'animal est plus rapproché du moment de la naissance; 2° que le froid donne naissance à une *inflammation chronique*, la phthisie pulmonaire.

Je n'admets pas la confusion que M. Flourens établit entre la phthisie pulmonaire et l'inflammation chronique. — Rien n'est plus vague et plus incertain que la description qu'il donne des altérations produites sur les animaux qu'il a observés. — On y trouve une description fidèle de la pneumonie chronique, mais il y a loin de là à la phthisie pulmonaire.

L'air froid exerce une grande action sur l'économie, quand il est introduit brusquement, sans précautions, dans les voies aériennes. — Nul doute qu'alors il agisse comme sur les parties extérieures; il produit une certaine stase sanguine dans les vaisseaux capillaires; il excite la sensibilité des voies aériennes et provoque la toux.

On ne saurait trop insister vis-à-vis des personnes que l'hérédité semble prédisposer à la phthisie, pour leur faire adopter d'une manière absolue l'emploi de vêtements chauds capables de les garantir à la fois des intempéries de l'air et aussi de pomper rapidement la sueur du corps.

L'habitude qu'ont les habitants des pays froids de s'envelopper de fourrures; celle bien plus étrange, au premier abord, qu'ont les Arabes et les habitants des contrées brûlantes, de s'envelopper de vêtements de laine, sont la preuve de ce que peut l'instinct des peuples, avant même que l'hygiène ait imposé ses lois.

On admet généralement que le manque de vêtements, la transition brusque d'un appartement chaud dans un milieu plus froid, et surtout l'exposition prolongée à une température froide, peuvent conduire rapidement à la tuberculisation.

Que dire maintenant de la malheureuse partie de la population qui ne peut se loger convenablement ni absorber des aliments suffisants; pourrait-on supposer qu'elle ait les moyens de se couvrir le jour et de s'abriter la nuit contre le froid. — Il ne faut pas oublier que pendant le jour l'homme se livre à des mouvements qui réagissent sur la circulation, et qui produisent une certaine quantité de calorique. Pendant la nuit, la circulation languit ; les membres ont besoin d'être beaucoup mieux abrités contre l'air extérieur, qui se refroidit lui-même considérablement ; de là, la nécessité de couvertures chaudes et épaisses.

Le médecin qui interroge un malheureux qui se présente à lui affecté de tuberculisation, n'oublie jamais de lui poser des questions précises sur les antécédents, sur la facilité plus ou moins grande qu'il a eu à contracter des rhumes l'hiver.

Je puis affirmer, d'après ma propre expérience, que dans la classe laborieuse, une insuffisance de vêtements a été accusée par les trois quarts au moins des malades.

M. Briquet s'est livré à une étude statistique qui lui a donné des résultats analogues.

M. Fournet a cité un certain nombre d'observations pour démontrer cette influence.

MM. Louis et Andral n'ont accordé au froid qu'une médiocre importance comme cause de tuberculisation. — Mais ces auteurs ne nient pas que cette cause, quoique indirecte, possède une action des plus débilitantes sur l'organisme, et par conséquent le prédispose à subir toutes les influences cachectiques.

Je dois consacrer une page au moins à la détestable habitude qu'ont les femmes de presser leur taille dans un des plus abominables vêtements que leur coquetterie ait pu inventer ; je veux parler du corset.

M. le professeur Cruveilher a suffisamment démontré, dans son *Traité d'Anatomie*, l'influence déplorable que le corset exerce sur le développement de la cage thoracique, et par suite sur l'élargissement des poumons dans le sens de la hauteur aux dépens de la largeur.

J'ai fait ressortir l'obstacle fonctionnel apporté à la respiration par cette disposition des poumons; si ce n'est donc pas une cause directe, c'est au moins une des causes prédisposantes des plus intenses. — Dans les familles où les conseils d'une saine hygiène sont suivis, les jeunes filles ne portent jamais de corsets, et quand vient l'âge de la puberté, la taille n'a rien perdu de sa grâce ni de sa souplesse. La respiration n'étant point gênée, les fonctions de l'utérus sont accomplies avec une régularité plus grande. Qu'importe, après tout, quelques centimètres de taille en plus, quand il s'agit de l'intégrité des fonctions les plus importantes.

Travail. — Profession.

Le travail ne peut être considéré comme une cause prochaine de tuberculisation, tant qu'il ne dépasse point les limites imposées à la force de l'individu qui s'y livre, mais dès l'instant qu'il se manifeste une fatigue pour l'organisme, il devient cause occasionnelle, en affaiblissant graduellement les forces.

Il n'est pas possible de se livrer à des travaux excessifs, même en se nourrissant bien, et de se conserver dans l'état de santé. Beaucoup de personnes pensent qu'elles peuvent dépasser les limites de leurs forces sans inconvénients, et pour s'exciter au travail qu'elles s'imposent, elles prennent une somme de nourriture plus abondante et des liqueurs excitantes. — C'est un déplorable calcul, et l'expérience vient bientôt leur prouver que l'économie ne peut supporter un semblable régime.

Dans les classes laborieuses, c'est une des causes fréquentes de tuberculisation. — Les ouvriers ne sont ni maîtres de leur temps ni maîtres de leurs salaires. — Pour quelque augmentation dans le prix de leur journée, on leur fait consacrer un temps double à un ouvrage pénible ; de plus, c'est le soir, à la lueur du gaz, que ces heures sont consacrées à un travail supplémentaire. Or, la chaleur développée pendant la nuit dans les ateliers, la combustion de l'oxigène que renferment les salles de travail par des becs de gaz, et la production de gaz hydrogène carbonisé sont des causes puissantes de débilitation.

Qu'on examine les ouvriers qui travaillent principalement la nuit ; ils offrent tous un aspect qui ne trompe pas l'œil exercé, et ils meurent avec une rapidité désespérante avant l'âge assigné à l'homme.

Comme l'influence du travail se lie essentiellement à celle des professions, je vais entamer rapidement l'histoire de celles qui paraissent avoir la plus rapide influence sur les désordres de l'acte respiratoire.

Travaux intellectuels. — Les travaux intellectuels doivent être classés en première ligne parmi les causes débilitantes, quand ils sont poursuivis avec une tenacité telle, que l'homme qui s'y abandonne sacrifie tous les éléments de santé commandés par la saine hygiène.

Un fait véritablement remarquable, c'est le nombre considérable d'hommes de cabinet qui succombent à la phthisie pulmonaire, et la maladie semble avoir une prédilection pour ceux qui offrent les qualités d'esprit, d'intelligence les plus distinguées.

Bayle, Laennec, Boudet, et tant d'autres, ont succombé, parmi les médecins qui se sont le plus occupés de la phthisie pulmonaire, et qui ont gravé leur nom avec leur intelligence dans la postérité.

Quand ils ont tant d'esprit, les enfants vivent peu !

a dit un grand poète. Cette pensée est un avertissement pour les familles, quand ce n'est pas un présage.

Il faut éviter aux enfants les longues veilles, les études prolongées fort avant dans la nuit.

Le cerveau, surexcité par la pensée tenue en éveil, fonctionne aux dépens du corps; les digestions sont affaiblies sinon suspendues; l'assimilation se fait mal; le sommeil est interrompu, et, chose remarquable, tous les sens qui peuvent, par leur exercice, débiliter l'organisme, sont tenus en éveil. Ainsi, le sens génital est très développé chez les hommes dont l'imagination est ardente, et qui se repaissent de pensées érotiques et de rêveries impossibles.

Quelle que soit, du reste, la nature des préoccupations intellectuelles auxquelles l'homme de cabinet se livre; s'il pousse à l'excès l'ardeur au travail, il s'expose à toutes les chances d'une tuberculisation aiguë, s'il se prive de sommeil et d'exercice corporel.

Il ne faut point envisager isolément les travaux intellectuels. Il faut tenir compte de leur nature et des circonstances qui les accompagnent. Ainsi tel individu se livrera avec fureur à des études abstraites, par goût, par tempérament, qui ne sera presque pas affecté de l'isolement dans lequel il se plongera, de la privation de sommeil et du peu de nourriture qu'il prendra; tel autre, au contraire, forcé de travailler pour arriver à une position sociale convenable, s'impose tout à la fois des privations de sommeil, de norrriture, de vêtements, de feu, etc., etc. C'est sur lui principalement que tombera le choix de la tuberculisation, car il n'est pas douteux que le travail est bien réellement excessif. — Chez le premier, il y a un sentiment de plaisir qui domine au milieu des occupations qu'il s'est imposées; il n'éprouve pas d'autres besoins que ceux d'un but atteint, d'une découverte.

faite. Chez le second, la grandeur du travail se mesure à la grandeur des misères qu'il a sans cesse dans l'esprit, et ce n'est qu'à travers une certaine humeur inquiète qu'il arrive à l'accomplisement de sa tâche. N'est-ce pas là le sort de la majorité des travailleurs? Aussi, sans accorder à la contention d'esprit une influence directe, je crois qu'on doit en tenir le plus grand compte, eu égard à l'abandon de toutes les conditions hygiéniques qui pourraient contrebalancer cette influence.

J'ai cru pouvoir ranger les travaux intellectuels à part, sans désignation spéciale des professions qui s'y rangent. Mais il ne peut en être de même pour les professions qui exigent un développement intellectuel moins considérable et une exposition prolongée à des agents destructeurs.

Un livre qu'on ne saurait trop lire, parce qu'il est l'œuvre d'un observateur profond, c'est le *Dictionnaire d'hygiène* de M. A. Tardieu. — Il s'est considérablement occupé des professions, et surtout de l'influence des matières travaillées sur la santé des ouvriers; c'est le livre d'hygiène le plus remarquable que nous ayons en France.

Dans l'histoire des professions qui présentent le plus grand nombre de phthisies pulmonaires, nous devons adopter un certain ordre basé sur les circonstances que l'on peut invoquer comme pouvant déterminer une fatigue plus ou moins grande des organes de la respiration, et par suite le développement de la tuberculisation, ou bien encore sur celles qui agissent sur l'économie générale et qui la débilitent progressivement.

1° *Professions qui déterminent un exercice excessif des organes de la respiration.* — Il existe un certain nombre de professions intellectuelles qui, outre la fatigue que provoque la privation du sommeil, l'abus de l'isolement et d'une séquestration volontaire, forcent à parler en public pendant des heures entières. Les avocats, les professeurs, les chanteurs, forment les trois grandes catégories qui peuvent trouver, dans la prefession qu'ils exercent, une cause occasionnelle de tuberculisation.

Le chant, a-t-on dit, fortifie les organes de la respiration. Cela est vrai, s'il s'agit du chant comme exercice momentané, comme gymnastique raisonnée propre au développement de la cage thoracique; mais il ne faut pas oublier que les chanteurs font de leurs organes respiratoires un abus de chaque instant. Pour assouplir la voix, ils se livrent à des efforts répétés, et un grand nombre d'entre eux jouissent peu des avantages que leur procure leur talent; ils sont obligés d'abandonner leur profession.

Les orateurs et les professeurs rentrent dans la même catégorie et sont exposés aux mêmes accidents. L'animation qu'ils mettent dans leurs dissertations, le temps pendant lequel ils s'y livrent, et surtout la prédisposition héréditaire ou acquise, doivent les mettre en garde contre les excès auxquels pourraient les entraîner l'amour de leur profession et l'ambition de parvenir.

Les crieurs publics, les revendeurs, les marchandes des halles, qui, pendant une partie de l'année, exercent outre mesure les organes de la voix, sont peut-être ceux qui sont le plus prédisposés à contracter une fatigue extrême des poumons. — Les joueurs d'instruments à vent sont remarquables par la facilité avec laquelle ils s'enrouent et perdent la voix. — C'est la phthisie laryngée qui est principalement fréquente parmi les artisans de ces diverses professions.

Professions qui exposent à une température élevée. — Parmi les professions qui exposent à une température très élevée, il faut distinguer celles qui sont constamment au milieu de cette température et celles qui s'exercent accidentellement devant un brasier ardent, comme les forgerons, les verriers, les couleurs de fonte, les boulangers.

Je ne connais pas de profession plus désastreuse dans ses résultats que celle de fabricant de bouteilles. — A quarante ans les ouvriers ne sont plus aptes à travailler; ils sont morts à la peine ou tellement débilités, qu'ils ne peuvent même plus entreprendre quoi que ce soit. — Les boulangers ont a lutter contre deux causes d'épuisement très puissantes; ce sont la chaleur excessive du four, de la gloriette dans laquelle ils pétrissent la pâte avec une peine infinie, et la fatigue extrême qui porte sur les muscles de la poitrine.

On en voit beaucoup qui succombent à la phthisie pulmonaire. Quelques auteurs ont accusé les cris plaintifs que les ouvriers poussent à chaque mouvement qu'ils font, cris qui leur ont fait donner le nom de geindre, de prédisposer les organes respiratoires à la tuberculisation, par la fatigue qu'ils produisent. J'ai vu des ouvriers qui pétrissaient sans pousser de cri et qui n'en étaient pas moins devenus tuberculeux à la suite des secousses violentes imprimées aux organes thoraciques.

La farine qui pénètre dans les voies respiratoires leur occasionne une grande sécheresse de la gorge, mais ne paraît pas avoir une action spéciale sur la tuberculisation; il n'en est pas de même pour la transition du chaud au froid à laquelle ils sont constamment exposés. — C'est certainement là une des causes occasionnelles puissantes.

Les cuisiniers ont à peu près les mêmes causes de débilitation à redouter; ils sont exposés à des alternatives de chaleur vive et de refroidissement, et, en outre, ils ont à respirer une atmosphère viciée par des émanations animales tenues en suspension dans l'air par la chaleur des fourneaux.

On en voit beaucoup prendre rapidement un embonpoint remarquable et devenir avec tout autant de rapidité tuberculeux.

Les individus qui sont employés dans les hauts fourneaux subissent, il est vrai, le rayonnement de la fonte et du fer incandescents; mais cela n'est que momentané et ne suffit pas pour les conduire à la tuberculisation.

Professions qui exposent les ouvriers à l'introduction, dans les organes de la respiration, des poussières nuisibles à leurs fonctions. — Les mineurs sont, de tous les ouvriers, ceux qui réunissent autour d'eux les conditions hygiéniques les plus défavorables. Ils épuisent, pour ainsi dire, toutes ces mauvaises conditions. Vivant et travaillant la nuit dans des lieux souterrains, où les rayons du soleil ne pénètrent jamais, où l'air se renouvelle avec la plus grande difficulté et mélangé avec des gaz non respirables qui se dégagent des minerais eux-mêmes; enfin, entourés d'une humidité constante, et exposés demi-nus à toutes ces misères.

Le sang s'appauvrit tout d'abord; la pâleur des tissus est caractéristique, et une couleur terreuse vient peu à peu remplacer la couleur habituelle de la peau.

Il est rare que les mineurs deviennent vieux; outre les maladies aiguës qui se développent facilement au milieu de ces éléments anti-hygiéniques; outre les accidents qui les font périr journellement, on les voit s'étioler rapidement et succomber à la phthisie pulmonaire.

C'est surtout en Angleterre que ces malheureux ouvriers périssent avec une effrayante rapidité. D'après les travaux statistiques faits en France, la mortalité est moindre pour notre pays; c'est un honneur et une justice à rendre aux mesures imposés par l'administration supérieure.

Les mineurs présentent un caractère sur lequel peu d'auteurs ont porté leur attention et qui m'a frappé chez un grand nombre d'entre eux. Leurs crachats sont constamment striés de lignes noires et desséchés, et soumis au champ du microscope, ils présentent l'aspect propre aux matières mélaniques. Quelques autopsies que j'ai pu recueillir m'ont permis d'acquérir la conviction que peu à peu les poumons s'imprégnaient de poussières charbonneuses en suspension dans l'air humide des galeries.

Chez quelques mineurs qui avaient quitté cette triste profession pour se livrer à d'autres occupations, j'ai pu constater ces crachats caractéristiques longtemps après qu'ils avaient abandonné les galeries souterraines. Chez un individu qui, depuis l'âge de 15 ans jusqu'à sa 22e année, avait été mineur et qui avait appris l'état de boulanger, j'ai vu ces crachats à l'âge de 40 ans ; sa santé était d'ailleurs parfaite, et il jouissait d'une force musculaire rare.

Cette matière charbonneuse peut former des noyaux dans les poumons et persister sans amener des accidents graves ; d'autres fois, et c'est presque la règle, les noyaux produisent une irritation du tissu pulmonaire qui réveille la prédisposition tuberculeuse, mise en jeu d'ailleurs par les conditions anti-hygiéniques concomitantes, et c'est autour d'eux que se déposent les granulations grises demi-transparentes.

Les charbonniers sembleraient, au premier abord, se rapprocher essentiellement des mineurs, par l'absorption continuelle de la poussière du charbon qu'ils respirent.

D'après les recherches de M. Genest, la forme de la phthisie à laquelle ils succombent n'est point la même que les formes signalées ordinairement ; il est douteux que la tuberculisation sévisse d'une manière particulière sur les individus de cette profession ; ils n'en sont point exempts plus que les autres ouvriers, mais c'est plutôt au dépôt de cette matière charbonneuse qu'est dû l'embarras de la respiration, et s'il survient une tuberculisation consécutive, elle est due, bien certainement, à l'irritation produite par ces matières déposées et à une prédisposition originelle.

Clark dit que les irritants locaux ne peuvent par eux-mêmes donner lieu à la phthisie pulmonaire, s'il ne s'y joint une prédisposition spéciale.

Parent-Duchâtelet a étudié avec beaucoup de soins les cardeurs de matelas, qui vivent constamment au milieu de la poussière qu'ils soulèvent par le battage des laines; les coupeurs de poils de lièvre et de lapin, les ouvriers chapeliers, qui arçonnent ces mêmes poils; les plâtriers et les bluteurs de noir animal. Il est arrivé à cette conclusion : Que les individus sains d'ailleurs peuvent vivre impunément au milieu des flots de poussière qu'ils soulèvent, mais que tout individu prédisposé à la phthisie ne peut qu'y trouver une cause occasionnelle puissante au développement de cette maladie.

Il est utile de comprendre que les poils dont se servent les chapeliers arçonneurs, sont préparés avec du nitrate de mercure, qui, par lui-même, peut devenir une cause puissante d'irritation étant tenu en suspension dans l'atmosphère par l'arçonnage, et introduit dans les voies respiratoires en même temps que les particules animales.

Parmi les chapeliers, les fouleurs sont aussi exposés à une débilitation qui les prédispose étrangement à la phthisie. Ils exercent outre mesure les muscles du thorax et vivent perpétuellement dans des vapeurs qui portent elles-mêmes, dans l'air qu'ils respirent, du nitrate de mercure en dissolution.

M. Villermé, dans son admirable travail sur *la Santé des*

ouvriers employés dans les fabriques de soie, de coton et de laine, s'est beaucoup occupé de la *phthisie cotonneuse.* — Il dit à ce sujet : Plusieurs médecins m'ont affirmé que les désordres observés dans les poumons des personnes mortes de cette maladie, ne sont pas toujours, à beaucoup près, ceux de la phthisie. Dans un autre passage, cet illustre statisticien semble, d'après des auteurs anglais, accorder à cette industrie une sorte de vertu préservative contre la scrofule et la phthisie. J'ose ne pas accepter l'opinion de M. Villermé dans toute son acception. Les visites que j'ai faites aux ouvriers des filatures de coton m'ont permis d'observer un nombre assez considérable de tuberculisations, et les renseignements que m'ont fournis des médecins de Mulhouse me permettent d'affirmer que la phthisie pulmonaire emporte un assez grand nombre d'ouvriers, pour que cette immunité ne soit admise qu'avec beaucoup de réserve.

Les carriers, les plâtriers, les ouvriers rémouleurs, les plumassiers et un grand nombre d'autres professions dont l'histoire est parfaitement tracée dans le *Dictionnaire d'hygiène* de M. Tardieu, ont été rangés parmi ceux que leur profession prédispose le plus sûrement à la tuberculisation.

Quelle que soit l'opinion que s'en soient formés les auteurs qui se sont préoccupés de cette question, il n'en reste pas moins acquis à la science :

1° Que l'introduction, dans les voies respiratoires, de poussières minérales, animales ou végétales, prédispose celles-ci à une irritation funeste, et que le développement des bronchites, pneumonies, etc., etc., auxquelles ils sont sujets, les rend, plus que tous autres, propres à subir la tuberculisation pulmonaire, si peu que l'hérédité ou une disposition originelle vienne s'y joindre ;

2° Que le milieu dans lequel ils vivent est par lui-même débilitant et essentiellement anti-hygiénique.

Professions qui exposent les ouvriers à l'influence de l'humidité et de la privation de la lumière. — L'homme a besoin de la lumière naturelle pour se développer et grandir, et toutes les fois que cet élément hygiénique manque, on le voit s'étioler et perdre ses forces, si, après avoir acquis un certain développement, il est subitement plongé dans l'obscurité. Dans les prisons, on pouvait autrefois constater ce fait sur une grande échelle; depuis que des mesures plus philantropiques sont intervenues dans les règlements de la détention, on a constaté une amélioration très sensible dans la santé des prisonniers. — L'autorité ne peut malheureusement apporter les mêmes soins dans le sort des classes ouvrières; la force des choses le veut ainsi. — Il existe, dans les vieux quartiers de nos cités, des maisons où les habitants sont à peu près dénués des éléments nécessaires à la vie; la lumière et la chaleur solaires. La classe des concierges a fourni aux médecins qui se sont occupés de ces recherches, des cas nombreux des maladies qu'engendre la privation de ces éléments. Le sang s'appauvrit rapidement; une pâleur caractéristique remplace les signes extérieurs de la santé et permet aux prédispositions natives de surgir avec une grande rapidité.

Afin de déterminer d'une manière positive l'influence des prédispositions professionnelles, je crois devoir donner le tableau complet dressé par M. Lombard, de Genève, qu'on trouvera dans les *Annales d'hygiène*, t. XI. (*De l'influence des professions sur la phthisie pulmonaire*), tableau que les auteurs du *Compendium* considèrent comme supérieur au travail statistique de M. Benoiston de Châteauneuf.

A. *Professions fournissant un nombre de phthisiques supé-*

rieur à la moyenne générale (114 *sur* 1,000).— 1° Dans toutes les listes, — Hommes : sculpteurs, imprimeurs, chapeliers, polisseurs, gendarmes, brossiers, soldats, joailliers, tailleurs, menuisiers, matelassiers, passementiers, limonadiers, domestiques et perruquiers ; — Femmes : lingères, cordonnières, gantières et brodeusse ;

2° Dans la majorité des listes, — Hommes : écrivains, copistes, tourneurs, menuisiers, barbiers, cordonniers et tonneliers ; — Femmes : polisseuses.

B. *Professions fournissant un nombre de phthisiques inférieur à la moyenne.* — 1° Dans toutes les listes, — Hommes : cochers, carriers, charpentiers, cabaretiers, bouchers, forts de la halle, gagne-deniers, portiers, tanneurs, blanchisseurs, bateliers, confiseurs, couvreurs, fondeurs, infirmiers et gardes-malades ; — Femmes : cardeuses, matelassières, infirmières et gardes-malades, revendeuses, blanchisseuses et jardinières ;

2° Dans la majorité des listes, — Hommes : boulangers, forgerons, maréchaux, serruriers, maçons et tisserands ; — Femmes : tailleuses.

M. Lombard ajoute, relativement à la fréquence de la phthisie dans les diverses professions :

1° Les classes pauvres de la société sont deux fois plus accessibles à la phthisie que les classes aisées ou riches ;

2° La vie sédentaire détermine un beaucoup plus grand nombre de phthisies que la vie active (: : **141** : **89**) ;

3° Les grands mouvements des bras paraissent diminuer la fréquence de la phthisie dans les états sédentaires, et l'augmenter dans les professions actives ;

4° L'exercice constant de la voix semble plutôt diminuer qu'augmenter le nombre de phthisiques (75 sur 1,000) :

5° La position courbée semble favoriser le développement de la phthisie (122 sur 1,000);

6° La phthisie est deux fois plus fréquente chez les
ouvriers renfermés dans des ateliers que parmi ceux qui
travaillent en plein air;

7° L'air chargé de vapeur aqueuse semble préserver de
la phthisie (53 sur 1,000);

8° Une atmosphère chaude et sèche favorise le développement des tubercules pulmonaires (127 sur 1,000);

9° L'air chargé d'émanations animales préserve de la
phthisie (60 sur 1,000);

10° L'air chargé des émanations de plantes vivantes est
un préservatif de la phthisie;

11° L'air chargé des émanations de la fermentation acide
ou alcoolique n'exerce qu'une influence douteuse;

12° L'air chargé des émanations que laissent dégager les
vernis, la thérébentine, les huiles dessicatives, exerce une
influence très funeste (369 sur 1,000);

13° Les divers gaz qui s'échappent du charbon en combustion, paraissent favoriser le développement de la phthisie;

14° Les vapeurs minérales (plomb, mercure, antimoine,
arsenic, cuivre), les acides minéraux, ne paraissent pas être
des causes de phthisie;

15° L'air chargé de corps étrangers, de poussière, exerce
en général une influence nuisible, mais l'effet varie suivant
la nature et la division des corps étrangers.

Molécules grossières.	137 sur 1000
Molécules très divisées.	152
Molécules minérales.	177
Molécules végétales	105
Molécules animales.	144

Les poussières les plus nuisibles sont, par conséquent, celles qui proviennent de corps très durs réduits en poudre impalpable.

Les trois tableaux suivants résument ces diverses influences :

Émanation de vernis, huiles dessi-
    catives, etc. . . . .   369 sur 1000
Molécules minérales   177
Molécules diverses très divisées.   152
Molécules animales.   144
Vie sédentaire.   141
Atmosphère des ateliers   138
Air chaud et sec.   127
Position courbée.   122

Influences préservatrices.

Vie active. . . . .   89 sur 1000
Exercice de la voix.   75
Vie passée à l'air libre   73
Émanations animales.   60
Vapeurs aqueuses.   53

Influences douteuses.

Émanation de la fermentation acide ou alcoolique.
Vapeurs minérales.
Acides minéraux.

Après avoir rapporté ce travail admirable dans son ensemble, je crois devoir examiner la question de savoir s'il existe réellement des professions préservatrices de la phthisie pulmonaire.

D'après M. Rufz, les ouvriers qui travaillent dans les manufactures de tabac sont exceptionnellement atteints de tuberculisation. — J'ai eu à cœur de me rendre compte de la valeur de cette assertion, et j'ai moi-même visité un grand nombre des ouvriers et ouvrières qui travaillent à la manufacture de tabac du Gros-Caillou ; là, je me suis convaincu que cette prétendue immunité n'était qu'un rêve. Il y a bien plus, l'usage immodéré du tabac à fumer est une des causes que je considère comme des plus puissantes parmi celles dont je m'occupe. Quant au tabac à priser, il constitue un exutoire utile à tous les hommes de cabinet, qui se croient dans l'obligation d'entretenir à demeure ce luxueux cautère. On peut avoir beaucoup d'esprit et n'être pas dans l'obligation de priser, et la plupart de ceux qui se livrent à cette détestable habitude voudraient bien la racheter alors qu'ils ne le peuvent plus.

Le tabac à fumer produit une véritable salivation, et comme l'habitude exige le rejet de cette salive imprégnée de tabac, il s'ensuit de très mauvaises digestions et une sorte d'épuisement pour les individus qui en ont la fureur.

Les voyages en mer ont été considérés par tous les auteurs, depuis Arétée, comme un préservatif de la phthisie pulmonaire. Cette question est trop importante pour ne pas la développer tout au long quand nous parlerons des divers traitements qui ont été mis en usage. Mais, dès à présent, nous devons le dire, la navigation n'empêche pas le développement des tubercules ; et de ce qu'elle aurait une heureuse influence sur les personnes qui, entourées de soins hygiéniques convenables, chercheraient dans les voyages sur mer un remède à la phthisie, il ne s'ensuit pas que la profession de marin constitue une immunité particulière.

Les marins sont soumis à des conditions anti-hygiéniques nombreuses ; ils ne sont pas toujours bien nourris ni bien couchés ; on sait que dans les lointains voyages ils éprouvent tous les tourments de la privation ; ils vont jusque dans les mers glaciales, en proie au dénucment le plus complet.

Aussi ne doit-on accepter, avec M. Forget, les opinions émises jusqu'à ce jour qu'avec la plus grande réserve. Rien ne prouve, par exemple, qu'un enfant, né de parents phthisiques, perde, par des voyages en mer, la prédisposition héréditaire. — Mais il existe des exemples très curieux de guérison de tubercules avancés par les voyages en mer.

Causes pathologiques.

L'existence de maladies antérieures à l'époque où le médecin constate la lésion pulmonaire, mérite la plus grande attention. S'il est très important d'établir un diagnostic précis au début de la tuberculisation, il ne l'est pas moins de prêter une attention toute particulière au développement fréquent d'affections bronchiques et pulmonaires, qui peuvent entraîner par la suite des désordres graves dans les organes de la respiration.

Il faut, pour être vraiment utile aux malades, les connaître depuis longtemps, et c'est pour cela que l'homme de l'art qui soigne depuis longues années les membres d'une famille, possède des ressources plus puissantes et plus efficaces que celui qui est appelé par hasard et dans une circonstance fortuite.

Il n'est pas un praticien qui, dans l'interrogatoire qu'il fait subir à son malade, ne recherche dans ses antécédents tout ce qui peut l'éclairer sur l'état de la respiration dès la plus tendre enfance.

Après avoir interrogé la physionomie des parents, des alliés, leur constitution apparente, pour arriver à des données positives sur l'influence de l'hérédité, on ne manque jamais de s'enquérir de la facilité avec laquelle les malades s'enrhumaient pendant l'hiver, et si quelque maladie aiguë ou chronique n'a point été le prélude lointain de l'affection tuberculeuse.

Ce mode d'examen, adopté d'une manière unanime par tous les médecins, prouve suffisamment l'importance qu'ils ajoutent à l'état maladif antérieur ; il n'est donc pas nécessaire d'invoquer de témoignage plus fidèle.

Je crois devoir placer en première ligne l'étude des maladies qui affectent les organes de la respiration, puis j'étudierai l'influence de certaines fièvres exanthématiques, et enfin celle des cachexies proprement dites.

1° *Bronchite.* — « Des rhumes fréquents chez une personne mince et élancée doivent faire appréhender la « phthisie, » a dit Celse. — Les auteurs les plus recommandables offrent un désaccord très grand sur ce point d'étiologie. — Ainsi, tandis que Tissot, Hufeland, Baumes, considéraient l'inflammation des bronches comme une des causes les plus actives de la tuberculisation, Laennec disait qu'elle n'avait aucune influence directe.

Clark ne lui attribuait qu'une influence médiocre ; il pensait même que c'était à la présence de tubercules dans les poumons qu'étaient dues les bronchites dont les malades sont affectés à diverses époques avant le début des signes positifs.

M. Andral a émis deux opinions à différentes époques. — En 1834, il publiait, dans son *Traité de Clin. méd.*, t. IV, p. 34, que la tuberculisation était consécutive au développement de la bronchite. A cette époque, M. Andral pensait que les tubercules pouvaient être le produit de l'inflammation du parenchyme pulmonaire.

Depuis cette époque, l'éminent professeur a modifié ses opinions. « On ne doit jamais perdre de vue que pour que « l'inflammation de la membrane muqueuse des conduits

« aériens puisse amener la production des tubercules pul-
« monaires, il faut admettre une prédisposition ; cette pré-
« disposition étant admise, nous pouvons facilement con-
« cevoir comment, chez un de ces individus, la plus légère
« bronchite suffit pour produire des tubercules, tandis que
« chez un autre non prédisposé, la phthisie tuberculeuse ne
« résulte pas du catarrhe le plus grave et le plus long. »

M. Louis a fait une étude approfondie de la muqueuse bronchique, chez les phthisiques, à toutes les périodes. — Si on admet que la bronchite soit une cause directe, on devra trouver la muqueuse enflammée dans toutes les ramifications qui avoisinent les granulations, et, bien mieux encore, celles qui avoisinent les cavernes. Or, M. Louis est arrivé aux résultats suivants :

1° Que les bronches sont ordinairement saines près des tubercules crus ou des masses de matière grise demi-transparente ;

2° Que la rougeur et l'épaississement des bronches qui communiquent avec les cavités tuberculeuses, semblent être un effet consécutif dû au passage continuel de la matière contenue dans les excavations ;

3° Que dans tous les cas de phthisie aiguë observés par M. Louis, les bronches étaient parfaitement saines, même au sommet des poumons ;

4° Que sur 42 autopsies d'individus atteints d'emphysème pulmonaire, il n'a existé que dans 10 cas un petit nombre de granulations grises demi-transparentes au sommet des poumons ; proportion moindre que celle qu'il a trouvée chez les individus qui meurent de toute autre cause, et qui n'ont pas été sujets au catarrhe bronchique, qui est la conséquence forcée de l'emphysème ;

5° Que sur 11 cas de dilatation des bronches chez des sujets affectés depuis longtemps, la muqueuse bronchique était 8 fois très épaisse, d'un rouge très intense, grenue ou mamelonnée, et que 3 fois seulement il y avait quelques tubercules.

M. Fournet est l'auteur qui s'est le plus récemment occupé de cette question; il a consacré un excellent chapitre aux signes tirés des maladies antécédentes.

« Tout porte à penser, dit-il, que l'apparition si fréquente
« des rhumes, la grande disposition des malades à les con-
« tracter, leur marche si longue et si rebelle, étaient, comme
« simples effets organiques, placés sous l'influence de la
« cachexie tuberculeuse générale ou du travail de tubercu-
« lisation déjà établi dans les poumons. »

Plus loin, M. Fournet décrit fort bien l'état qui devra éveiller l'attention du médecin. « Toutes les fois qu'à un âge
« de la vie ordinairement compris entre 18 et 35 ans, un
« premier rhume, survenu sans cause bien appréciable, s'est
« ensuite renouvelé plusieurs fois, et s'est accru successive-
« ment, reparaissant de temps en temps par la moindre des
« courses (un peu de fatigue, le plus léger refroidissement),
« traînant en longueur, et surtout dans les saisons froides et
« humides ; toutes les fois que cette période a marqué dans
« la mémoire du malade la première époque du décroisse-
« ment successif de sa santé, on a tout lieu de craindre que
« ces rhumes ne soient liés essentiellement à la marche
« d'une phthisie pulmonaire. »

Il résulte des observations faites par tous les auteurs, que la bronchite ne peut être considérée comme une cause directe de la tuberculisation, mais bien comme un effet d'une éruption probable de granulations dans le tissu pulmonaire.

— On verra, lorsque je traiterai de la marche et des formes de la tuberculisation, que c'est souvent, et je pourrais ajouter dans la majeure partie des cas, par gradation que se fait cette éruption. — Or, il suffit de la présence de quelques tubercules miliaires, pour déterminer le phénomène de la toux, et cette toux peut être elle-même suivie du développement d'une bronchite.

D'un autre côté, il faut reconnaître, avec Clark, MM. Andral et Fournet, que la bronchite peut activer considérablement le travail morbide par l'état inflammatoire dans lequel elle plonge les organes de la respiration.

Grippe. Coqueluche. — En 1832 et 1833, il régna, en Angleterre, une épidémie de grippe, dont Clark nous a donné une excellente description.

« Les personnes affectées de phthisie tuberculeuse au
« premier degré, en éprouvèrent une funeste influence, et
« l'origine de la phthisie chez ces malades fut attribuée,
« avec une grande apparence de vérité, à l'action de cette
« influence. »

En 1837, M. Fournet recueillit avec un très grand soin toutes les observations qui se présentèrent à lui, et il put se convaincre que la grippe avait agi comme une cause puissante dans le développement des tubercules chez tous les individus qui, d'ailleurs, offraient quelque prédisposition.

« Chez la plupart de ces malades, dit cet auteur, la bron-
« chite spécifique n'était plus seulement un effet du travail
« de tuberculisation déjà commencé, mais était cause exci-
« tante de ce travail. »

Relativement à l'influence de la coqueluche, c'est à MM. Rilliet et Barthez que j'emprunterai les renseignements qui suivent :

Sur 314 enfants tuberculeux.   211 enfants non tuberculeux.

Coqueluche cause probable ou certaine.	12	4
Coqueluche antérieure à la tuberculisation et parfaitement guérie	14	12
Pas de coqueluche.	77	26
Existence de la coqueluche ignorée.	205	169
Coqueluche seule cause probable.	2	0

L'observation suivante, donnée par ces auteurs, la seule peut-être que l'on ne puisse révoquer en doute, puisque l'enfant est entré à l'hôpital dans un état de force remarquable, offre assez de certitude pour qu'on doive considérer la coqueluche comme une cause puissante de tuberculisation.

« Cet enfant, âgé de trois ans, entra à l'hôpital à la troi-
« sième semaine d'une coqueluche. Né de parents bien
« portants, il n'avait jamais été malade avant le développe-
« ment de la coqueluche; il était fort et jouissait d'une par-
« faite santé. Lorsque nous le vîmes, il avait toutes les
« apparences d'une bonne constitution : sa taille était
« élevée ; sa poitrine large et bien conformée; ses yeux
« bleus; ses cheveux blonds; sa peau blanche et fine; son
« embonpoint moyen.

« Nous constatâmes l'existence d'une coqueluche, dont
« les quintes bien caractérisées commencèrent à diminuer
« à la septième semaine, à partir du début; l'enfant était
« gai; son faciès était normal ; ses joues rosées; il mangeait
« avec appétit et sa soif était naturelle. L'auscultation ne
« donnait que des résultats négatifs; cependant, peu après
« l'entrée à l'hôpital, il survint du dévoiement.

« Au bout de deux mois et demi, il existait une amélio-
« ration réelle dans la coqueluche, mais la guérison n'était
« pas complète ; le dévoiement et la toux persistaient ; le
« pouls variait entre 96 et 120. La respiration était un peu
« accélérée ; un mélange de râles sonores et de craque-
« ments humides peu abondants était perçu par intervalles
« dans toute la poitrine. Mais au bout de ce temps, la toux
« et le dévoiement augmentèrent ; l'enfant maigrit ; son
« caractère changea considérablement ; il devint grognon
« et maussade ; des symptômes stéthoscopiques plus tran-
« chés s'établirent, et la mort survint quatre mois huit jours
« après le début de la coqueluche et après un séjour à l'hô-
« pital de trois mois et demi.

« Il existait une tuberculisation générale plus considé-
« rable dans le thorax et surtout dans les ganglions bron-
« chiques que partout ailleurs. »

Pneumonie. — Laennec niait d'une manière absolue que
la pneumonie aiguë ou chronique pût être une cause de la
phthisie pulmonaire ; il admettait avec une prévoyance scientifique qui n'appartenait qu'à son génie, que les moyens
d'investigation étaient insuffisants, à l'époque où il écrivait
sur les tubercules, pour décider quelle différence pouvait
exister entre le pus d'un abcès du poumon et la matière
tuberculeuse ramollie. Partisan de la spécificité du tubercule, il l'attribuait à toute autre cause qu'à l'inflammation
qui constitue la pneumonie.

En cela, il avait raison ; et il ajoutait : « Il peut arriver
« quelquefois que l'inflammation du poumon y hâte le dé-
« veloppement des tubercules, auxquels le malade était dis-
« posé par une cause encore inconnue pour nous, mais bien
« certainement autre que l'inflammation. »

Broussais, partant de cette opinion, que le tubercule était

un produit de l'inflammation, admettait que la pneumonie chronique pouvait conduire à la phthisie. Il en parle avec un certain doute, et il est impossible de tirer une conclusion positive des quelques observations sur lesquelles il cherche à étayer son opinion.

M. Bouillaud, partisan, comme Broussais, de la nature inflammatoire du tubercule, déduit, de treize observations, l'influence pathogénique de la pneumonie sur la tuberculisation. On ne peut pas plus admettre l'opinion de M. Bouillaud que celle de Broussais.

M. Piorry admet que la persistance d'une pneumonie peut donner lieu à la tuberculisation.

Parmi les preuves peu probantes, à mon avis, que M. Piorry a mis en avant, on trouve celles-ci :

5° Des fluides sont sécrétés dans la pneumonie; si ces fluides ne sont pas expectorés ou absorbés, il faut bien qu'ils deviennent quelque chose. Or, que serait ce quelque chose, si ce n'était la dégénérescence tuberculeuse?

6° La sérosité plastique concrétée ressemble à du pus solidifié. Or, la composition chimique de cette sérosité du pus et des tubercules est fort analogue;

7° Les injections du mercure produisent dans les poumons des abcès multiples, puis des tubercules.

J'estime trop le talent de M. Piorry pour croire que ces preuves aient conservé la moindre valeur dans son esprit; elles ne reposent évidemment que sur des faits mal interprétés.

M. Andral fut d'abord partisan de l'opinion de Broussais et de M. Bouillaud; j'ai déjà montré que l'éminent professeur avait admis la nature inflammatoire du tubercule. Les études anatomo-pathologiques qu'a poursuivies M. Andral, lui ont fait abandonner complètement ses idées anciennes. « Seule

« et sans le concours d'une autre cause, dit-il, l'inflamma-
« tion, quelle que soit sa durée, son intensité, son siège, ne
« saurait créer la matière tuberculeuse. Ce qui détermine
« la formation de celle-ci, c'est la disposition innée ou
« acquise dans laquelle l'inflammation ou la simple hypéré-
« mie trouve l'organisme. »

Les résultats auxquels sont arrivés MM. Louis et Grisolle,
sont venus corroborer l'opinion émise par Laennec. « Si,
« dans des cas infiniment rares, dit ce dernier auteur, des
« tubercules miliaires ont paru se développer dans des pou-
« mons hépatisés, la pneumonie a agi alors comme cause
« occasionnelle et nullement comme cause prochaine. »

M. Fournet est aussi arrivé aux mêmes conclusions.

MM. Rilliet et Barthez assignent à la pneumonie un rôle
un peu plus direct, quoiqu'ils admettent que cette influence
ait lieu *chez des individus originellement prédisposés aux tubercules.*

En résumé, je crois à l'influence de la pneumonie, non
comme cause directe, mais comme une cause débilitante
qui permet à la tuberculisation de dominer l'état constitutionnel de l'individu. — Ainsi, dit élégamment Laennec, la
terre, fortement labourée après un long repos, ou abandonné
à elle-même après plusieurs années de labourage, fait ger-
mer une multitude de graines quelle renfermait dans son
sein depuis plusieurs années.

Pleurésie. — La longue discussion à laquelle Laennec
s'est livrée sur les théories inflammatoires de Broussais,
quoique entâchées d'une certaine animosité, ont eu pour
conséquence de nous transmettre toutes les idées de ce grand
maître sur la part d'influence que les maladies peuvent avoir
sur le développement de la phthisie. Il n'admet d'aucune
façon la pleurésie, pas plus que la pneumonie, comme cause

de la phthisie. « Ce que nous venons de dire de l'inflamma-
« tion s'applique également, ainsi que l'a très bien démontré
« Bayle, à diverses affections générales et locales auxquelles
« on a attribué la cause de la phthisie pulmonaire, et
« entr'autres à la syphilis, à la coqueluche, au scorbut, aux
« maladies éruptives; et ces diverses affections contribuent
« seulement à hâter le développement des tubercules, lors-
« qu'ils existent déjà. Je crois que l'on peut accorder, en
« outre, quelles déterminent peut-être quelquefois ce déve-
« loppement, mais seulement chez des sujets qui y étaient
« primitivement disposés. Dans ces cas même, ce sont des
« occasions et non des causes; la cause réelle, comme celle
« de toutes les maladies, est probablement hors de notre
« portée. »

Broussais admettait que la tuberculisation pouvait être produite par une sorte de métastase inflammatoire de la plèvre au poumon. M. Bouillaud n'a jamais constaté un seul cas de tuberculisation consécutive à une pleurésie simple.

C'est à M. Fournet que l'on doit la théorie singulière, dont j'ai déjà parlé, sur la tuberculisation et sur la cicatrisation des cavernes.

Je n'ai pas à discuter une opinion qui n'a pas trouvé de partisans dans la science.

Il croit que l'influence seule d'une pleurésie chronique, abstraction faite d'une prédisposition originelle ou acquise, suffit pour amener le développement de tubercules miliaires dans les fausses membranes qui se forment vers la termi-naison de cette maladie, et que ce travail primitif peut être le point de départ d'une tuberculisation consécutive du pou-mon lui-même. Il est assez singulier de voir une pareille filiation; mais ce qui parait plus bizarre, c'est de voir le même mode de tuberculisation se faire dans le péritoine, dans l'arachnoïde. Je crois que M. Fournet, éclairé par les recherches anatomo-pathologiques qui ont été faites depuis la publication de son livre, ne doit plus avoir conservé la même manière de voir.

J'ai recueilli bien des observations sur ce sujet; je crois qu'il n'est pas inutile de donner le résumé de l'une d'elles, très curieuse, à mon avis, et capable de jeter quelque jour sur cette question.

En 1846, je fus appelé à donner des soins au fils d'un de mes amis, pour lequel le professeur Fouquier avait été appelé; il avait déjà, avant mon arrivée, diagnostiqué une pleurésie, et ordonné un traitement antiphlogistique avec larges vésicatoires sur le thorax.

Ce jeune homme avait 20 ans; grand, fort, très bien musclé; de parents qui vivent encore, et dont les ascendants n'ont présenté aucune trace de tuberculisation. Les deux grands-pères et les deux grands'mères avaient, à leur mort, dépassé l'âge de 80 ans; le père et la mère ont dépassé l'âge de 60 ans et se portent parfaitement bien.

Il était au collége quand il fut pris du premier malaise, et toutes les circonstances que l'on put interroger donnèrent à penser que c'était à la suite d'une promenade, où il n'avait point partagé les jeux de ses camarades, malgré le froid très vif qu'il faisait, que les premiers frissons s'étaient faits sentir.

La maladie, traitée par M. Fouquier, suivit une marche régulière, mais lente; l'action des sangsues et des vésicatoires amena très lentement la résorption du liquide épanché; j'eus l'occasion de constater une albuminurie passagère, par suite de l'action des cantharides sur les reins.

Enfin le malade guérit; tous les symptômes de la pleurésie disparurent; mais au moment où M. Fouquier allait lui permettre de se lever, il put constater, au sommet du poumon gauche, une expiration prolongée, mêlée de craquements, et occupant toute la partie supérieure de cet organe.

Le départ du malade pour la campagne fut résolu pour l'instant où ses forces permettraient le voyage.

La persistance du bruit expiratoire et des craquements firent diagnostiquer une tuberculisation commençante consécutive à la pleurésie. Interrogeant M. Fouquier sur ce point de corrélation, j'en reçus une réponse affirmative sur l'influence directe de la pleurésie.

Les phénomènes, loin de s'amender par le séjour de la campagne, où le malade fut entouré des soins les plus délicats, s'aggravèrent avec une grande rapidité.

Après un mois, il fallut revenir à Paris, pour y retrouver les soins éclairés du professeur Fouquier. Il n'y avait plus seulement de l'expiration prolongée et des craquements au sommet du poumon, des cavernes s'étaient déjà formées, et l'expectoration abondante qui avait lieu tous les jours activait la triste fin de cet intéressant jeune homme.

Si j'ai donné le résumé de cette observation, ce n'est point pour trancher définitivement une question aussi difficile, mais pour mettre en garde ceux qui rejetteraient trop facilement les causes pathologiques dans le développement des tubercules.

Fièvres éruptives. — *Variole.* — S'il existe une loi d'antagonisme entre le développement des tubercules et l'infection paludéenne, comme on est tenté de l'accepter, d'après les recherches nombreuses faites sur ce sujet, il est juste aussi de parler de la loi d'antagonisme qu'un statisticien moderne a cru trouver entre la variole et la tuberculisation.

Il est très rare que la variole conduise d'une manière directe à la tuberculisation ; les observations recueillies par les auteurs ne permettent point de conclure sur l'influence de l'affection éruptive.

Toutefois, il est curieux de se demander si les efforts tentés pour délivrer l'espèce humaine de la mortalité causée par la variole, n'ont pas eu un fâcheux effet sur le développement des tubercules. En un mot, ne serait-il pas préférable de laisser exister la variole, tout en combattant ses funestes effets, que de lui opposer une barrière qui aurait pour but de permettre le développement des tubercules sur une vaste échelle.

MM. Rilliet et Barthez se sont à bon droit préoccupés de cette double influence ; les conclusions auxquelles ils sont arrivés sont très absolues. — « La variole et la tuberculisa-« tion, disent ces auteurs, sont des maladies de nature diffé-« rente et qui se repoussent mutuellement. »

Relativement à l'influence de la variole comme préser-vatif, ils adoptent l'opinion suivante, qui est vraie à tous égards : « Une variole antérieure n'a que peu de puissance « pour favoriser ou pour entraver la prédisposition aux « tubercules. »

Leurs observations, portant sur 314 enfants, leur ont permis de se prononcer d'une manière aussi énergique. — Je ne sache pas que personne ait pu produire des résultats statistiques aussi nets.

Mais la question la plus sérieuse n'a pas encore reçu de solution satisfaisante. — Quelle est l'influence de la vaccine sur le développement des tubercules?

« Nous ne regardons nullement la vaccine comme une « cause de tubercules; nous constatons seulement que les « enfants vaccinés meurent plus souvent tuberculeux que « non tuberculeux, et que le contraire a lieu pour les en-« fants non vaccinés. Nous en concluons que la vaccine « favorise très probablement la prédisposition aux tuber-« cules. »

L'opinion de MM. Rilliet et Barthez est peu encourageante pour le maintien de la vaccination. — Notre intention n'est pas et ne saurait être de donner à cette question toute l'é-tendue que les divers auteurs ont cru devoir lui donner. — Je ne regarde point les résultats de la statistique comme

suffisants pour éclairer la conscience ; en supposant que l'é-
ruption variolique fût, pour les individus qui en ont été
atteints, une sorte de préservatif pour certaines maladies
internes, il suffit de consulter l'observation journalière pour
être convaincu que la préservation n'est pas absolue. « Sur
« 34 enfants qui ont eu la variole ou la varioloïde longtemps
« avant leur mort, et qui en avaient été parfaitement guéris,
« 19 sont morts tuberculeux et 15 non tuberculeux. » (Rilliet et Barthez.)

On ne peut rien conclure de semblables chiffres. Le
nombre n'est pas assez élevé, et d'ailleurs près de la moitié
sont morts tuberculeux.

« Sur 208 enfants qui ont été vaccinés, il en est 138 qui
« sont morts tuberculeux et 70 non tuberculeux. Au con-
« traire, sur 95 enfants qui sont morts sans avoir été vac-
« cinés, il en est 30 seulement qui étaient tuberculeux et
« 65 qui ne l'étaient pas. Le même rapport, à peu près,
« existe chez les enfants qui, n'ayant pas été vaccinés, n'ont
« pas eu non plus la variole. Sur 61 enfants qui sont dans ce
« cas, 19 sont morts tuberculeux et 42 non tuberculeux. »

Il faut se rendre à la démonstration des faits, même établie
sur une petite échelle ; il est certain, pour tout observateur
consciencieux, que la science n'est rien moins qu'éclairée
sur cette question. Avant de se prononcer d'une manière
définitive, et de jeter le désaveu sur la découverte de Jenner,
il faut des faits très concluants. Or, personne, jusqu'ici, n'a
apporté le contrôle d'une observation assez sérieuse pour
ébranler la foi qui a pénétré dans tous les esprits.

La vaccine a pris un tel droit de domicile, et ses bienfaits
sont si universellement reconnus, que nous ne comprenons
pas trop quel acharnement a dirigé les attaques dont elle a
été l'objet.

Scarlatine. — *Rougeole.* — Je crois devoir classer sous le même degré d'influence la scarlatine et la rougeole. Clark croyait à l'influence très directe de la scarlatine sur le développement des tubercules; MM. Rilliet et Barthez expriment là-dessus une opinion que tout le monde ne partage pas d'une manière absolue. Si les individus ont déjà des tubercules pulmonaires au moment où la scarlatine se déclare, la maladie nouvelle retardera la marche de l'affection pulmonaire. — Si, au contraire, l'individu est parfaitement sain, il n'y aura que peu ou point d'influence. Il faudrait des faits à l'appui de cette opinion; les auteurs du *Traité des Maladies des enfants,* n'en ont point rapportés.

Quant à l'influence de la rougeole, elle leur paraît plus marquée. Cependant, en consultant les chiffres qu'ils ont donnés, on ne saurait se prononcer avec autant de certitude. Sur 314 enfants, 22 fois la tuberculisation a succédé à la rougeole, et chez plusieurs de ces enfants, la relation de cause à effet a été assez évidente pour ne laisser aucun doute. — « Une seule fois la rougeole a été la cause unique « des tubercules; mais ce cas a laissé du doute dans notre « esprit. »

L'opinion généralement répandue dans la science, consistait à regarder la rougeole comme cause immédiate des tubercules. — Rien n'est moins prouvé que cette assertion. Sans vouloir m'inscrire en faux contre les auteurs, je considère que l'expérience ne donne point des résultats aussi absolus que ceux qui sont énoncés dans tous les livres.

La scarlatine et la rougeole produisent un certain degré de congestion pulmonaire, très lente quelquefois à se dissiper. Or, si on se demande, avec M. Louis, qu'elle part la congestion avec mouvement fébrile peut avoir sur le développement des tubercules, on ne pourra nier qu'elle n'en ait une assez grande, pour peu qu'il y ait de prédisposition chez l'individu affecté.

Syphilis. — L'influence de la syphilis sur la tuberculisation est très minime, d'après toutes les observations faites jusqu'à ce jour. — S'il en existe réellement une, elle est bien plutôt la conséquence du traitement qu'on fait subir aux malades que de l'affection elle-même. On s'est beaucoup préoccupé de la question relative à l'analogie qui existerait entre la scrofule et la syphilis. Lugol regardait l'identité comme acquise à la science. Or, MM. Rilliet et Barthez, envisageant la scrofule et les tubercules comme ayant une même nature, seraient conduits, en adoptant les idées de Lugol, à la même conclusion. Mais ces auteurs déclarent ne pas admettre cette identité, et considérer, avec Baudelocque, que la scrofule et la syphilis sont des affections très différentes.

Il est impossible, en effet, de croire que tous les individus qui ont été infectés du virus syphilitique deviennent par cela même tuberculeux. Mais il n'est pas impossible d'attribuer à la syphilis constitutionnelle une part dans les changements qui ont lieu progressivement dans la constitution des races; aussi rien d'étonnant à voir les enfants d'individus, bien portants d'ailleurs, mais infectés de la syphilis, apporter en naissant une prédisposition très grande à toutes les maladies organiques.

Maladies chroniques. — Il n'est pas une seule maladie chronique dont on n'ait essayé d'établir l'influence sur la tuberculisation, mais il n'en est pas aussi une seule qui ait donné une raison suffisante à l'affirmation. — Parmi les plus citées, vient le diabète. — Or, je connais bien des cas de diabète que n'ont point accompagnés ou suivis les tubercules. N'oublions pas que ces derniers se développent rapidement dans le courant des maladies, et que dans ces circonstances la marche semble acquérir une forme plus aiguë et plus rapide en raison de l'affaiblissement considérable de l'organisme.

Les maladies cachectiques, affections rhumatismales, goutteuses, cancéreuses, paludéennes, laissent vivre les malades un temps fort long sans manifestation de phénomènes thoraciques. Il est même surprenant que chez un grand nombre d'entre ces malades, la vie se prolonge bien au-delà du terme qui leur semblerait assigné par l'état d'affaiblissement dans lequel ils tombent. On ne peut donc rien affirmer sur ce point, pas plus qu'on ne peut conclure à l'influence des tuberculisations sur ces maladies elles-mêmes.

Etat puerpéral. — La grossesse n'est pas, par elle-même, une cause de tuberculisation; mais les actes physiologiques qui la suivent semblent avoir une influence marquée, l'allaitement surtout. Il y a des nourrissons qui dévorent leur mère, et cette déperdition continuelle dépassant les limites imposées aux forces de la femme, peut très bien avoir pour résultat de la réduire à un état de dépérissement assez grand pour permettre à la prédisposion de se faire jour.

CHAPITRE II.

SYMPTOMES.

SYMPTOMES DE LA TUBERCULISATION.

Les signes par lesquels se manifeste la tuberculisation pulmonaire peuvent être tirés de deux sources différentes. Ou bien, la maladie n'offre encore aucun caractère positif, aucune modification dans les fonctions de la respiration, de la nutrition, de l'assimilation, etc., etc.; le malade ne change, pour ainsi dire, rien à ses habitudes; il mange, il dort, il vaque à ses affaires, sans songer à consulter un médecin; c'est un état qu'on pourrait appeler état latent de la phthisie : l'économie semble se préparer lentement à l'irruption du mal. C'est dans cette période que le médecin, rarement appelé, ne peut saisir que des phénomènes fugaces, le plus souvent communs à d'autres affections débilitantes. Ou bien, le mal est confirmé; il a éclaté sur un grand nombre de points; la toux est caractérisée; l'expectoration a commencé; les nuits sont sans sommeil; les sueurs nocturnes abondantes; la fièvre fréquente et l'amaigrissement poussé assez loin pour que l'œil de l'homme de l'art ne puisse se perdre à travers des désordres aussi nombreux.

Laennec ne reconnaissait dans les symptômes que deux

périodes : l'époque qui précède le ramollissement et l'é-
poque qui suit l'expectoration de la matière ramollie.

MM. Andral et Louis ont suivi la même voie ; quelle que
soit l'autorité de ces éminents observateurs, et le respect que
nous portons à leur opinion, il semble plus commode, pour
la description des symptômes, de subdiviser les symptômes
en trois périodes, ainsi que l'ont essayé les auteurs du *Compendium*.

Cette division permet de porter un regard plus attentif
sur chaque phénomène, et de poursuivre la marche à travers
l'évolution tuberculeuse.

La première période comprend tout le temps qui s'écoule
depuis l'instant où la santé commence à éprouver des
troubles, que l'on ne peut pas toujours rapporter à leur véritable cause, jusqu'à l'apparition des signes qui annoncent
le ramollissement.

La deuxième période comprend tous les signes qui accompagnent le ramollissement.

La troisième période comprend tous les signes qui annoncent la destruction du tissu pulmonaire et la formation
des cavernes.

La quatrième période, que nous n'hésitons pas à admettre, est celle que nous avons appelée période de réparation ; c'est celle qui correspond au travail de cicatrisation,
à la guérison des parties ulcérées.

*1ʳᵉ période. — Temps qui précède le ramollissement des tu-
bercules, ou période de développement de la matière tuberculeuse.*

On pourrait à bon droit la subdiviser en deux époques
bien distinctes par les symptômes : l'une serait l'époque de
l'envahissement, et l'autre l'époque d'état.

Nous allons voir que la nature des symptômes observés autoriserait à établir cette subdivision.

Lorsqu'on procède à l'examen d'un malade, la première question qu'on lui adresse porte sur le temps qui s'est écoulé depuis le début de sa maladie, puis sur l'état de santé de ses parents, les conditions hygiéniques dans lesquelles il s'est trouvé placé ; et pendant que le malade répond à toutes ces questions, l'œil embrasse la physionomie générale de l'individu, analyse les traits du visage, et cherche, derrière un faciès plus ou moins altéré, à remonter aux causes qui ont pu présider au développement de la maladie.

L'étude des symptômes doit donc être tirée de tous les renseignements fournis par l'examen attentif de l'habitude extérieure du malade et de ses antécédents.

Il ne faut pas cependant confondre dans la part qui revient aux signes, celle qui peut conduire à la détermination des causes. L'étude que nous en avons faite nous a suffisamment montré qu'il y a une grande distinction à établir entre les faits qui accusent l'état actuel du malade et les faits qui décèlent l'origine de sa maladie.

Etablissons d'abord la part qui revient aux *antécédents* des individus. Nous n'aurons pour cela qu'à mettre à profit les lumières que nous fourniront l'auscultation et la percussion.

Un grand nombre d'auteurs, faisant abstraction des phénomènes que nous appellerons phénomènes précurseurs, admettent que la phthisie commence dès l'instant où apparaissent les premiers tubercules perceptibles à l'auscultation, et manifestant leur présence par de la toux et de l'expectoration. Il existe cependant un état particulier, une époque antérieure à la tuberculisation, époque de malaise, d'anxiété, de perturbation dans certaines fonctions, qui fait pressentir aux malades l'approche de quelque changement morbide, et les rend plus inquiets et plus soucieux du soin de leur santé.

Il n'est pas un seul médecin qui n'ait été consulté assez souvent sur un pareil état de l'organisme, et qui n'ait attribué à une imagination effrayée, à un trouble nerveux momentané, les susceptibilités et les plaintes de leurs malades, placés du reste dans de très bonnes conditions. Il existe, d'un autre côté, des malades pauvres, souffreteux, qui n'ont pas le droit de se plaindre; à qui l'habitude du malheur fait un devoir de taire le malaise présent, dans l'espérance toujours trompeuse d'une amélioration prochaine; ceux-là sont dans les plus mauvaises conditions hygiéniques possibles; ils supportent la peine et le travail; ils vivent dans des lieux étroits et humides; ils sont venus au monde de parents tuberculeux, et quand la mort ne vient pas les enlever avant la puberté à leurs misères, ils se marient eux-mêmes et procréent des enfants voués à une hérédité fatale!

Quand ils sont atteints de tuberculisation manifeste, ils vont à l'hôpital, où le dévouement, où l'intelligence de l'art médical abondent.

Quels renseignements peut-on obtenir d'individus placés dans de pareilles conditions? Voilà pourtant à travers quel dédale les médecins des hôpitaux sont obligés d'aller à la recherche des signes que peuvent fournir les antécédents.

Dans son travail couronné en 1837 au concours des hôpitaux de Paris, M. Fournet a jeté un coup d'œil très juste sur diverses conditions au milieu desquelles vivent les malades; il a séparé avec soin les signes que chaque antécédent du malade peut offrir. Nous lui ferons cependant le reproche d'avoir un peu confondu le symptôme actuel avec les faits de causalité; malgré cela, on ne saurait trop lire ce livre, qui est rempli d'excellents renseignements et de très bonnes observations.

Dyspnéé. — L'un des signes précurseurs que les malades signalent le plus généralement, c'est la dyspnée. — Il faut toujours s'enquérir si, à une époque plus éloignée du début que celle qu'accuse le malade, il n'y a point eu d'étouffements; il est rare que le phénomène ne se soit point produit. — Cette dyspnée est d'abord légère; c'est un besoin de respirer survenant à divers intervalles pendant la journée, d'une manière irrégulière, dont la durée est si courte, que les malades ne s'en plaignent nullement. Elle survient après un exercice du corps; après une conversation soutenue; après une lecture; un sentiment violent : colère, plaisir, peines morales suffisent pour la produire ; presque tous les malades que j'ai interrogés avec soin considéraient cette dyspnée comme un état nerveux quin'a vait aucune importance à leurs yeux.

Pendant la période antérieure à la manifestation des tubercules par des signes physiques, la dyspnée offre des caractères essentiellement erratiques, pouvant être confondus, surtout chez les jeunes filles et chez les jeunes femmes, avec ces spasmes si fréquents chez celles qui présentent le type hystérique. Chez les jeunes gens, c'est un caractère dont on doit tenir le plus grand compte.

Quand la maladie est confirmée, et quand l'auscultation a révélé l'existence de granulations tuberculeuses dans les poumons, la dyspnée devient plus considérable, et elle s'explique facilement par l'impossibilité de déplissement des vésicules aériennes et par la pénétration incomplète de l'air dans les poumons.

Chez les individus qui sont atteints de tuberculisation aiguë, ce n'est plus une simple prédisposition à l'étouffement, c'est une véritable asphyxie, qui force le malade à faire les plus violents efforts pour inspirer de l'air; les espaces intercostaux sont soulevés, les muscles de la respiration fonctionnent avec la plus grande énergie, et la face, inquiète et bouleversée, exprime un état de souffrance qu'on ne retrouve qu'avec peine dans d'autres affections.

M. Fournet a fort bien décrit cet état, et surtout l'espèce de délire qui l'accompagne.

La dyspnée peut donc être considérée comme l'un des caractères précurseurs dont le début frappe le souvenir des malades, et qu'il faut toujours chercher dans le passé; c'est un caractère qui ne cesse à aucune période et qui présente seulement quelque rémittence à l'époque où les tubercules se ramollissent et sont expectorés.

Affaiblissement des forces physiques. — Un second symptôme qui peut aussi prendre le nom de précurseur, eu égard à l'époque de son apparition, c'est l'affaiblissement général des forces.

Ce phénomène est plus ou moins sensible, suivant que l'individu est d'une vigueur extérieure plus ou moins considérable et habitué à des travaux plus ou moins rudes. Chez les malades à tempéraments lymphatiques, à habitudes extérieures molles, sédentaires, évitant les fatigues et les émotions vives, cet affaissement est plus lent, plus insensible, et c'est à peine si les malades peuvent en avoir eux-mêmes le soupçon; chez les individus, au contraire, à tempérament vigoureux, à émotions violentes, à ardeur fonctionnelle vive, l'affaissement laisse des traces indélébiles; les malades s'en plaignent dès le début; c'est principalement sur ce symptôme que porte leur attention. Ils se préoccupent de cette déperdition de forces naguère si florissantes, et, perdant toute sécurité dans l'avenir, on les voit s'affecter, s'attrister, sans que les signes de la tuberculisation se soient encore montrés à l'observation du médecin; et ce sont ces mêmes malades qui, plus tard, quand le mal aura tari en eux toutes les sources de la vie, jouiront de la plus entière confiance en l'avenir, et entoureront leurs derniers instants des rêves de la plus folle espérance.

Pâleur. — A côté de cet affaiblissement des forces, nous devons mentionner une certaine pâleur du visage particulière aux phthisiques.

L'œil du praticien exercé ne s'y trompe pas souvent; il m'est arrivé, sur ce signe seul, de soupçonner une tuberculisation prochaine et, sans oser me prononcer d'une manière formelle, de conserver la conviction intime que la maladie était prête à faire irruption. — M. Fournet, analysant avec attention ce faciès singulier, dit : « Ce n'est pas une expres-« sion de douleur, c'est une sorte de reflet du sentiment « instinctif de la détérioration de notre être. Il y a, dans ce « faciès pâle, comme souffreteux, à traits affaissés, à regards « languissants, à mouvements lents et timides, à réflexion « inquiète, quelque chose de particulier qui fait sur l'esprit « de l'observateur une impression pénible, qu'il rapporte, « comme instinctivement, à la cause organique qui le déter-« mine, et qui, à cette période de la maladie où les signes « physiques *ne sont pas toujours très nombreux et très tran-« chés,* concourt quelquefois autant que les signes physiques « à former la conviction du médecin qui a l'habitude de ce « genre de malades. » — (*Rech. sur l'Ausc.,* p. 685.)

A ce tableau d'une grande fidélité pour une classe de malades, nous n'avons que peu de chose à ajouter. Ce n'est pas toujours ainsi que les choses se passent. Le visage, au lieu de présenter de l'affaissement dans les traits et des regards languissants, s'anime, au contraire, et présente un attrait tout particulier; la pâleur frappe au premier abord, et contraste avec une circulation très active qu'on suit, pour ainsi dire, à travers la peau ; le regard est vif, profond, et le geste rapide, hardi ; la pensée brillante et servie admirablement par une diction facile, imagée, quoique peut-être un peu trop nette, un peu trop nerveuse.

Il existe chez les enfants une aptitude à saisir tous les raisonnements qu'on leur soumet, un amour du travail intellectuel qu'on doit surveiller attentivement, surtout quand ces phénomènes contrastent avec un affaiblissement trop grand de l'économie, avec une faiblesse native ou acquise, qui survient lentement et sans cause appréciable.

Il y a tout un long chapitre à écrire sur cette grave question, qui semble embrasser celle de l'éducation des enfants dans les pensionnats, ou même chez leurs parents. Pour moi, je n'hésite pas, dès que je soupçonne, chez un enfant dont on me vante les progrès rapides, un état tuberculeux que l'hérédité semble d'ailleurs favoriser ; je le condamne à l'ignorance pour un temps assez long ; je n'aime pas ces enfants prodiges qui usent rapidement leur existence aux dépens de leurs forces physiques.

L'Insomnie. — Presque tous les malades que l'on interroge avec soin accusent, du plus loin qu'ils puissent se souvenir, un trouble dans le sommeil. Ce trouble est de deux sortes : ou bien la nuit se passe toute entière sans que le malade puisse fermer les yeux et goûter un repos salutaire ; il ne souffre pas, il veille ; l'esprit travaille absolument comme s'il voulait rester actif et songer à quelque œuvre importante ; le temps passe rapidement, et le matin arrive sans que le sommeil soit venu le tirer de cet état singulier. D'autres fois, le malade s'endort à son heure habituelle ; il s'éveille souvent, en sursaut ; il est poursuivi par des êtres imaginaires ; il sent un poids énorme sur la poitrine ; il voit mille chimères ; il rêve péniblement. Il redoute presque l'instant où il s'endort, crainte de retomber dans ses rêves pénibles, et le matin, il s'éveille et se lève harassé, fatigué, comme s'il avait passé la nuit entière sans sommeil.

Lorsque la maladie est arrivée à un certain état de développement, il est curieux et douloureux de suivre le malade pendant son sommeil. On le voit agité de diverses façons ; les muscles de la face sont en proie à des mouvements convulsifs, les pommettes colorées, la poitrine oppressée, haletante, le front perlé de sueur et les mains cherchent à saisir quelque chose ; la figure exprime une véritable passion intérieure ; puis, quand le malade se réveille, il raconte quelque rêve affreux et perd le sentiment de la douleur exprimée par tout son être pendant le décubitus.

Vers la fin, quand tout décèle l'épuisement, le ramollissement des tubercules, la destruction du tissu pulmonaire, et que le malade n'est plus que l'ombre de lui-même, ce n'est plus du sommeil ; il n'y a plus rien de régulier ; à chaque instant c'est un soubresaut, une main qui se contracte, une lèvre qui remue, de petits gémissements que le malade laisse échapper entre deux inspirations profondes, une coloration des pommettes qui paraît et disparaît tour à tour, une sueur profuse qui baigne le front, le cou, le devant de la poitrine, la paume des mains ; tout cela dure un instant, puis cesse au moment où le malade s'éveille, pour recommencer encore aussitôt qu'il se rendort.

Il est très important de rechercher dans le passé des malades ces nuances dans le trouble que subit le sommeil. Il faut interroger avec soin les personnes qui entourent les enfants et à la garde desquelles ils sont confiés.

La Toux. — Nous n'entendons point par là cette toux qui accompagne le développement des tubercules et qui est suivie d'expectoration. — C'est plutôt la facilité qu'ont les malades à s'enrhumer l'hiver, dont nous voulons parler, *rhumes* auxquels ils n'accordent, le plus souvent, aucune importance et qu'ils laissent passer sans préoccupation sérieuse.

Chez les enfants il est difficile d'arriver à des renseignements certains; chez les femmes et chez les adultes, on y parvient plus facilement. Combien de tuberculisations ne voit-on pas survenir à la suite de bronchites légères souvent renouvelées !

La toux présente des caractères très variables; avant la première période, elle est sèche, brève, c'est une légère secousse, sans quinte, sans expectoration, sans fatigue et sans efforts des parois thoraciques. Nous décrirons plus tard celle qui accompagne la tuberculisation confirmée, quand nous aurons à faire l'histoire de l'expectoration et des crachats.

Nous arrivons maintenant à l'étude de la première période proprement dite, c'est-à-dire de la maladie depuis l'instant où les tubercules paraissent dans les poumons jusqu'au moment où ils se ramollissent.

Toute la série des phénomènes que nous venons de passer en revue, s'est produite sans que le malade en ait eu conscience; il ne s'en est point ému, et c'est seulement alors que la toux d'intermittente devient continue et que le sommeil est complètement troublé, que les sueurs abondent et que l'amaigrissement augmente, qu'il songe à consulter un médecin.

Les symptômes, à cette époque, sont de deux ordres bien distincts; les uns généraux, probants, les autres certains, physiques, sensibles.

Les symptômes généraux sont tous ceux que nous venons de passer en revue, se manifestant d'une manière erratique et fugace; ceux que nous avons passés sous silence, les troubles digestifs, la diarrhée, les douleurs thoraciques, constituent les phénomènes sensibles.

Il n'y a, entre ce que nous avons dit de la dyspnée, de l'insomnie, de l'affaiblissement des forces, de la toux, des bizarreries de l'appétit, que des degrés plus élevés et qu'il appartient à l'œil seulement du médecin de saisir.

Hémoptysie. — Nous allons parler d'un symptôme qui, à lui seul, a permis à certains auteurs d'établir un diagnostic presque certain, c'est le crachement du sang suivi de l'hémoptysie.

M. Grisolle définit l'hémoptysie, l'expectoration d'une plus ou moins grande quantité de sang exalé par la membrane muqueuse des voies aériennes, c'est-à-dire depuis le larynx jusque dans les dernières ramifications des bronches.

Il ne suffit donc pas de voir une certaine quantité de sang rendue par un individu pour l'accuser de tuberculisation; il faut encore que ce sang provienne bien réellement des organes de la respiration.

L'hémoptysie se produit au milieu d'un grand malaise, et s'accompagne de refroidissement aux extrémités, d'un goût particulier de sang qu'accusent les malades.

C'est au moment où la toux est le plus intense que part le sang qui caractérise l'hémoptysie; c'est tantôt des mucosités bronchiques teintes, striées de sang; tantôt une certaine quantité de sang pur, rouge, vermeil, spumeux, mélangé d'air. On a traité d'hémoptysie le crachement de sang simple qui se produit à des intervalles irréguliers et lointains; c'est le premier degré, et il est rare de ne pas voir survenir dans le courant de la première période une perte plus abondante de sang rouge rutilant.

Il arrive souvent que l'hémoptysie est foudroyante, et

qu'une quantité considérable est rejetée pendant un accès de toux précédée d'anxiété et d'une grande dyspnée. Un soulagement marqué succède à cet état d'angoisse qui porte la terreur dans l'esprit des malades. La pâleur du visage devient plus grande; les traits prennent par suite une expression d'abattement très marquée.

Laennec cite un jeune homme qui rendit 5 kilogrammes de sang dans l'espace de 48 heures. J. Frank cite des cas où la perte du sang fut portée à 14 kilogrammes en 5 heures.

Lorsque l'hémoptysie est aussi considérable, elle est presque toujours mortelle.

« La phthisie pulmonaire est la cause fréquente de l'hé-
« moptysie. On ne peut plus aujourd'hui considérer la
« phthisie comme consécutive aux hémorrhagies bron-
« chiques, qui sont souvent les premiers indices de son
« existence, puisque, dans presque tous les cas, l'altération
« du tissu pulmonaire n'échappe point alors à nos moyens
« d'investigation. Dans la première période de la phthisie
« pulmonaire, c'est-à-dire tant que les tubercules n'ont pas
« dépassé l'état de crudité, l'hémorrhagie bronchique est
« ordinairement peu considérable; il y a pourtant des cas,
« comme celui que nous avons rappelé (262), dans lesquels
« la perte de sang peut être assez abondante pour produire
« une véritable oligaimie et même la mort. Dans les phthi-
« sies arrivées aux périodes avancées, l'hémorrhagie bron-
« chique est plus rarement encore abondante, et cependant
« cette circonstance se présente quelquefois; mais il est
« toujours difficile à cette période de distinguer la perte de
« sang qui provient des bronches de celle qui se produit par
« l'érosion accidentelle de quelque bronche vasculaire dans
« un foyer de ramollissement tuberculeux. » (Gendrin.)

Il ne faut pas confondre avec l'hémoptysie des tubercu-

leux, ces hémorrhagies passives qui se montrent chez des
individus affectés d'ulcères de l'estomac. Ce n'est plus alors
un crachement de sang rouge rutilant, mais un vomissement
véritable, la plupart du temps composé de véritables caillots
déjà formés dans l'estomac et rejetés après un séjour plus
ou moins prolongé dans cet organe. Nous n'insisterons pas
sur ce sujet ni sur le diagnostic différentiel des hémorrhagies qui peuvent être confondues avec l'hémoptysie; il nous
suffit de caractériser ce symptôme, l'un des plus graves à
considérer dans l'étude de la tuberculisation.

Relativement au sang qui provient de la muqueuse des
voies respiratoires, il est important de s'assurer s'il est
symptômatique d'un état tuberculeux, et de quel point des
voies respiratoires il provient. — On ne pourra être parfaitement éclairé que par l'auscultation, faite après la cessation
complète de l'hémoptysie.

« Les hémoptysies peu considérables qui se renouvellent
« souvent, et dans lesquelles les malades expectorent alter-
« nativement ou simultanément du sang et des crachats
« visqueux, adhérents, grisâtres et comme glaireux, sont
« presque toujours symptômatiques de la présence des tu-
« bercules dans les poumons. » (Gendrin.)

MM. Andral et Louis accordent à l'hémoptysie une importance très grande; mais il ne faudrait pas croire que ce
symptôme soit toujours certain. On voit des personnes
avoir, dans le courant d'une longue existence, deux, trois
hémoptysies, qui n'ont d'autres conséquences qu'une anémie
passagère.

La Fièvre. — L'un des signes qu'il faut interroger avec la
plus grande attention dans la première période, c'est à coup
sûr la fièvre. Les malades en ont le plus souvent la sensation

parfaite; ils la désignent principalement par le nom de chaleur.

Cette chaleur insolite revient à des intervalles assez éloignés; tantôt le soir au moment de se coucher; elle précède cet état de malaise et d'anxiété qu'ils éprouvent pendant l'insomnie; elle se fait principalement sentir au visage, au cou, dans la paume des mains, à l'épigastre, et quelquefois semble brûler la poitrine; elle cesse presque aussitôt après que la sueur a paru, et recommence plusieurs fois dans une même nuit et à des intervalles irréguliers. Pendant sa production, les malades sont agités, inquiets; l'imagination est plus vive, plus ardente, et les rêves sont plus pénibles et plus effrayants.

Cette chaleur, dont les malades ont la sensation avant qu'aucun traitement n'ait été entamé, se transforme en fièvre véritable aussitôt que les tubercules ont fait leur apparition.

Ce développement de fièvre a été observé par M. Louis dans un cinquième des cas dès le début, et elle durait jusqu'à la fin de la maladie.

Chez un certain nombre de malades, elle s'était développée seulement à l'instant du ramollissement des tubercules. Au moment où elle paraît, la peau devient sèche, aride, et un léger frisson précède cette apparition.

Chez un certain nombre de malades, le plus petit nombre, la fièvre dure depuis le commencement jusqu'à la fin de la maladie, revient par accès réguliers et ne s'accompagne ni d'expectoration ni de diarrhée, mais préside à une émaciation progressive, à un dépérissement qui trompe l'œil le plus exercé, et a fait prendre pour une fièvre nerveuse un état que l'autopsie force à ranger dans l'affection tuberculeuse.

Il suffit de rester quelques heures près des malades; de

consulter l'état du pouls pendant ce temps pour s'apercevoir des changements notables qu'il subit. La présence seule du médecin suffit pour l'élever instantanément ; puis, quand la conversation, les paroles douces et consolantes ont amené du calme dans l'état du malade, la fièvre cesse, la peau devient à peu près fraîche, et de 110, 120 pulsations, on retombe à 90, 80, 70, sans que le malade en ait conscience.

La Sueur. — Nous avons parlé de ce symptôme sans en marquer la gravité ni l'importance; c'est cependant l'un de ceux qui présentent à l'observation le plus de fixité. Saisir l'instant où a commencé la sueur est fort difficile ; les malades ne peuvent, là dessus, donner que des renseignements très vagues; rien d'étonnant à cela, si on veut bien réfléchir que les premières sueurs se montrent pendant la nuit, presque toujours pendant les courts instants de sommeil dont les malades profitent. Il est de toute probabilité que la sueur commence à l'instant où se manifestent les phénomènes d'étouffement.

Nous avons observé bien des malades, tantôt pendant la veille, tantôt pendant le sommeil, et voici ce que nous avons vu : Au début, quand la dyspnée n'est pas encore très intense et que le sommeil est seulement troublé par des rêvasseries, sur le front perlent quelques gouttelettes de sueur à peine visibles et dont les malades n'ont pas le souvenir; à leur réveil, il suffit qu'ils se retournent sur leur oreiller pour que la toile s'en imprègne; quand on les interroge pendant le jour, ils répondent négativement.

Ce phénomène de transpiration ne devient sensible que pendant la première période; au lieu d'être borné au front, il se propage à la racine des cheveux, puis sur le cou, sur le devant de la poitrine et sur la paume des mains. — La chemise, le gilet de flanelle, en sont imbibés, et les malades

accusent eux-mêmes l'affaiblissement dans lequel cette déperdition les plonge. Une fois qu'elle a commencé, la transpiration ne s'arrête plus, mais elle présente les mêmes intermittences, la même rémission que la fièvre, la dypsnée et les
autres phénomènes morbides.

Elle a pour effet immédiat de plonger les malades dans un
état de faiblesse et d'amaigrissement qui vont toujours crois-
sant jusqu'à une émaciation squelettique.

En même temps que les forces diminuent, les parties où
domine l'embonpoint se déforment ; le visage semble s'allonger ; les espaces sus et sous-claviculaires se creusent ; les
mamelles, chez les femmes, semblent fondre ; les épaules
maigrissent ; les muscles diminuent de volume ; les doigts
deviennent effilés ; les membres deviennent grêles et perdent
leur fermeté primitive ; les mouvements s'allanguissent, et
cette prostration est telle parfois, que les malades semblent
de véritables squelettes vivants.

Douleurs musculaires et thoraciques. — M. Beau a appelé
l'attention des observateurs sur un symptôme que nous
avons retrouvé chez un certain nombre de malades.

Quand on presse avec la main sur un membre, les malades
se plaignent d'une douleur profonde, dont le siège paraît
résider dans les muscles. Ce signe est réel, et on doit toujours le consulter ; mais on ne le trouve bien évident qu'à
une époque assez avancée de la maladie.

Quant aux douleurs thoraciques, je ne saurais rien ajouter aux descriptions nombreuses qui ont été faites par les
auteurs.

En arrière, sous les omoplates, tout le long de la colonne
vertébrale et un peu en dehors de celle-ci, parfois sous les
aisselles, d'autres fois sous les clavicules, sur le devant de
la poitrine, jusqu'au creux épigastrique, les malades éprouvent,

souvent, dès le début, une douleur sourde, erratique, chan-
geant de place, mais présentant le caractère constant d'être
profonde. M. Louis, qui s'en est occupé avec l'attention particulière qu'il a accordée à tous les symptômes, dit : « Que
« dans quelques cas, il se pourrait bien que les douleurs de
« poitrine fussent le résultat du développement des tuber-
« cules et des adhérences qui en sont la suite. »

Il existe des douleurs plus superficielles, plus fugitives et
plus pénibles pour les malades. Ce sont des douleurs névralgiques, des sixièmes et septièmes paires intercostales dont
MM. Valleix et Basserau ont donné une étude très remarquable. — Ces douleurs névralgiques jouent un très grand
rôle dans l'état de malaise qu'éprouvent les malades. Elles
commencent à se faire sentir bien avant que l'auscultation
ou la percussion aient révélé l'existence de tubercules, et
persistent pendant toute la période de ramollissement et
d'excavation, pour finir vers la fin, au moment même ou on
pourrait croire de les voir beaucoup plus intenses.

La pression à l'aide des doigts, permet de démontrer
l'origine névralgique de ces douleurs. Il existe, en effet,
certains points où elle s'exalte et s'irradie vers les ramifications antérieures.

M. Beau pense que la douleur latérale et celle qui existe
entre les deux épaules dépendent d'une névralgie des premières paires intercostales.

N'y aurait-il pas un lien étroit entre les douleurs nerveuses
que nous signalons et les douleurs musculaires que M. Beau
a signalées?

Les Troubles digestifs. — Il est rare que la maladie débute
par une perte sensible d'appétit; il existe bien une certaine
bizarrerie dans les goûts; les viandes, le vin, sont successivement abandonnés et remplacés par une alimentation légu-

mineuse, avec prédominance des acides. On voit quelques malades manger outre mesure, boire considérablement, surtout pendant les accès de fièvre.

La langue est humide, presque toujours sans enduit, un peu rouge vers la pointe. La soif est plus intense le matin, et la préférence pour les acides est si grande, que l'on voit des femmes qui se nourrissent uniquement d'aliments vinaigrés.

La toux provoque souvent des efforts de vomissement, et ceux-ci sont d'autant plus fréquents que l'usage des acides est plus répété.

Presque tous les tuberculeux se plaignent d'une douleur épigastrique que n'augmente point la pression, et qui peut être rapportée plutôt à une gastralgie qu'à une gastrite véritable, surtout pendant la première période.

La Diarrhée est aussi un signe très important. M. Louis n'a vu que 5 cas sur 112 sujets où elle n'ait pas été observée. Rappellons ici ce que nous avons dit ailleurs, que l'œsophage et l'estomac n'offraient à l'autopsie aucune trace de tubercules; mais si l'on considère que l'intestin grêle et le gros intestin sont le plus souvent le siège de tubercules nombreux, on ne sera nullement surpris de l'existence de cette diarrhée survenant à des époques différentes, et provenant, sans nul doute, d'inflammations partielles, développées autour de ces tubercules par le passage des aliments.

La diarrhée n'offre rien de très remarquable avant l'époque où apparaissent les tubercules; elle est très fréquente dans la première période, jusqu'à l'instant où ils se ramollissent.

D'après Laennec, « ce serait seulement au moment où se « ferait l'irruption des tubercules intestinaux, mais qu'elle « pouvait avoir lieu sans ulcération et sans inflammation. »

Les douleurs abdominales ne sont pas en rapport avec la diarrhée. On voit des malades qui ne se plaignent nullement de coliques, rendre tous les excréments à l'état liquide; il faut surveiller ces flux, qui indiquent toujours un état morbide de l'intestin, et qui peuvent activer le développement de la tuberculisation pulmonaire en débilitant considérablement l'organisme.

Chez d'autres, il y a des coliques, des douleurs générales dans l'abdomen.

La diarrhée est quelquefois de très courte durée; elle ne se manifeste qu'une ou deux fois par jour; d'autres fois, on observe jusqu'à huit à dix garde-robes en 24 heures; elle cesse quelque temps pour faire place quelquefois à la constipation, puis la diarrhée recommence; telle est la marche, dans le plus grand nombre de circonstances, jusqu'à l'époque du ramollissement où les phénomènes présentent une plus grande intensité.

Quelques auteurs avaient pensé que les sueurs nocturnes étaient supplémentaires de la diarrhée; M. Louis déclare n'avoir pu observer cette liaison. « En vain, dit-il, j'ai mul-
« tiplié les questions, je n'ai jamais pu me convaincre de
« ce balancement des fonctions enseigné par les auteurs. »

La série de symptômes dont nous venons de nous occuper, sont à coup sûr d'une très grande importance pour conduire à un diagnostic probable; mais ils ne suffisent pas pour donner un degré de certitude convenable. Avant l'immortelle découverte de Laennec; avant l'application de cette découverte au diagnostic des affections pulmonaires, la première période de la phthisie passait inaperçue, et la toux, l'amaigrissement, ainsi que tous les signes précurseurs dont je viens de faire l'énumération, n'avaient qu'une valeur médiocre ou nulle.

Nous allons donc étudier les phénomènes sensibles reconnus à l'aide de la percussion et de l'auscultation.

Palpation. — Lorsqu'on applique la main, par sa face palmaire et les doigts réunis, sur la poitrine d'un homme couché et bien portant, on éprouve les sensations suivantes :

S'il respire d'une manière normale, sans agitation ni trouble nerveux, la main est soulevée pendant que l'air pénètre dans la poitrine, c'est-à-dire pendant l'inspiration, puis elle retombe avec l'expiration. — Le rapport qui existe entre les deux temps est assez remarquable pour que nous croyons devoir y insister un peu.

Le temps pendant lequel l'air entre dans la poitrine étant représenté par 2, celui qui correspond à sa sortie, c'est-à-dire à l'expiration, peut être représenté par 1. — Si on veut bien porter son attention sur la durée du soulèvement de la main appliquée sur la poitrine, on retrouve ce rapport d'une manière constante.

Lorsque la perméabilité des vésicules pulmonaires est devenue moindre, par suite d'une infiltration tuberculeuse, et que le déplissement des vésicules est moins complet, moins régulier, les rapports changent notablement. — Le temps pendant lequel la main doucement appliquée sur la paroi thoracique percevait le soulèvement, devient plus court; peu à peu il se rapproche du second temps, et chez certains malades on le voit devenir plus court.

Il est bon toutefois de ne pas oublier que l'acte respiratoire peut être troublé par d'autres causes que par l'infiltration tuberculeuse; par une dyspnée nerveuse, par exemple, qui force le malade à se livrer à des inspirations rapides et brusques qui ont pour but de troubler le rythme de l'acte respiratoire.

La densité du poumon augmente sensiblement à mesure

que se fait le dépôt de matière tuberculeuse. Au début, alors que les phénomènes d'infiltration sont peu marqués, on a beaucoup de peine à percevoir de changement dans les temps de soulèvement. Ce n'est, ainsi que l'a fort bien fait remarquer M. Fournet, qu'à une époque assez avancée de la première période qu'on peut observer un changement notable.

Le trouble que je viens de signaler s'observe dans les deux poumons, lorsque l'infiltration tuberculeuse s'est produite dans ces deux organes avec la même intensité, ce qui est extrêmement rare; le plus souvent, l'infiltration tuberculeuse est partielle et bornée encore au sommet de l'un des organes que déjà on perçoit un changement notable dans le rythme respiratoire.

Dans les cas peu fréquents où la tuberculisation est aiguë et comme foudroyante, le jeu de la respiration est tellement troublé et l'infiltration tuberculeuse a lieu sur une échelle si considérable, qu'il est à peu près impossible de tirer aucune conclusion utile pour le diagnostic; il faut alors invoquer tous les symptômes concomitants.

La palpation était un excellent moyen d'investigation avant la découverte de Laennec; elle reste encore en usage, et je la considère, avec tous les auteurs qui en ont signalé l'importance, comme d'un usage heureux.

Je viens de signaler les circonstances dans lesquelles un défaut de rythme, dans le soulèvement et l'abaissement des côtes, peut amener à un commencement de diagnostic; je dois signaler en outre un des avantages de cette facile explication.

Lorsque le malade compte d'une voix pleine et haute : *Un, deux, trois, etc., etc.*, la résonnance de la voix a lieu non seulement au dehors, mais encore dans l'intérieur des poumons. — Il se produit, ce qui existe dans tous les corps vibrants, un bruit extérieur et une série de vibrations ou d'ondulations qui se transmettent à travers la cage thoracique et à travers les tissus qui recouvrent cette cage.

La main perçoit l'affaiblissement de ces ondulations absolument comme l'oreille percevrait une différence dans les sons produits dans un vaste clos. — Les poumons infiltrés de tubercules offrent à cette résonnance une résistance qui, d'après certains auteurs, ne permettrait pas aux vibrations de se propager par l'intermédiaire de la main.

La toux produit sur une plus grande échelle les mêmes phénomènes que la voix. On perçoit le retentissement plus ou moins étendu et un peu plus clair là où il y a une collection de tubercules.

Il faut néanmoins que l'infiltration tuberculeuse soit assez considérable pour que le phénomène se produise. S'il n'y a que quelques granulations disséminées, il deviendra impossible de constater plus de clarté dans le son. Mais s'il existe une induration pulmonaire, le tissu est converti en tissu dense, et la loi de propagation des sons s'y retrouve toute entière. C'est pour cela, sans doute, que les auteurs du *Compendium* ont cru pouvoir avancer que, dans la tuberculisation comme dans la pneumonie à l'état d'hépatisation, les vibrations de la voix ou de la toux étaient perçues avec plus d'intensité.

Il faut avoir soin de faire prendre au malade son diapason normal, soit quand on veut le faire parler, soit quand on veut le faire tousser, afin de ne pas être induit en erreur par des présomptions tirées soit de son apparence extérieure, soit du développement de la cavité thoracique.

La vibration thoracique dépend du timbre de la voix de l'individu que l'on examine. Or, chacun sait que la voix ne dépend nullement de la force des individus ni du développement plus ou moins considérable des poumons, mais bien des dimensions de la trachée et surtout des cordes vocales.

La transmission des vibrations a lieu en raison directe de l'élévation de la voix ou de la toux. — Lorsque le malade parle à voix basse, les ondulations semblent se confondre et la vibration n'est pas perçue.

L'épaisseur des parois thoraciques exerce une grande influence sur cette transmission. Chez les individus gras, à tissu cellulaire prédominant, on observe une conductibilité moindre que chez les hommes fortement musclés et modérément gras. Chez les individus maigres et dont on sent les côtes presque sous la main, la transmission s'opère avec une grande intensité. Les différences qui sont la conséquence de cette variation dans l'épaisseur des tissus, peuvent conduire à un diagnostic faux. On ne saurait donc apporter une trop grande attention sur ces nuances, afin de ne négliger aucun moyen d'arriver à une conviction raisonnée. Comme cette influence se fait sentir sur les signes que fournit l'auscultation comme sur ceux qui sont fournis par la palpation et la percussion, on ne saurait, surtout au début de la tuberculisation, laisser trop longtemps la main sur le thorax, et, quand on ausculte, l'oreille appliquée avec les précautions convenables.

Percussion. — Bien des auteurs considèrent que la percussion, dans la première période de la phthisie, est de nulle valeur.

Si on veut rechercher, dans l'étude de la tonalité de la poitrine, des antécédents, il sera fort difficile d'en trouver; d'abord, parce que la raison d'un changement quelconque n'existe pas encore.

Voudrait-on signaler la présence d'un ou deux tubercules

dans le tissu pulmonaire, c'est impossible; le simple bon sens l'indique. Il faut une certaine étendue dans l'infiltration, pour que les phénomènes de sonorité puissent être perçus.

Il est de règle de percuter comparativement les deux côtés de la poitrine, depuis la clavicule jusqu'aux limites du foie, à droite, et du cœur à gauche. En arrière, dans toute la hauteur de la poitrine et principalement dans les fosses susépineuses.

La percussion est d'un grand secours dans la première période de la phthisie, quand les poumons ont acquis une densité suffisante pour qu'il existe une différence entre le son à l'état normal et celui qu'on perçoit à l'instant où on percute.

Si dans les deux organes la tuberculisation marchait également, la difficulté serait assez grande; mais telle n'est pas, heureusement, la marche des choses; il existe presque toujours une différence de densité qui permet d'établir le diagnostic sur la percussion seule.

A M. Piorry revient l'honneur d'avoir poussé la percussion jusqu'à ses dernières limites. — Il a vu dans la percussion deux sensations principales. La première consiste dans la perception tactile communiquée au doigt qui percute. Si le tissu pulmonaire est tellement infiltré qu'il n'ait plus d'élasticité et que les phénomènes respiratoires ne s'y produisent plus, il y aura pour le doigt qui percute comme une sensation pénible; il semble que l'extrémité frappe sur un corps dur et non élastique. Cette sensation tactile exige, de la part de l'observateur, une grande habitude pour être de quelque utilité dans la perception des symptômes.

La seconde sensation est celle de la sonorité plus ou moins grande de l'organe.

Les résultats fournis par la percussion ne sont pas toujours concluants. Nous avons dit, en effet, que le nombre
des tubercules peut être très petit; ensuite, que le nombre
en étant considérable, ils peuvent être disséminés dans toute
l'étendue des organes de la respiration. — Le son reste
clair malgré tout. Il faut alors percuter de deux manières :
fortement ou profondément, et superficiellement ou légèrement. On peut, de cette manière, réveiller dans l'organe
des vibrations qui n'auraient pas pu se produire par la percussion ordinaire.

La percussion doit être pratiquée dans toute l'étendue des
parois antérieure et postérieure, afin de faire saisir les différences de sonorité qui peuvent indiquer les points qui sont
le plus augmentés de densité. On sait d'ailleurs que, le plus
généralement, la tuberculisation se concentre dans la partie
supérieure des organes de la respiration, et qu'il n'en existe,
bien souvent qu'un nombre très restreint vers la partie inférieure. La percussion doit donner de très grandes différences dans les deux parties. Le son perçu est beaucoup
plus mat, plus obscur, vers le sommet, et un peu plus bas
vers la région pectorale, surtout chez les individus gras
ou chez les femmes dont les mamelles sont très développées.

Si les signes fournis par la percussion, dans la première
période de la phthisie, sont le plus souvent douteux, il n'en
est pas de même dans les autres périodes, surtout dans la
deuxième et la troisième, ainsi que nous le verrons.

M. Donné a beaucoup insisté sur une moyen de perception
des sons, qui est une combinaison de la percussion et de
l'auscultation, moyen auquel il a donné le nom de cophonie
ou d'acouophonie.

Il faut deux observateurs pour arriver à un bon résultat :
pendant que l'un d'eux percute la paroi antérieure du

thorax, l'autre ausculte la partie postérieure et recherche avec soin les modifications imprimées au tissu pulmonaire par l'infiltration tuberculeuse. Ce moyen présente un inconvénient assez grave : c'est que deux individus entendant les mêmes bruits peuvent bien avoir les mêmes sensations auditives, mais les bruits peuvent n'avoir pas le même degré de sonorité ; il faut songer que la main qui percute peut le faire avec plus ou moins de force, et que le doigt peut lui même frapper avec plus de sécheresse et faire par suite varier l'intensité du son.

Auscultation. — Sans avoir l'intention de tracer toutes les règles de l'auscultation de la poitrine, je crois devoir traiter cette partie de mon travail avec tout le développement quelle mérite, non que j'aie rien de nouveau à ajouter aux travaux écrits sur ce précieux mode d'investigation, mais parce que je suis convaincu qu'on ne saurait trop revenir sur cette étude, que chaque médecin renouvelle sans cesse et qu'il oublie avec autant de rapidité.

Quel que soit le point de la paroi thoracique où l'on applique l'oreille, on entend le bruit de la respiration, bruit comparé à celui d'un soufflet dont la soupape ne ferait aucun bruit (Barth et Roger), appelé aussi murmure vésiculaire.

« Doux et moelleux à l'oreille, il est beaucoup plus fort
« et plus prolongé quand la poitrine se dilate, plus faible et
« plus court quand elle se resserre ; il peut donc se décom-
« poser en deux bruits distincts, celui de l'inspiration et
« celui de l'expiration, tous deux continus, non saccadés ;
« si l'on voulait représenter par des chiffres les différences
« d'intensité et de longueur de l'un et de l'autre, on dirait
« que l'inspiration est à l'expiration dans le rapport de 3 à 1. »

M. Fournet a établi que le rapport des deux bruits était de 5 à 1. Ces chiffres présentent un peu d'exagération ; on

ne peut les retrouver que dans certains cas de phthisie douteuse, alors que, disposés à rechercher la lésion pulmonaire,
on ausculte pour acquérir un degré de certitude plus grand.

Le bruit respiratoire n'est pas le même chez tous les individus; il est faible chez les uns, plus fort, plus ronflant
chez d'autres; cela dépend de plusieurs circonstances qu'il
est indispensable de connaître quand on veut arriver à un
diagnostic certain.

Je ne veux point entrer dans la discussion qui a été soulevée sur ce sujet.

Des deux côtés de la poitrine, le bruit respiratoire est entendu également et avec le même degré d'intensité; dans
quelques cas fort difficiles à expliquer, on observe une différence notable.

M. Louis a fait, sur 22 femmes âgés de 15 à 22 ans, une
étude comparative très attentive. Voici ce qu'il dit :

« Cette étude comparative du bruit respiratoire aux deux
« sommets de la poitrine a été faite sur 22 femmes âgés de
« 15 à 22 ans, qui n'éprouvaient aucun symptôme d'une
« affection quelconque des organes placés dans la cavité tho-
« racique; dans tous les cas, à l'exception de deux, le bruit
« de l'*inspiration* était absolument semblable à droite et à
« gauche sous les clavicules; il était doux, fin et moelleux.
« Quant au bruit de l'*expiration,* à peine sensible sous la
« clavicule gauche, dans la majorité des cas (13 sur 22), il
« était presque toujours (17 fois sur 22) manifeste et quel-
« quefois très prolongé sous la clavicule droite. Le même
« bruit, étudié en arrière, était nul à gauche dans 14 cas,
« tandis qu'à droite il manquait dans 5 seulement; et lors-
« que l'expiration était sensible des deux côtés, elle était plus
« marquée, plus prolongée, et quelquefois de beaucoup, du
« côté droit que du côté gauche. »

Que cette différence soit due à une différence dans le diamètre des bronches, ou qu'elle soit, ainsi que M. Maillot le
disait, la conséquence d'une congestion momentanée du
poumon par l'effet du décubitus plus habituel sur le côté
droit pendant le sommeil, toujours est-il qu'elle existe dans
un certain nombre de cas, et qu'il faut en être instruit pour
éviter les erreurs dans lesquelles on pourrait tomber.

J'ai dit que le murmure respiratoire offrait des degrés de
force et d'amplitude chez les divers individus; il en offre également chez les personnes de l'un et l'autre sexe, chez l'enfant et chez le vieillard.

Chez l'enfant, la respiration est plus accélérée, et cette
succession rapide des bruits est une cause d'élévation dans
leur intensité. Chez certains enfants à poitrine amaigrie, à
système nerveux très développé et à système musculaire
grêle, on entend des bruits tellement élevés, qu'ils donne-
raient à penser qu'il existe une lésion pathologique.

Chez l'adulte, le murmure respiratoire offre plus de régularité, plus de lenteur, plus de calme, si on peut employer
cette expression, et un degré de faiblesse qu'il ne faut pas
attribuer, ainsi qu'on l'a fait à tort, à un affaiblissement de
la fonction elle-même, mais à l'épaisseur de la paroi thoracique qui ne permet pas d'entendre avec la même facilité.

Chez les vieillards, on observe des différences très grandes :
chez les uns, il existe un affaiblissement très notable du
murmure respiratoire, c'est même dans la majorité des cas,
et chez ceux qui n'offrent pas de lésions pulmonaires anciennes. Chez d'autres, on trouve ce murmure respiratoire
plus rude et plus bruyant. M. Andral explique cette différence
par la perte de perméabilité primitive et par l'atrophie des
cellules aériennes.

Le bruit respiratoire subit des modifications imprimées

par les diverses positions que prend l'individu dans son lit ; par les causes, par les émanations et par la maladie elle-même, qui , en faisant varier l'activité de la circulation, exerce une grande influence sur la respiration.

Toute déviation à l'harmonie qui existe dans les bruits respiratoires, quand elle n'est pas due à des causes passagères : émotions, mauvaise position, etc., etc., est nécessairement due à une cause pathologique qu'il est indispensable de savoir caractériser pour arriver au diagnostic différentiel raisonné.

Dans la première période de la phthisie pulmonaire, la présence des granulations tuberculeuses entraîne des modifications dans l'intensité des deux bruits respiratoires.

Inspiration. — C'est le bruit qui subit les modifications les plus faibles. — La durée et l'intensité ne changent pas sensiblement, mais le caractère subit des modifications assez notables.

M. Fournet, qui représente par le chiffre 10 la moyenne normale du temps de l'inspiration, a admis que le bruit inspiratoire pouvait tomber aux chiffres 7, 6, 5, tant au point de vue de l'intensité que de la durée. Ce même auteur a porté son attention sur le passage du caractère doux, moelleux, au caractère sec, rude et bruyant. « Si l'on ausculte de bas « en haut la partie antérieure chez un malade atteint d'un « commencement de phthisie dans les sommets des pou- « mons, on est frappé du passage successif du caractère « doux, facile, moelleux du bruit inspiratoire, au caractère « de rudesse, de sécheresse, d'âpreté qu'il présente vers les « sommets. Ce caractère augmente sensiblement à mesure « que s'accroît l'infiltration tuberculeuse du poumon. »

Expiration. — Le second bruit, ou bruit d'expiration, est celui qui présente les caractères les plus importants dans la première période de la phthisie pulmonaire ; ce n'est plus d'une manière fugace et sous l'influence de causes passagères, comme celles que nous avons signalées pour la respiration toute entière, mais d'une manière continue. Le phénomène, une fois produit, ne peut cesser qu'avec la disparition de la lésion qui l'a produit ; aussi les auteurs ont-ils beaucoup insisté sur ses caractères de durée d'intensité, et surtout sur les rapports qui le lient avec le premier bruit, ou bruit d'inspiration.

Avec quelque soin qu'on lise l'ouvrage de Laennec, il est impossible d'y trouver la relation des modifications que la tuberculisation imprime au temps de l'expiration ; il ne s'est évidemment pas préoccupé du défaut de rythme qui existe entre les deux temps.

En 1833, M. Jackson lut un remarquable travail à la *Société médicale d'observation* sur les différences qu'il avait observées entre les deux bruits de la respiration, et, après avoir démontré que les modifications portent principalement sur le temps de l'expiration, il appela cette modification du nom d'expiration prolongée.

Il l'avait recherchée dans un certain nombre d'affections pulmonaires, et l'ayant suivie surtout dans la phthisie pulmonaire, il généralisa ses observations et en fit sortir une loi reconnue vraie par tous les praticiens.

Le travail de Jackson devait, comme tout ce qui est nouveau et utile, avoir un grand retentissement. Les maîtres de la science s'en emparèrent, non pas pour se faire un fleuron de cette découverte, mais pour propager dans leurs leçons le nom de Jackson en même temps que les résultats de son remarquable travail.

M. Andral prit une part très large à la constatation du phénomène indiqué, et, dans ses cours, dans sa *Clinique mé-*

dicale, dans ses *Principes sur l'Auscultation,* il nous a montré combien il considérait que ce signe avait de valeur. M. Louis lui accorda l'autorité de sa discussion, et, plus tard, M. Fournet insista sur cette étude avec un véritable talent.

L'historique du phénomène pathologique est donc facile à établir; l'honneur en revient à Jackson. « Quand le tissu pul-« monaire conserve sa souplesse et sa perméabilité nor-« males, le bruit respiratoire se compose à la fois de celui « qui est causé par le passage de l'air dans les bronches et « par son entrée dans les vésicules pulmonaires, et comme « ce dernier prédomine, il est seul entendu. Mais du moment « où l'infiltration tuberculeuse commence, les vésicules de-« viennent chaque jour plus rares, l'expansion vésiculaire « diminue, et le bruit de l'air qui traverse les bronches res-« tant le même, il domine tous les jours davantage et finit « par être seul perçu. »

Tout n'est pas parfaitement exact dans l'explication donnée par Jackson. Il est bien vrai que les vésicules pulmonaires se raréfient avec la marche de l'infiltration tuberculeuse; mais ce qui paraît moins probable, c'est la disparition progressive du murmure vésiculaire pour faire place au souffle bronchique.

Le souffle bronchique n'aurait pas lieu si les tubercules étaient parvenus à un point tel, que le poumon ne fût plus perméable à l'air. Ce souffle suppose qu'à l'extrémité des ramifications bronchiques il existe un réservoir d'air qui n'offre plus le même pouvoir d'expansion, et dont l'air sort avec une lenteur beaucoup plus grande que dans un organe sain.

Les vésicules pulmonaires représentent en effet ce réservoir, et l'air entré dans chacune d'elles pendant l'inspiration trouve, pour sortir, des obstacles multipliés dans les granu-

lations qui s'interposent entre les mailles du réseau pulmonaire. Au lieu de ressortir brusquement, librement et en un
temps très court, l'air ne peut plus se faire issue qu'à la
longue et avec un bruit prolongé produit dans les bron-
chioles. Il n'y a pas que dans la première période de la
phthisie pulmonaire que le bruit expiratoire est prolongé au
delà du chiffre normal; dans un grand nombre de cas d'em-
physéme, on constate un prolongement non douteux; mais il
ne faut pas perdre de vue que, dans cette dernière affection,
l'expiration est prolongée dans les deux poumons et dans
toute leur étendue, et accompagnée de râles sibilants.

La rudesse, le caractère râpeux, est particulier à l'expiration prolongée de la tuberculisation.

M. Hirtz, dans une thèse très remarquable, attira l'attention
des observateurs sur le caractère râpeux de la respiration dans
la période de crudité des tubercules pulmonaires. Il faut bien
reconnaître, avec M. Fournet, que l'auteur ne s'est point assez
occupé de la séparation qui doit être faite entre les deux
temps de la respiration; il a étendu le caractère râpeux à la
respiration toute entière, sans insister d'une manière spéciale sur le changement de rapports qui survient entre les
deux temps. Nulle part, dans sa thèse, M. Hirtz n'a signalé
ces changements; aussi, tout en tenant compte à cet observateur du pas qu'il a fait faire à l'auscultation, ne peut-on lui
accorder une part aussi large dans la découverte de l'expiration prolongée qu'à **M.** Jackson d'abord et à **M.** Fournet
plus tard.

L'expiration prolongée présente dans son apparition une
constance que tous les auteurs ont signalée; elle a son siège de
prédilection au sommet de la poitrine, là précisément où les
granulations tuberculeuses apparaissent d'abord. On comprend que le bruit d'expiration prolongée est en rapport avec

la quantité de tubercules disséminés, avec la capacité des organes de la respiration qui peut avoir pour résultat deux choses : ou bien les granulations sont massées en un endroit donné, et rendent, par cela même, la respiration inégale et permettent au bruit expiratoire de se prolonger; ou bien encore, les granulations sont disséminées çà et là, et n'ont d'autre résultat que de rendre le bruit respiratoire plus faible, en diminuant le nombre de vésicules qui prennent part à la fonction.

Pour que le bruit d'expiration prolongée soit perçu dès le début de la tuberculisation, il faut donc certaines conditions de quantité et d'arrangement de la matière tuberculeuse.

L'expiration prolongée commence donc à se manifester vers la partie supérieure des poumons, soit en avant dans le creux sus-claviculaire, soit en arrière dans la fosse sus-épineuse, selon que les tubercules ont fait irruption dans un point ou dans l'autre.

On peut la retrouver sous l'aisselle; mais il faut, dans ces circonstances, que l'on pourrait dire exceptionnelles, se mettre en garde contre le développement d'une pleurésie qui peut faire varier le bruit respiratoire, et ausculter comparativement les deux points dont je viens de parler.

A mesure que la tuberculisation gagne peu à peu et par des irruptions successives l'organe tout entier, l'expiration prolongée se produit dans toute la longueur des poumons; et lorsqu'on l'entend vers la partie inférieure, des caractères plus positifs se produisent au sommet et indiquent dans la tuberculisation un degré de plus.

C'est principalement à gauche, suivant la plupart des auteurs, que se fait entendre l'expiration prolongée. Pourquoi cette prédilection? Pour répondre à cette question, il faudrait invoquer des hypothèses et pas une seule preuve certaine; il

y a une cause à cela comme à la production des tubercules
au sommet, préférablement à tout autre point des organes
de la respiration.

Le bruit d'expiration prolongée sera « l'indice presque
« certain de la phthisie, s'il est perçu d'une manière évidente
« au sommet de la poitrine seulement et surtout du côté
« gauche. Dans certains cas, l'expiration prolongée est le
« premier ou le seul signe physique de la tuberculisation,
« et elle offre alors une précieuse ressource pour le diagnos-
« tic. » (Barth et Roger.)

Affaiblissement de la respiration. — Nous avons fait connaître les changements que la respiration peut offrir chez
les différents individus qu'on ausculte ; tantôt elle est forte,
large, comme exagérée, et tantôt, au contraire, elle est faible,
comme voilée et à la fois plus courte.

Les causes de cet affaiblissement sont ou physiques ou
pathologiques. — Pour arriver à un diagnostic différentiel, il
faut savoir reconnaître à quel ordre de causes appartient la
différence qu'on signale.

Il faut, même dans les circonstances où l'on est porté à
soupçonner une altération pathologique, tenir un grand
compte des causes physiques qui peuvent produire la faiblesse
de la respiration, afin de ne pas être induit à prononcer sur
la valeur du pronostic, toujours grave quand il s'agit de tuberculisation. — Qu'il nous suffise de signaler les causes
physiques d'abord, et ensuite pathologiques, qui peuvent
affaiblir la respiration.

Causes physiques. — Dilatation incomplète du thorax ;
obstacle dans les voies aériennes, soit au larynx, soit dans les
bronches ; perméabilité moindre des cellules, comme on en
voit des cas nombreux dans les hydropisies passives.

Causes pathologiques. — Epanchements pleurétiques peu

abondants; pseudomembranes consécutives à la résorption d'un épanchement pleurétique; névralgie intercostale alors que la dilatation du thorax devient très difficile; les affections du larynx dans lesquelles l'air ne peut plus pénétrer librement dans les poumons; l'obstruction des bronches, soit des grosses bronches, soit des petits rameaux, par suite de la présence d'un corps étranger dans leur intérieur, ou par la compression d'un corps placé à l'extérieur; l'emphysème; chez un grand nombre de malades on a peine à percevoir la respiration et on n'entend que les gros râles sibilants et ronflants; enfin la tuberculisation.

Je n'ai point l'intention de m'occuper ici du diagnostic différentiel; il ne peut, dans ce livre, entrer des études spéciales sur l'auscultation; je crois devoir me contenter de citer les causes de cette faiblesse de la respiration.

L'infiltration tuberculeuse, avons-nous fait observer, a pour conséquence la diminution de la capacité aérienne du poumon; représentons, par exemple, par 100 le chiffre des vésicules pulmonaires qui reçoivent de l'air à l'état normal, s'il y a infiltration tuberculeuse progressive, la perméabilité tombera aux chiffres décroissants de 95, 90, 85, 80, etc.; il devra donc y avoir une différence proportionnelle dans l'intensité du bruit perçu par l'oreille.

Si donc vous trouvez réunis chez un individu un certain nombre de symptômes probants rationnels, et si la respiration est faible en un point donné, surtout examinée comparativement dans les deux sommets de la poitrine, vous aurez tout espèce de droit de soupçonner qu'il existe là une certaine quantité de granulations disséminées qui rendent le murmure vésiculaire plus rare.

M. Andral a beaucoup insisté sur ce caractère que MM. Barth

et Roger ont encore étudié et dont ils donnent un exemple fort remarquable dans leur *Traité d'Auscultation.*

Respiration exagérée. — M. Andral a aussi étudié avec soin la respiration dans ce qu'elle peut offrir d'exagéré. Or, il faut s'entendre sur ce qu'on entend par cette exagération. Si, d'un côté, la dissémination des granulations dans les poumons a pour conséquence la diminution de la capacité aérienne, elle peut avoir aussi pour conséquence de rendre plus haut, plus clair le timbre du bruit produit par celles des vésicules qui restent en pleine activité. C'est là ce qu'on peut appeler la respiration exagérée. — De là à ce qu'on a appelé la respiration bronchique, il n'y a qu'un pas.

Les caractères de la respiration changent évidemment avec la présence dans le parenchyme pulmonaire d'un obstacle à l'expansion vésiculaire. — Lorsqu'un épanchement pleurétique abondant amène la cessation fonctionnelle d'un côté de la poitrine, la respiration prend dans l'autre côté une élévation assez remarquable; elle semble avoir doublé d'intensité sans avoir rien perdu des rapports qui existent entre les deux temps.

M. Cruveilher admet, ainsi que nous l'avons signalé dans la première partie de cet ouvrage, que les vésicules pulmonaires ne fonctionnent pas en totalité dans l'état normal. — Pourrait-on conclure sans erreur que dans les cas où la respiration est exagérée, l'intensité du bruit respiratoire est due à l'ampliation, au jeu fonctionnel de vésicules pulmonaires jusque-là inactives?

M. Cruveilher admet également que la tuberculisation pulmonaire est aidée dans sa manifestation par le jeu plus fréquent des vésicules du sommet; mais alors pourquoi cela n'a-t-il pas lieu dans tous les cas où les organes de la respiration fonctionnent avec une énergie habituelle plus grande?

Tout en admettant que chez les chanteurs, chez les crieurs publics, la prédisposition acquise soit plus grande que dans bien d'autres professions, il devrait arriver toujours que la tuberculisation pulmonaire suive cet exercice immodéré.

La respiration exagérée paraît due plutôt à une arrivée plus considérable d'air dans la cage thoracique, à une ampliation plus grande des vésicules, et enfin au frottement plus énergique de l'air chassé pendant l'expiration. Ajoutons, du reste, que les rapports entre les deux bruits ne sont pas changés : il existe pour chacun d'eux un peu plus de longueur.

Dans la phthisie pulmonaire, M. Andral a observé cette exagération, mais elle ne peut être perçue qu'en auscultant comparativement les deux côtés de la poitrine, et elle ne peut avoir de valeur réelle qu'en éliminant par l'observation tous les signes que peuvent fournir les corps étrangers qui peuvent se développer dans les poumons. Cette étude est fort difficile.

Respiration bronchique. — La respiration bronchique est caractérisée par un souffle produit dans les organes de la respiration par le passage plus ou moins rapide de l'air à travers les bronches.

C'est toujours par suite de la présence d'un corps étranger dans les poumons que le souffle bronchique se produit, et principalement par suite d'une agglomération considérable de tubercules dans un point déterminé. — On peut le confondre avec celui qui se développe à l'oreille de l'observateur dans la pneumonie et dans l'apoplexie pulmonaire; par conséquent il faut se tenir en garde et ne pas prononcer légèrement sans avoir consulté les phénomènes concomittants.

A son degré d'intensité le plus élevé, le souffle bronchique prend le nom de souffle tubaire. Lorsqu'on le recherche dans la pneumonie, on l'entend le plus généralement vers la partie inférieure des poumons, et lorsqu'il est perçu dans la phthisie, c'est surtout vers la partie supérieure, vers les régions sus-claviculaire et sus-épineuse.

M. Hirtz nie le souffle bronchique chez les tuberculeux. « Je puis affirmer, dit-il, avoir vu bon nombre de poumons « tuberculisés au plus haut degré sur des individus chez « lesquels je n'avais pas une seule fois perçu le souffle bron- « chique. »

M. Hirtz a eu complètement raison de soulever la question si délicate des nuances dans les divers bruits que permet de percevoir l'auscultation.

Dans la phthisie pulmonaire, le bruit part des vésicules englobées par la matière tuberculeuse, et ce bruit, propagé à travers les bronches, subit encore des modifications à travers celles-ci. Dans la pneumonie, le souffle semble être beaucoup plutôt une suite des modifications des bronches elles-mêmes que des vésicules pulmonaires. — Faut-il, avec M. Hirtz, admettre que le souffle bronchique de la pneumonie n'est pas le souffle bronchique de la phthisie pulmonaire? Il y a là deux sortes d'appréciation : l'appréciation théorique et l'appréciation de l'oreille; pour nous la confusion est complète du moment que l'oreille perçoit dans l'un et l'autre cas le même phénomène.

Râles. — Au premier degré de la phthisie pulmonaire, il existe des modifications dans le caractère des bruits que l'oreille perçoit. Après le bruit d'expiration prolongée, il faut porter son attention sur les caractères particuliers qui sont le produit du déplissement de la vésicule elle-même.

C'est à M. Fournet surtout que l'on doit : 1° l'importance accordée à ces bruits spéciaux qu'il a catégorisés; 2° une étude complète de ces mêmes bruits, et presque une classification.

Il admet : le froissement pulmonaire, le craquement sec et le craquement humide.

Le bruit du froissement pulmonaire, d'après **M. Fournet,** est antérieur, comme apparition, au bruit de craquement sec et à toute la série des râles qui caractérisent la respiration jusqu'à la dernière période de la phthisie. « Il disparaît quand « s'écoule la période à laquelle il appartient, » c'est-à-dire lorsque surviennent les craquements secs et humides.

Comme valeur symptômatique, le bruit de froissement pulmonaire n'est rien moins qu'important. « Par lui-même, « il peut inspirer quelque doute, engager à faire un examen « plus sérieux des autres phénomènes observés et de la « marche de la maladie; mais sa valeur ne va pas jusqu'à « établir une probabilité. » (Fournet, *loc. cit.*)

Ce passage et d'autres encore du livre de **M. Fournet,** semblent atténuer l'idée qu'on se ferait tout d'abord du bruit de froissement pulmonaire. Il a trouvé, dit-il, ce bruit dans un huitième des cas de phthisie qu'il a observés; les auteurs du *Compendium* croient l'avoir entendu deux fois. C'est peu, en vérité, pour un pareil bruit.

Craquements secs. — Le craquement, quel que soit le degré de son intensité, est un phénomène moins fugace et dont tous les auteurs se sont préoccupés à bon droit. M. Fournet en a fait l'objet de recherches fort intéressantes. « De même « que les altérations de timbre, les râles de craquement sec « et humide ne sont que les premiers anneaux d'une chaîne « continue qui embrasse toutes les périodes de la phthisie « pulmonaire; ils sont des dégradations successives les uns « des autres : le craquement sec ouvre la scène; le craque- « ment humide vient ensuite; puis le râle muqueux à timbre « métallique ou cavernuleux; puis enfin le râle caverneux ou « de gargouillement. »

C'est ainsi que l'annonce M. Fournet que les choses se passent.

C'est d'abord en un point déterminé du poumon, presque toujours, on pourrait dire toujours, vers la partie supérieure, en avant dans le creux sus-claviculaire et en arrière dans la fosse sus-épineuse, qu'on entend ces bruits.

C'est d'abord dans un point circonscrit, dans deux ou plusieurs points qu'on l'entend, produisant à l'oreille la sensation d'un corps fibreux qui se rompt. — C'est la crépitation du sel, non plus sur le feu, mais sous un corps pesant qui le broie.

On peut n'entendre le craquement sec que dans un seul poumon, et pendant qu'il se produit l'expiration prolongée continue toujours à se faire entendre. Ordinairement, il a déjà passé à l'état de craquement humide quand l'autre poumon devient malade. Cette succession prouve d'une manière évidente que la matière tuberculeuse, en se déposant dans le tissu pulmonaire, peut rester un temps plus ou moins long avant de se ramollir. Il peut même arriver que l'éruption tuberculeuse se fasse d'abord dans un des organes, puis dans l'autre, sans que l'expiration ou les râles de craquement aient changé de caractère dans le premier. Il y a sur ce point des variétés aussi nombreuses qu'il y a de malades.

On doit rechercher le craquement sec sous l'aisselle alors qu'on ne le découvre pas dans la partie supérieure de la poitrine.

Dans la première période de la phthisie pulmonaire, il se mêle aux râles de craquement sec des râles sibilants et ronflants qui voilent singulièrement la pureté du bruit. Il m'est arrivé, chez certains malades qui avaient conservé tout leur embonpoint, de trouver une grande analogie entre le craquement sec et la crépitation de la pneumonie.

Comme les modifications du bruit de craquement coïn-
cident avec la deuxième période, c'est-à-dire avec le ramollissement, je n'en parlerai point en ce moment.

Voix. — Avant même que la phthisie pulmonaire soit devenue probable et que l'auscultation ait permis de se prononcer, la voix a acquis un degré d'affaiblissement que tous
les malades accusent eux-mêmes. Instinctivement, ils cessent
de faire des efforts; le chant est abandonné; les éclats de rire
sont moins fréquents; un léger enrouement, qui d'ordinaire
succède à ces efforts, avertit le malade qu'il doit s'en abs-
tenir.

Les longues conversations, où l'esprit rend l'animation
plus grande et amène l'oubli de soi-même, sont suivies d'une
fatigue très grande; aussi la plupart des phthisiques se
vouent-ils d'eux-mêmes à un silence volontaire et à des ré-
ponses monosyllabiques.

« Dès son premier degré, dit M. Landré-Beauvais, la
« phthisie altère sensiblement la voix. Un phthisique pour-
« rait, le plus souvent, se reconnaître à la voix, qu'il a plus
« grave que ne le comporte sa force et son corps. »

Avant l'apparition des premiers symptômes de l'éruption
tuberculeuse, il est fort difficile de trouver dans la voix des
phthisiques autre chose que la fatigue dont je viens de parler,
et la répugnance que les malades manifestent à se livrer à
des efforts. Il n'y a point encore à cette époque de variations
dans le timbre et dans l'intensité.

La facilité avec laquelle les individus qui sont prédisposés
à la phthisie pulmonaire s'enrhument, est une cause fréquente d'enrouements que les malades n'attribuent pas à
autre chose qu'à des bronchites légères. Le médecin attentif
doit être plus perspicace, et dès l'instant où le ton de la voix
change, par suite de rhumes fréquents, il doit prêter plus

d'attention aux phénomènes qui sont produits dans les organes de la respiration. Il n'est pas dans la nature même de la bronchite de durer ni de se renouveler à des époques peu éloignées.

Les phthisiques s'aperçoivent assez du changement de leur voix et ils signalent ce phénomène, mais cela n'arrive pas toujours au début; c'est plus tard, quand les phénomènes d'auscultation sont plus nets, et alors qu'une série d'autres signes s'unissent pour porter la certitude dans l'esprit, qu'on voit quelles modifications ont été imprimées à la voix.

De claire et haute, elle devient sourde et basse dès que les premières granulations ont apparu dans les poumons. Elle semble être perçue à travers un linge ou un corps quelconque. — A mesure que la maladie fait des progrès, ces caractères augmentent, et j'ai vu, chez la plupart des malades que j'ai étudiés, un besoin impérieux de n'articuler qu'à voix basse, et, comme on dit vulgairement, sans timbre.

Nous verrons plus tard quelles modifications sont imprimées à cet organe à une période plus avancée de la maladie, surtout lorsque les altérations morbides ont envahi le larynx.

M. Louis est l'observateur qui a le mieux envisagé cette question. — Il est certain que dans bon nombre de circonstances on n'a étudié que les lésions pulmonaires, et que l'observation s'est arrêtée là.

Pour bien connaître les modifications de la voix, il faut ausculter comparativement les deux côtés de la poitrine pendant que le malade compte à haute voix ou bien qu'il répond aux questions qu'on lui adresse.

Lorsque le poumon est infiltré de tubercules, on entend un retentissement plus grand, et surtout vers la partie supérieure des organes. Les nuances sont parfaitement saisissables pour l'oreille exercée, aussi n'est-il pas un seul observateur qui n'ait insisté sur leur importance.

On a désigné sous le nom de bronchophonie la modification que subit la voix, et son retentissement à travers les parois thoraciques est parfois aussi grande que dans la pneumonie. Cela dépend du nombre de granulations ou de tubercules disséminés, et aussi de la période d'évolution à laquelle ils sont parvenus. La bronchophonie est un phénomène d'acoustique qui dépend de la densité des tissus interposés entre l'oreille qui perçoit le son et l'organe dans lequel il est produit.

Toux. — Nous avons parlé de la toux au point de vue de la prédisposition à la tuberculisation. — Nous croyons devoir insister encore sur ce symptôme, l'un des plus caractérisés de la phthisie, celui peut-être qui attire le plus tôt l'attention du malade sur la gravité de son état.

1° La toux peut être le symptôme précurseur de la phthisie et n'être liée à aucune lésion matérielle des organes de la respiration; elle peut, en un mot, appeler l'attention du médecin, mais elle n'apparaît qu'à des intervalles irréguliers. Ce n'est point avec accompagnement de fièvre et de bronchite qu'on la perçoit; elle ressemble à une toux spasmodique et est jugée par un vomissement de matières glaireuses filantes. — Après quelques jours on la voit reparaître tantôt le matin, tantôt le soir au moment de se coucher; après quoi le malade s'endort d'un sommeil calme et paisible.

Les secousses imprimées au thorax sont douloureuses, percussives, et produisent la sensation d'un choc des organes de la respiration contre un corps dur. Les malades sentent cette douleur très vivement; ils l'accusent toujours.

2° La toux, dans d'autres circonstances, n'est accompagnée ni de vomissement ni d'expectoration; les secousses ne sont ni prolongées ni douloureuses; fréquente le matin au lever

et quelquefois le soir, elle ressemble bien plus à cette secousse rapide et sourde que nous imprimons au larynx
quand nous voulons héler quelqu'un ou quand nous voulons
éveiller leur attention. — Aussi, en faveur du peu de douleur
qu'elle fait éprouver, les malades ne s'en préoccupent nullement. Cette toux est liée à la présence fréquente de tubercules disséminés çà et là dans les poumons et à marche très
lente.

Une émotion, un sentiment de colère, des paroles trop
vives et dites très rapidement la réveillent, et alors elle paraît
plus vive et plus fréquente; tout se calme avec le retour de
la tranquillité d'esprit.

3° La bronchite est une cause fréquente de toux, mais elle
offre le caractère de douleur, non seulement de douleur per-
cussive, mais bien encore de douleur pongitive, c'est-à-dire
qu'elle est accompagnée d'un degré très grand d'excitation
à la gorge, et que les malades accusent une titillation désagréable, un sentiment d'arrachement tout le long des bronches
et dans le larynx.

En résumé, la toux, sans être un phénomène essentiellement constant de la première période de la phthisie, la précède, le plus souvent, et l'accompagne dans l'immense majorité des cas. On a peine à se figurer qu'un malade ne tousse
pas, lorsque dans les organes de la respiration il existe un
dépôt étranger qui met obstacle au libre déplissement des
vésicules pulmonaires.

Expectoration. — Dans la première période de la tuberculisation, on n'observe que très peu de changements dans
les crachats.

Nous avons signalé les vomissements fréquents et le soulagement que les malades éprouvent par suite de l'expectoration de cette matière muqueuse et filante. M. Louis la com-

pare avec raison à de la salive battue. — On voit des individus qui expectorent ainsi des quantités très notables de cette matière. — Quelques lignes rougeâtres apparaissent parfois dans ces crachats; d'autres fois ce sont des points disséminés et arrondis.

L'examen des crachats ne peut être fait à demi; il faut avoir recours aux lumières du microscope pour être parfaitement édifié. M. Kuhn a observé les crachats à toutes les périodes de l'évolution tuberculeuse, et, d'après ses observations, d'après celles que nous avons faites aussi bien des fois, on ne peut tirer aucune valeur séméiologique des crachats de la première période.

M. Lebert est arrivé aux mêmes conclusions, et, en pareille matière, l'opinion de cet observateur doit faire loi.

Les crachats de la première période de la phthisie peuvent, en dernière analyse, être comparés à ceux de la bronchite.

Deuxième période. — Symptômes de la période de ramollissement.

Le ramollissement de la matière tuberculeuse, avons-nous dit, est cet état qui suit la transformation de la granulation grise en matière jaune, état dans lequel on observe une perte de consistance qui présente tous les degrés jusqu'à la liquidité du pus.

Pour donner une idée bien nette de la valeur des symptômes observés pendant cette seconde phase d'évolution du tubercule, il est indispensable d'étudier chacun de ces symptômes à part, quitte ensuite à les relier dans un résumé rapide.

Il y a à étudier deux états chez le malade : l'état général et l'état local, c'est-à-dire d'un côté les signes rationnels, d'un autre les signes sensibles.

Nous avons omis, à dessein, de faire l'historique complet de chaque symptôme dont nous nous sommes occupé, afin de les retrouver dans cette période avec leur véritable caractère.

S'il est une époque où les phthisiques présentent l'aspect particulier que nous avons signalé, c'est principalement pendant la période de ramollissement : il est impossible alors de se tromper; l'habitude extérieure est telle, que l'œil embrasse rapidement une série de signes suffisants pour porter dans l'esprit une conviction assez grande. Avant même d'avoir ausculté la poitrine, on sait ce que l'oreille va percevoir. Le faciès pâle, ces yeux excavés et bordés d'un cercle bleuâtre, ces joues amaigries et ces pommettes saillantes, ce corps amaigri et émacié, cette peau d'un blanc mat, où la circulation languit, ces mains effilées et sans force, le changement survenu dans la voix, qui n'a plus ni fraîcheur ni timbre, cette toux revenant par intervalles rapprochés, cette oppression singulière qui précède et qui accompagne l'expectoration, toute cette série de phénomènes réunis, donnerait au médecin le droit de ne pas pousser plus loin son observation, s'il n'avait la certitude de percevoir dans les organes de la respiration tous les signes du ramollissement de la matière tuberculeuse.

Dyspnée. — La gêne de la respiration que nous avons signalée dans la première période, continue à avoir lieu pendant que la matière tuberculeuse se ramollit.

Certains auteurs ont voulu lui accorder une importance plus grande à cette époque; cependant on n'en observe pas l'augmentation notable dans la majorité des cas. Lorsque les poumons sont farcis de tubercules, on à peine à concevoir que le premier degré dans le ramollissement puisse apporter quelque gêne dans l'acte respiratoire. D'autres auteurs ont dit, avec une apparence plus grande de raison, que la dyspnée diminuait beaucoup à cette période ; il faut s'entendre et sur la période et sur l'allègement que l'on a signalé et que les malades eux-mêmes accusent.

Certains auteurs très recommandables considèrent deux périodes seulement à la tuberculisation : celle qui précède et accompagne l'évolution tuberculeuse jusqu'à l'expectoration de la matière ramollie, et celle qui est caractérisée par l'expectoration de cette matière jusqu'au moment où elle cesse, soit par la mort du malade, soit encore par suite de la cicatrisation des cavernes.

Il est certain que pendant la première période admise par ces auteurs, la dyspnée va toujours en augmentant, et que dans la deuxième elle offre des rémittences nombreuses dont les malades ont le plus fidèle souvenir. L'expectoration est précédée d'une certaine anxiété, et comme elle a lieu au milieu des efforts provoqués par la toux, elle se produit avec peine et avec une gêne momentanée de la respiration. Lorsque les crachats ont emporté avec eux la matière tuberculeuse ramollie, qui s'est ouvert un passage dans les bronches, le malade semble soulagé ; aussi ne redoute-t-il point les anxiétés qu'il éprouve pendant la série d'efforts qu'il fait pour expectorer, dans la prévision et dans l'attente de cet instant de répit qui suit le rejet de la matière tuberculeuse.

En admettant, ainsi que nous l'avons fait, que l'évolution tuberculeuse présente trois phases, et que la période de ramollissement soit limitée au travail de désagrégation des tubercules dans l'intérieur des poumons jusqu'au moment où les cavités sont formées par suite du rejet de la matière tuberculeuse, il faut circonscrire le rôle que joue la dyspnée dans l'état général du malade. Elle est toujours aussi considérable qu'à la première période, et si elle présente une augmentation notable dans certains moments, c'est surtout lorsque la toux est violente et que les accès en sont rapprochés.

Toux. — La toux n'est plus ce qu'elle était au début des symptômes ; ce n'est plus cette secousse sèche, unique, qui paraissait de temps en temps, le matin au lever, pendant la journée, après un accès de colère ou une conversation animée, après une leçon de chant, et le soir au moment de se coucher. C'est une toux répétée, durant quelques instants, puis cessant ; puis revenant encore, sans cause extérieure appréciable, accompagnée d'un redoublement dans la dyspnée et d'efforts d'expectoration, parfois même de vomissements qui rendent la face des malades vultueuse, moins fréquemment pourtant que dans l'emphysème ou dans les spasmes nerveux qui caractérisent la coqueluche.

Il est dans le génie de l'évolution tuberculeuse de marcher par gradations fatales et d'amener au dehors, sans efforts puissants, la matière passée à l'état de ramollissement ; c'est ainsi que la nature procède dans la majorité des cas. La toux est d'abord un peu plus fréquente, mais ne s'accompagne pas d'expectoration ; puis elle prend toute la physionomie de la toux qui accompagne la bronchite ; le phénomène se produit même le plus souvent au milieu d'une bronchite intercurrente. Les soins donnés au malade font disparaître la bronchite, mais la toux persiste, et c'est alors qu'il faut ausculter avec soin la poitrine, afin de saisir la transition entre le premier et le second degré de la tuberculisation.

La toux, chez un certain nombre de malades, est quinteuse ; elle coïncide alors avec la dyspnée et n'est pas suivie d'une expectoration considérable et rapide ; bien souvent, les malades n'expectorent pas, ou bien ils expectorent des

crachats spumeux, souvent épais et offrant un aspect déchiqueté sur les bords avec des stries sanguinolentes dans le
milieu.

Chez d'autres malades la toux est continue, et c'est à peine
si des doses répétées d'opium peuvent en amener la cessation
pendant quelques heures. Les malades cherchent avec avidité
un répit à des secousses qui, se répétant à des intervalles
rapprochés, les jettent dans une prostration et un affaiblissement considérable des forces.

Le timbre de la toux, si on peut s'exprimer ainsi, n'offre
jamais cette élévation particulière à celle que l'on voit survenir dans le cours d'une bronchite aiguë : il est plus sourd,
plus bas, et il semble, quand on examine les malades, qu'il y
ait dans l'organisme une attention particulière pour échapper
à ces déchirements qui sont fréquents dans la bronchite.

La continuité de la toux est remarquable chez les malades
qui offrent des irruptions successives de tubercules et chez
ceux qui arrivent par degrés au ramollissement; mais chez
ceux-là l'évolution, quoique plus lente, n'en offre pas moins
de régularité, et on n'observe point les quintes que nous
avons signalées. — C'est principalement chez ceux dont les
poumons sont irrégulièrement envahis qu'on les observe, et
chez lesquels on trouve après la mort des tubercules d'une
dimension plus considérable que celle des granulations.

Expectoration. — La toux, avons-nous dit, est suivie du
rejet de la matière tuberculeuse. — Il est d'une très grande
importance de suivre, non pas, comme on l'a fait jusqu'à
notre époque, les caractères de la toux, mais les caractères
anatomo-pathologiques du produit de l'expectoration. Cette
étude n'a point été faite avec tout le soin désirable par les
auteurs; elle mérite de nouvelles recherches.

Au début de la phthisie, alors que les phénomènes sen-

sibles sont peu développés, le produit de l'expectoration
est une matière filante, glaireuse, aérée et semblable en tout,
sauf par la quantité, aux crachats que l'on expectore à l'état
de santé. Le microscope n'y révèle que des cellules épithéliales, quelques filaments fibreux, et pas autre chose.

Cet état dure tant que les granulations sont restées à l'état
de crudité; en un mot, tant que le ramollissement n'a pas
commencé.

Comme caractères physiques, ils présentent le caractère
panaché; ils sont d'un jaune verdâtre, opaques et striés de
linéaments blanchâtres, ou d'un jaune plus clair que le fond
même du crachat. Si on les presse entre les doigts, on les
trouve grumeleux, c'est-à-dire qu'il laissent la sensation que
présenterait un liquide visqueux dans lequel seraient disséminés des grains de riz crevé, comparaison due à Bayle, et
très heureuse à notre avis, car elle exprime fort bien la sensation tactile éprouvée par la pulpe des doigts.

« Après avoir été longtemps d'un jaune verdâtre, dit
« M. Louis, ils prenaient une teinte grisâtre, un aspect ana-
« logue à celui de la matière contenue dans les excavations
« tuberculeuses déjà anciennes. C'était dans les derniers
« jours de la vie, quinze, vingt jours, le plus ordinairement
« quelques jours seulement avant la mort. Alors ils perdaient
« une partie de leur consistance, s'aplatissaient sur le cra-
« choir, formaient une sorte de purée, étaient quelquefois
« souillés de sang et entourés d'une auréole rose. »

L'aspect déchiqueté est particulier à la première époque
du ramollissement; les crachats arrondis, dit crachats num-
mullaires, appartiennent à une époque un peu plus avancée
du ramollissement. — Il est une sorte de crachats que l'on
a appelés crachats floconneux. Ils sont accompagnés d'une
expectoration abondante, et leur caractère principal c'est

« d'être formés par des stries et des grumeaux blanchâtres
« nageant dans une sérosité trouble. » (Monneret et Fleury.)

Les crachats sont produits par deux causes différentes et
dont on a voulu tirer une conclusion, fausse à notre avis. De
ce que la bronchite accompagne souvent la tuberculisation,
il ne faut pas induire que les caractères des sécrétions qu'elle
produit soient les mêmes que ceux des crachats produits par
la fonte tuberculeuse. Ceux-ci présentent à un examen attentif des caractères particuliers.

On conçoit à peine que les auteurs du *Compendium* aient
émis l'opinion « qu'il ne faut attacher qu'une très médiocre
« importance à l'étude des crachats. » Dans quelle affection
pulmonaire trouvera-t-on la matière grumeleuse et à aspect
de riz crevé que Bayle avait signalée. Serait-ce, par hasard,
dans la bronchite, quelque intense qu'elle soit? serait-ce
donc dans l'emphysème ou même dans le catarrhe pulmonaire? — Prenez entre les doigts ces longs crachats jaunâtres
qu'expectorent les malades atteints de catarrhe pulmonaire;
et jamais vous ne saisirez les nombreuses granulations que
vous trouvez dans les crachats des phthisiques à l'époque du
ramollissement.

C'est à l'étude microscopique qu'il appartient de donner
les renseignements les plus importants : lorsqu'on soumet
la matière expectorée à l'analyse microscopique, on trouve,
en premier lieu, des cellules épithéliales, puis des globules
de pus en quantité d'autant plus grande qu'on s'éloigne
davantage de l'époque où le tubercule a commencé à se ramollir. Au milieu de cette matière séro-purulente, on aperçoit très-bien des corpuscules tuberculeux, souvent aussi
des fragments de matière tuberculeuse qui n'ont pas encore
subi le ramollissement et qui sont tenus en suspension dans
ce liquide.

Vogel a donné une description très exacte du produit de
la fonte tuberculeuse, et par suite il a indiqué le moyen d'arriver à un diagnostic différentiel à l'aide de l'étude microscopique des crachats. « La substance amorphe se liquéfie d'a-
« bord , puis les granulations élémentaires se séparent les
« unes des autres; en même temps, les formations cellulaires
« et les cytoblastes deviennent libres, se fondent en partie, et
« produisent une sorte d'émulsion en se mélant, soit au li-
« quide déjà existant, soit à celui qui est sécrété de nouveau.
« Les tissus au milieu desquels la masse tuberculeuse se
« trouve déposée prennent part aussi, la plupart du temps, à
« cette fonte; ils se ramollissent plus ou moins vite, suivant
« leur degré de densité, et les produits de leur décomposition
« se mêlent avec la masse tuberculeuse ramollie. Le liquide
« épais et puriforme qui résulte de là constitue donc un dé-
« tritus organique, un amas de débris imprégnés de liquide
« (séreux) et dont l'aspect varie beaucoup au microscope; ou
« il représente un agrégat de granulations élémentaires avec
« des cytoblastes plus ou moins intacts et des cellules incom-
« plètes. Quelquefois aussi on y voit des cristaux de choles-
« térine ou de phosphate ammoniaco-magnésien et d'autres
« formations organisées provenant des alentours. »

Je serais bien aise de savoir si jamais on a découvert dans
les crachats provenant de l'expectoration phlegmasique semblables caractères microscopiques. Je sais parfaitement que
les signes stéthoscopiques et généraux sont invoqués avec
fruit dans les circonstances où l'aspect des crachats ne suffirait pas à porter la certitude dans l'esprit; je sais aussi que
dans certaines circonstances j'eusse été fort embarrassé si le
microscope ne m'avait définitivement instruit. Au début du
ramollissement, on ne saurait être trop sévère dans l'examen
des malades, et devant un pronostic aussi sérieux, aussi

grave que celui de la phthisie pulmonaire, on ne saurait
trop s'entourer de toutes les lumières dont les sciences accessoires peuvent enrichir le diagnostic.

Dans la première période, alors que les signes rationnels
dominent la scène et que l'auscultation n'est que d'un médiocre secours par absence de lésion pulmonaire suffisante
pour produire les bruits particuliers que nous avons signalés,
la quantité des matières expectorées est assez abondante; on
observe même souvent des vomissements. Il faut savoir distinguer le produit de cette expectoration d'avec celui de la
deuxième période; les caractères que nous avons donnés devront servir à ce diagnostic différentiel. La deuxième époque
est caractérisée par une expectoration plus continue, plus
régulière, et par une nature de crachats toute différente; il
n'y a plus, à proprement parler, de vomissements; les malades sont soumis à une double déperdition : 1° celle qui provient des bronches et qui sert de liquide de suspension aux
crachats séro-purulents qui proviennent 2° des poumons
eux-mêmes, c'est-à-dire de la fonte tuberculeuse.

Chez un nombre de malades qui n'est pas très grand, l'expectoration des mucosités bronchiques n'est pas considérable; il en est même quelques-uns qui n'expectorent pas
autre chose que la matière tuberculeuse ramollie.

Enfin, on en voit qui, sans avoir expectoré de grandes
quantités de mucosités bronchiques, et après un temps assez
long passé entre les premiers symptômes de la phthisie et
l'instant où le craquement est perçu au sommet des poumons,
vomissent tout-à-coup une quantité de matière purulente
assez considérable; on ne peut même pas attribuer la présence de ce liquide dans les voies respiratoires à une fonte
tuberculeuse, parce que les symptômes positifs ne sont pas
assez probants pour cela. Laennec donnait à ce phénomène

le nom de *vomique*. Il avait constaté, dans un grand nombre de cas, que c'était à l'expulsion d'une forte masse de matière ramollie que cette vomique était due. Dans quelques cas, il semble se produire dans les bronches elles-mêmes une sécrétion purulente qui explique la quantité de liquide rendu par les malades au milieu d'efforts souvent peu considérables.

L'histoire des vomiques est presque toute entière à faire. nous avons sous nos yeux deux enfants, que la plupart de nos collègues ont pu voir comme nous, et qui présentent des phénomènes tellement intéressants, que nous croyons devoir écrire leur observation tout au long. La description que nous allons offrir à nos lecteurs pourra être contrôlée par tous ceux qui le désireront.

1re *Observ.* — En 1845, je fus appelé près d'un enfant âgé de trois ans à peine, atteint d'une rougeole. Cet enfant, quoique né de parents bien portants, avait cependant vu le jour dans les plus fâcheuses conditions, sa mère ayant beaucoup souffert moralement et physiquement pendant tout le temps de sa grossesse ; de plus, il avait eu trois nourrices plus mauvaises les unes que les autres : on aurait dit de lui que c'était un petit vieillard. Sa poitrine représentait parfaitement la charpente osseuse d'un poulet ; son ventre était dur et gros, probablement parce qu'on lui avait donné trop jeune des aliments solides ; ses membres étaient grêles et nullement en proportion avec le restant du corps ; il avait des glandes autour du cou en assez grande quantité. Enfin, ce pauvre petit être avait tellement souffert sous tous les rapports, que ce ne fut qu'avec les plus grands soins qu'on put lui conserver une vie précieuse. — Depuis cette époque, je n'ai jamais cessé de le voir ; à l'âge de 7 à 8 ans, il fallut lui arracher presque toutes les dents, tant elles étaient gâtées et donnaient une mauvaise odeur à son haleine.

A partir de l'époque où il eut la rougeole dont j'ai parlé plus haut, jusqu'à l'âge de dix ans environ, à chaque changement de saison je lui ai vu, soit des bronchites, soit des pleuro-pneumonies, tantôt simples, quelquefois doubles, il a eu même des hémoptysies assez abondantes. — Une particularité remarquable, c'est que la mère, habituée à examiner son enfant, prévoyait la maladie avant même qu'elle ne fût déclarée : l'œil du côté droit se rapetissait d'une manière considérable, ce qui était un indice certain d'une maladie prochaine ; en effet, jamais ce signe n'a fait défaut.

Il y a près de cinq ans, à la suite d'une bronchite aiguë qui le retint dans la chambre pendant une grande partie de l'hiver, il fut pris d'une vomique qui n'est pas encore entièrement passée. Cette vomique, au début, venait deux ou trois fois par jour, et à chaque fois il rendait de 70 à 80 grammes de matière purulente ; depuis, elle s'est peu à peu amendée, et aujourd'hui il ne l'a plus qu'une fois par jour, et, chose assez singulière, elle a pris un type régulier, et elle a lieu entre onze heures et une heure de l'après-midi. Quand l'enfant désire sortir plus tôt, il provoque sa vomique par une ou deux quintes de toux, et s'en débarrasse ainsi jusqu'au lendemain. Je dois ajouter que cette vomique semble être pour lui un émonctoire, car depuis cette époque sa santé s'est beaucoup améliorée ; il n'est plus sujet, comme autrefois, à subir aussi facilement l'impression de l'air atmosphérique ; il n'a plus d'oppression, mange, boit, dort, comme l'enfant le mieux portant.

J'ai montré cet intéressant malade à bien des confrères, qui tous, ou presque tous, ont cru à une tuberculisation très avancée ; quelques-uns même, haut placés dans la science, ont été jusqu'à circonscrire l'étendue d'une caverne.

M. le docteur Legendre, médecin de l'hôpital des enfants, a été le seul, probablement par sa grande habitude de voir et de percuter de jeunes poitrines, qui ait vu, que ce que l'on prenait pour une vaste caverne n'était qu'une dilatation considérable des bronches. Ce qui le portait à penser ainsi, c'était d'abord le siège qu'occupait la vomique (vers la partie moyenne du poumon droit), ensuite c'était l'embonpoint que prenait l'enfant, ce qui, certes, n'aurait pas eu lieu si nous avions eu à faire à une *vaste caverne*.

D'après l'avis de mes confrères, j'ai emmené cet enfant aux Eaux-Bonnes ; n'ayant obtenu là aucune modification, je l'ai emmené aux eaux chaudes, où nous ne fûmes pas plus heureux ; je me décidai alors pour les bains de mer de Biaritz. Je le faisais porter au milieu des flots les plus forts ; il s'en est parfaitement trouvé, et quoique la vomique n'ait pas cessé entièrement, il n'en a pas moins pris un accroissement d'embonpoint de six livres dans l'espace d'un mois.

Pendant tout le temps que nous sommes restés aux bains de mer, je lui faisais faire également des inspirations d'iode. Je profitais surtout du moment où il venait de rendre sa vomique pour le soumettre à ce mode de traitement. Depuis, je n'ai cessé de lui faire faire de l'équitation, de lui faire également donner des leçons de gymnastique, et je vois sa santé se raffermir de plus en plus ; je ne doute pas maintenant de pouvoir arriver à une guérison certaine.

2e *Observ.* — Il y a dix-huit mois environ, je fus mandé pour donner mes soins à un enfant de neuf ans. Ce jeune malade était d'une pâleur extrême, d'un tempérament éminemment lymphatique et d'une constitution des plus délicates. D'après les renseignements qui me furent fournis par la famille, j'appris que son père et un frère plus âgé que lui étaient l'un et l'autre morts d'une phthisie pulmonaire. Ses parents m'assuraient aussi que ce petit malade était lui-même très sujet à s'enrhumer, même sans sortir de chez lui.

Mais ils remarquèrent que depuis quelque temps il rendait des quantités considérables de matière purulente. — La percussion, le premier jour que je le vis, me fit trouver de la matité dans toute l'étendue du côté droit, surtout en arrière, et l'auscultation faisait entendre un gargouillement des plus faciles à percevoir ; rien de notable dans le côté gauche. — L'appétit était bien conservé, il mangeait même plus que ne le comportait son âge. — Le lendemain, l'ayant examiné de nouveau, mais dans des conditions différentes, je fus surpris de ne plus retrouver les signes de la veille.

Je pensai dès lors que j'avais à faire à une vomique, et par suite à une dilatation considérable des bronches ; que la veille la poche était en grande partie remplie au moment de mon examen, tandis que le lendemain elle était dans un état de vacuité, ce qui explique la différence de sonorité de la poitrine et l'absence de gargouillement.

Je montrai ce jeune enfant à MM. Becquerel et Legendre, qui vinrent confirmer mon diagnostic ; nous suivîmes ensemble ce malade, et il nous fut facile de constater que, dans l'espace de vingt-deux jours, il avait rendu treize litres de pus d'une grande fétidité.

Chose remarquable, cet enfant semblait commander à sa vomique : s'il se trouvait à table au moment où il la sentait venir, il finissait son repas, et puis s'en débarrassait sans y mêler le moindre aliment.

S'il était à jouer avec ses camarades, pour ne pas les rendre témoins de son infirmité, il ne cessait pas ses jeux, mais il profitait d'un moment de repos, se retirait à l'écart, rendait sa vomique et reprenait ses amusements comme si rien n'était arrivé; quand il était une fois débarrassé, il sautait à la corde, montait très rapidement un troisième, et faisait des courses très longues aussi bien que l'enfant le mieux portant. Un jour même, près de Charenton, s'étant imprudemment engagé seul sur un bateau, il a ramé pendant près de deux heures afin d'atteindre le bord.

Je dois ajouter que tous les matins, par suite d'une habitude instinctive, et selon le plus ou moins de malaise qu'il éprouvait à son réveil, il annonçait à ses parents que ce serait vers telle heure qu'il aurait sa vomique, et rarement il s'est trompé.

D'après l'avis de mes confrères, je soumis cet enfant aux inspirations d'iode pur. Je lui faisais fumer des cigarettes dans la journée. Sous cette influence, le pus ne tarda pas à perdre de sa fétidité, mais la vomique, après deux mois de traitement, était aussi abondante que le premier jour. — Je lui fis prendre l'eau salée de Soultz-sous-Forêt; je fis dégager des vapeurs résineuses dans sa chambre; sitôt que la saison put me le permettre, je l'envoyai habiter des forêts de sapins. Cette année, je l'ai envoyé à la Rochelle respirer l'air de la mer, et, à son retour, je l'ai soumis immédiatement aux vapeurs d'iode; aujourd'hui, la vomique est encore très considérable, mais sa constitution semble se fortifier chaque jour davantage.

Laennec avait aussi signalé l'expectoration des tubercules eux-mêmes englobés dans de la matière ramollie. — Il est certain que le ramollissement ne commence pas toujours par le centre d'une masse tuberculeuse; en admettant le poumon envahi par des noyaux tuberculeux de la grosseur d'une aveline ou d'une noix, les granulations qui la composent peuvent fort bien commencer à se ramollir vers la périphérie; les crachats peu abondants que les malades expectorent sont, dans ces circonstances, la représentation de la quantité de matière tuberculeuse ramollie. Mais si le ramollisse-

ment marche avec une très grande rapidité, il peut arriver
que la portion du tubercule non encore ramollie soit expulsée
avec une très grande facilité en même temps que le liquide
qui baigne la périphérie.

Si la masse tuberculeuse commence à se ramollir par le
centre, suivant le mode que nous avons signalé pour les
granulations elles-mêmes, la marche pourra être assez lente
pour qu'on arrive au ramollissement complet de cette masse
sans accidents, et c'est alors seulement que le liquide tuberculeux baigne l'orifice des bronches laissées béantes par
érosion, que la vomique se produit, et que les malades expectorent.

La fonte de plusieurs masses tuberculeuses en un même
temps, l'expectoration de l'une d'elles après complet ramollissement, peuvent avoir pour les malades les plus funestes
conséquences, et on peut les voir succomber au milieu de
cette expectoration, ainsi que MM. Andral et Roche en ont
signalé des exemples.

On a peine à concevoir comment certains malades peuvent
expectorer des masses énormes de matière tuberculeuse; il
semble que les bronches ne puissent pas permettre le passage d'aussi volumineux débris, cependant on a vu des tubercules gros comme un œuf de poule rendus par une seule
expectoration et presque à l'état de crudité.

Hémoptysie. — Nous avons signalé l'hémoptysie comme
l'un des accidents fréquents de la présence des tubercules à
l'état de granulation dans les poumons. Tous les auteurs se
sont accordés sur l'importance de ce symptôme et sur son
pronostic souvent très funeste. Je dois signaler l'accord
presque unanime qui règne parmi eux sur la fréquence
moindre de ce symptôme dans la deuxième période, mais
aussi sur son importance relativement plus grande. Les cra-

chats peuvent n'offrir à cette deuxième époque que les caractères observés à la première période, c'est-à-dire quelques
stries sanguines, quelques taches peu étendues et dont l'origine doit être attribuée aux érosions produites sur les
bronches elles-mêmes par le passage de la matière ramollie,
mais dans certaines circonstances plus malheureuses, les
choses ne se passent point ainsi ; il ne se fait plus une exsudation à travers le système capillaire sanguin, c'est par l'extrémité béante d'une bronche que l'écoulement a lieu. Quoique rares, ces cas ne sont pas absolument impossibles ; il n'est
pas de praticien qui n'ait eu à constater quelque mort de ce
genre. J'en ai pour ma part observé plusieurs cas : l'un chez
une jeune femme, dont la constitution avait été subitement
altérée par une tuberculisation à forme aiguë, et qui, après
une transition brusque de la première à la seconde période,
fut prise subitement, le soir, au moment de se coucher, d'une
vomique qui fut d'abord séro-purulente avec stries considérables de sang, puis, après des efforts assez violents, d'un
écoulement de sang pur tellement abondant, que, malgré les
soins administrés immédiatement, elle succomba sans qu'on
pût arrêter cette foudroyante hémorrhagie.

On trouve souvent, à l'autopsie, les cavernes remplies de
matière tuberculeuse ramollie, teintée de sang et rendue
rosée par ce mélange.

Nous avons parlé assez longuement des fausses membranes qui tapissent les parois des cavernes produites par
l'expectoration. Or, il peut arriver que la matière tuberculeuse soit encore adhérente par des filaments de tissu
sain aux parois de ces cavernes, et que dans les efforts de
vomissement cette matière soit arrachée avec une certaine
violence et produise la rupture de quelque vaisseau. Bayle
en a vu des exemples, ou du moins il attribue à ce phéno-

mène la rupture des vaisseaux trouvés béants à l'autopsie.

L'hémoptysie est un peu moins fréquente à l'époque dont nous nous occupons ; mais malheureusement elle est, ainsi que nous venons de l'expliquer, plus souvent mortelle.

La Fièvre. — Dans la première période de l'invasion, la fièvre offre des caractères assez tranchés ; elle est essentiellement erratique et ne présente au malade aucun motif de s'alarmer ; dans la deuxième période, elle semble avoir acquis un type intermittent signalé par tous les auteurs et propre quelquefois à induire en erreur.

C'est surtout le soir, vers la chute du jour, qu'on observe l'apparition de la fièvre. Elle n'est point caractérisée par un stade de frisson violent ; c'est une chaleur insolite, une animation très grande de la face, une excitation intellectuelle anormale et fatigante, une dyspnée qui rend le malade mécontent de tout ce qui l'entoure, une accélération du pouls très notable et une chaleur de la peau mélée de moiteur.

D'autre fois, c'est le véritable type intermittent que l'on observe, caractérisé par les trois stades. — Laennec avait observé deux redoublements : l'un vers le milieu du jour, à midi, et l'autre, le soir ou vers minuit ; en outre, il avait constaté des frissons revenant sous les types tierce, double tierce et quotidien. M. Louis a recherché l'existence des frissons chez tous les phthisiques soumis à son observation, et il l'a constatée dans les cinq sixièmes des cas. — La régularité de l'apparition de ce symptôme n'a été notée que dans quelques cas ; tantôt elle avait lieu le soir à la chute du jour ; tantôt la nuit, sans heure déterminée ; tantôt le matin, mais sans fixité. — Il est très difficile d'entraver, à l'aide du quinquina ou du sulfate de quinine, une fièvre qui est essentiellement liée au ramollissement des granulations ; aussi les efforts tentés dans ce but n'ont-ils pas été toujours couronnés

d'un plein succès. Quelquefois, cependant, on voit la fièvre
céder et ne reparaître qu'à des intervalles assez éloignés.

La Sueur. — Ici, nous ne trouvons pas, comme dans la
première période, la production de la sueur comme antécédent et surtout comme phénomène erratique. Le front, les
pommettes, le cou, le devant de la poitrine, les reins, sont
recouverts, pendant le jour et avec la pleine conscience des
malades, d'une sueur abondante et profuse. Quelquefois ce
phénomène a lieu sans qu'il y ait de la fièvre et comme crise
naturelle d'une forte dyspnée ; d'autres fois, le plus souvent,
cette sueur juge l'accès de fièvre que ressentent les malades. C'est toujours un soulagement pour eux, et ils semblent
l'appeler de tous leurs vœux, quoique cette sueur les jette
dans un état d'abattement très grand. La nuit, lorsque les
malades s'endorment, ils sont tout surpris, en se réveillant,
de sentir leurs vêtements mouillés par la sueur, et c'est un
des phénomènes qu'ils accusent avec le plus d'empresse-
ment. Il est rare, très rare, qu'ils n'aient pas conscience de
ce phénomène, et il est bien plus rare encore de le voir manquer ; il faut toute l'autorité de M. Louis pour accepter que
dans un dixième des cas il ait manqué.

Bornée à quelques points circonscrits au début de la
deuxième période, nous la voyons prendre un caractère profuse et se produire sur le devant de la poitrine et sur les
membres ; le matin, quand les malades sortent de leur lit,
on croirait que les linges qui les ont entourés ont été trempés
dans l'eau.

Pourquoi les sueurs sont-elles si abondantes pendant le
sommeil ? Voilà une question tout aussi difficile à résoudre
que celle que nous nous étions posée sur l'existence de la
sueur comme antécédent et survenant principalement dans
les courts instants de repos dont jouissent les malades.

Nous avons déjà parlé de l'étude faite par M. Louis sur la corrélation établie par quelques auteurs entre les sueurs nocturnes et la diarrhée. Nous avons constaté, chez un grand nombre de malades, que les deux sécrétions n'étaient nullement supplémentaires l'une de l'autre, et que la sueur pouvait être extrêmement abondante et la diarrhée continuer avec la même intensité.

Les Douleurs thoraciques. — Pendant la deuxième période de l'évolution tuberculeuse, il se produit plusieurs sortes de douleurs thoraciques. Ce n'est plus, comme dans la première période, des points névralgiques s'irradiant dans les espaces intercostaux, des élancements ayant lieu dans tous les points de la cage thoracique : c'est une douleur gravative et profonde, qui se réveille à chaque effort de toux et de vomissement que fait le malade ; un déchirement dont ils ont la sensation dans toute la région précordiale et jusque dans le creux épigastrique. Ils se couchent généralement à plat sur le dos et manifestent la plus grande répugnance pour le décubitus latéral ; souvent on les voit se coucher de préférence sur le côté qui est le plus malade, comme on l'observe dans les pleurésies ou dans la pneumonie. Cette position permet au côté resté libre de recevoir un facile accès de l'air et un jeu plus libre du côté resté perméable.

Nous avons cru pouvoir rejeter l'influence des pleurésies partielles, signalée par M. Fournet, comme cause prochaine de la tuberculisation ; mais nous devons rapporter ces douleurs thoraciques au développement de ces pleurésies partielles et aux adhérences qui en sont la conséquence. Les tiraillements produits par la toux sur le feuillet de la plèvre costale sont très douloureux, et dans les cas où la maladie semble bornée à la partie supérieure des poumons, les douleurs sont bien moins vives, ainsi que l'a constaté M. Louis.

Les douleurs épigastriques semblent avoir deux causes : d'abord les tiraillements imprimées par la toux, et en second lieu une altération réelle, un état pathologique de l'estomac lui-même.

L'Appétit est en général conservé, mais avec les bizarreries que nous avons signalées; vorace chez quelques-uns et sans changement appréciable chez d'autres; la langue offre des caractères normaux : elle est humide et sans enduit particulier; quelquefois, cependant, elle offre vers la pointe une certaine rougeur qui coïncide avec l'existence d'une diarrhée intense, caractère fugace, qui semble ne paraître que dans les accès de fièvre.

La prédominance des acides joue évidemment un très grand rôle dans les bizarreries que présentent les malades ; elle a pour résultat d'altérer la membrane muqueuse de l'estomac et de produire d'abord une disposition à la gastralgie, et par la suite de véritables gastrites que les malades signalent avec une insistance dont on doit tenir grand compte. L'abstention des boissons acides et l'usage de l'opium à l'intérieur, rendent à l'estomac ses fonctions normales.

La soif qui tourmente les phthisiques est une cause très puissante de la préférence marquée qu'ils ont pour les acides ; on les voit se dégoûter rapidement des tisanes qu'on leur offre, tant douces et tant aromatisées qu'elles soient.

La Diarrhée est un élément caractéristique de la deuxième période, élément qu'on voit manquer rarement et sur lequel M. Louis a porté l'attention la plus grande. — En parlant de ce phénomène dans la première période, j'ai énuméré les cas dans lesquels il y avait eu absence complète de diarrhée. Je n'y reviendrai pas ici.

La diarrhée peut tenir à deux états particuliers : ou bien

à une lésion des sécrétions, ou bien à la présence de granulations et de tubercules dans l'intestin.

Laennec, dont nous avons cité l'opinion, croyait à la présence de tubercules dans l'intestin et à des éruptions successives qui entretenaient toujours les déjections alvines.

Il y a une grande et belle étude à faire de l'état du tube intestinal pendant les maladies, et dans tous les cas où l'économie est en souffrance. En thèse générale, la fonction intestinale cesse ou diminue considérablement lorsque l'organisme entier souffre, et qu'une fièvre, qu'elle quen soit la cause, s'est développée.

Dans la phthisie pulmonaire, la présence d'ulcérations intestinales n'est pas toujours la cause de la diarrhée observée. Il peut arriver que l'intestin soit exempt d'ulcérations tuberculeuses et que la diarrhée persiste dans toutes les périodes de la maladie. — A quoi rapporter, dans ces circonstances, l'existence des déjections alvines? Il est bien certain que l'atonie des follicules intestinaux en est la cause, et que cette atonie tient elle-même à l'état général.

M. Louis a toujours trouvé de larges ulcérations intestinales à l'autopsie des individus morts phthisiques. — Mais on peut objecter à la loi qu'il a cru devoir établir : que les individus examinés après la mort ont subi toutes les phases de la tuberculisation; qu'il aurait fallu les examiner avant que la troisième période se fût montrée, et que la plupart ont eu des selles diarrhéiques vers l'époque où les signes stéthoscopiques sont encore peu probants. « Il ne faut pas « croire que la diarrhée soit le résultat nécessaire d'une lé- « sion matérielle de l'intestin; elle peut tenir à une simple « lésion de sécrétion. » (Monneret et Fleury.)

Les caractères des selles changent entre la première et la deuxième période. Nous avons vu qu'à l'époque de l'éruption

tuberculeuse la diarrhée offrait une intermittence très grande;
tantôt elle suivait une constipation opiniâtre, toutôt elle durait quelques jours, et puis cessait pour faire place à une
longue et pénible constipation ; dès que les granulations tuberculeuses se sont ramollies, elles deviennent cause immédiate de la diarrhée observée, et si le ramollissement se fait
à des intervalles assez éloignés, la diarrhée deviendra continue sans présenter une intensité par trop grande.

C'est une cause puissante d'affaiblissement et qui n'enraye
pas l'hypersécrétion de la peau.

On a parfois constaté dans cette diarrhée la présence d'un
peu de sang ; il ne faut pas ajouter à la présence de ce liquide
une grande importance ; je ne sache pas qu'on ait cité des
cas de mort par hémorrhagie intestinale.

Comme toutes les selles diarrhéiques qui proviennent
d'une digestion incomplète, les selles des phthisiques ont
une odeur fétide.

Les douleurs abdominales ne sont généralement en rapport ni avec la quantité des selles, ni avec le nombre des
granulations. — Quelle différence entre une simple colite,
dans laquelle la lésion est certainement bien moins étendue,
où l'hypérémie sanguine occupe un espace quelquefois très
restreint et où néanmoins la douleur est vive, aiguë, intolé-
rable, et cette diarrhée indolente de la tuberculisation, où
l'on trouve à l'autopsie un intestin criblé de longues ulcérations et de tubercules énormes.

L'Affaiblissement des forces et l'Amaigrissement. — Ces
deux phénomènes sont en rapport constant avec l'intensité
des sueurs et avec la diarrhée.

Les formes jadis les plus arrondies, les plus gracieuses,
font peu à peu place à l'émaciation la plus complète ; on voit
le creux sus et sous-claviculaire se creuser et la peau se

tendre sur la convexité des clavicules ; en arrière, les omoplates font une saillie considérable ; les membres perdent
leur rondeur et leurs formes primitives, et on voit saillir les
muscles longs et grêles à travers la peau. C'est une fonte générale de l'individu. La peau subit le retrait général, et vers
la fin de la deuxième période, elle semble colée au squelette
lui-même.

Il est inutile de parler de l'affaiblissement des forces ; on
conçoit facilement qu'elles doivent suivre la marche de cette
fonte générale et du défaut de réparation par l'absorption
intestinale. Il semble que cet affaiblissement général ait sur
l'intelligence des malades une influence heureuse, soit que
l'absence de douleurs pendant que se produisent les ulcérations, les sueurs nocturnes ou les selles diarrhéiques, les
trompe sur leur avenir, toujours est-il que la quiétude la
plus grande est leur apanage, et qu'ils se livrent à des projets, à des rêves et à des spéculations à longue échéance. Il
faut bien se garder de réveiller en eux le souvenir de l'affection dont la poitrine est atteinte ; généralement ils rapportent
leurs maux à une lésion locale, et ils se laissent volontiers
aller à une médication convenable. Chaque fois que la toux
suivie de vomique amène au dehors une masse tuberculeuse
ramollie, nous les voyons en proie à une frayeur indicible,
et aussitôt que l'expectoration a eu lieu, ils rentrent dans le
calme et dans leur tranquillité habituelle.

Vers la fin de la deuxième période, avons-nous dit, l'amaigrissement est poussé à l'extrême. « Le nez est effilé, les
« pommettes saillantes et colorées d'un rouge d'autant plus
« vif qu'il tranche sur la pâleur universelle ; les conjonctives
« luisantes et d'un léger bleu de perle, les yeux caves, les
« lèvres rétractées, semblent exprimer un sourire amer ; le
« col paraît oblique et gêné dans ses mouvements ; les omo-

« plates sont ailées, les côtes deviennent saillantes, tandis
« que les espaces intercostaux s'enfoncent, surtout aux par-
« ties antérieures supérieures de la poitrine, quelquefois
« même cette cavité toute entière paraît rétrécie, ainsi que
« l'a observé Bayle, et dans les phthisies à marche lente
« surtout, elle peut l'être effectivement, par suite du resser-
« rement et de la tendance à la cicatrisation des grandes
« excavations tuberculeuses. Le ventre est aplati, rétracté;
« Les articulations des grands os et celles des doigts pa-
« raissent grossies, à raison de l'amaigrissement de l'extré-
« mité des doigts. » (Laennec.) Que peut-on ajouter à ce
tableau si complet, si clair, tracé par la main d'un homme de
génie miné par le travail morbide qu'il décrivait. Laennec avait
si peu la conviction de son état, qu'avant son départ pour le
midi de la France, il exprimait à l'un de ses confrères et ami
une opinion, un peu singulière peut-être, sur la toux qui
fatigue les phthisiques. « C'est, disait-il, une toux nerveuse
« et qui n'a rien de commun avec la lésion tuberculeuse. »
Il parlait de la phthisie avec une sorte de prédilection, dia-
gnostiquant chez les autres, avec un art merveilleux, les
moindres atteintes du-mal, et s'ignorant lui-même au point
de s'aveugler complètement.

Déformation du Thorax. — S'il est douteux que l'étroitesse
congénitale de la poitrine soit une cause immédiate de la
phthisie, il ne saurait l'être que l'amaigrissement ne produise
une déformation très sensible de la cage thoracique.

M. Hirtz d'abord, puis M. Woillez, ont fait sur un nombre
de phthisiques considérable des études très précises sur les
variations que subit la cage thoracique. Nous croyons, comme
ces observateurs, que la poitrine subit des modifications
sensibles, mais nous n'attribuons pas toute l'influence à la
diminution des poumons eux-mêmes, à un retrait possible

par suite de la fonte tuberculeuse et de l'expectoration de la matière ramollie. L'amaigrissement, qui est le fait de la déperdition nocturne et diarrhéique, est le premier fait que l'on perçoit à l'œil nu. La cage thoracique, en un mot le squelette lui-même, indépendamment des tissus qui l'environnent, subit-il une modification aussi grande qu'on l'a cru? Ceci n'est rien moins que prouvé à notre avis. La densité des os a été trouvée moindre, leur grosseur moindre aussi; ils présentent une facilité plus grande à se briser entre les doigts; cela se comprend, la nutrition une fois accomplie, les os participent aux pertes subies par l'organisme, et il n'y a rien d'étonnant à ce que leur épaisseur et leur friabilité subissent des modifications.

Mais il ne saurait y avoir une déformation telle, que la mensuration puisse la constater d'une manière irrécusable.

Cette déformation tient évidemment à plusieurs causes qui se lient d'une manière étroite et que l'on ne peut séparer dans l'observation attentive de la phthisie.

Aux phénomènes rationnels de la première période, devenus signes sensibles dans la seconde, nous devons ajouter la série de signes fournis par l'auscultation.

Le bruit de craquement sec est remplacé par le bruit de craquement humide, sur lequel nous insisterons tout à l'heure.

La percussion offre des caractères plus tranchés que dans la première période. La matité est plus prononcée et est perçu dans les deux sommets à la fois, tant en arrière dans les fosses sus-épineuses, qu'en avant dans les espaces sus et sous-claviculaires. — Laennec et tous les auteurs après lui ont attribué cette matité à la présence d'un grand nombre de tubercules réunis autour des cavernules qui se forment par le ramollissement, à une infiltration générale des sommets des poumons. Certains auteurs ont pensé avec non moins de raison qu'il en revenait une large part aux adhérences de la plèvre pulmonaire avec la plèvre costale, en ce point circonscrit. Lorsque les cavernules vides sont assez nombreuses, la matité est moindre que dans l'état d'infiltration; on peut percevoir un bruit appelé bruit de pot fêlé, qu'on peut, à meilleur droit, rapporter à la troisième période.

L'auscultation donne des caractères parfaitement distincts. — Le craquement sec est remplacé peu à peu par des craquements humides. Les bruits d'expiration prolongée et de souffle que l'on entendait dans tous les points où l'agglomération des tubercules est considérable, font place à un souffle tubaire qui se rapproche du souffle de la pneumonie, et qui commence avec le vide qui se produit dans les cavernes qui commencent à se ramollir.

Ce n'est plus alors le craquement seulement que l'on entend, c'est une forme nouvelle, c'est le râle avec le caractère humide que tous les auteurs ont signalé.

« Ce râle de craquement humide est composé d'une série
« de petits bruits successifs et au nombre de deux ou trois,
« affectant la forme bullaire et s'entendant dans l'inspiration
« plus que dans l'expiration. » (Fournet.) C'est toujours à la difficulté qui est présentée à l'air qui pénètre dans les vésicules pulmonaires qu'on doit attribuer ce phénomène ; c'est pour cela qu'on l'a observé principalement dans l'inspiration. Lorsque l'air est obligé de passer à travers un liquide grumeleux plus ou moins visqueux, renfermé dans une série de vésicules pulmonaires envahies par les tubercules à l'état de ramollissement, il fait entendre ce bruit particulier qu'on peut produire dans un vase clos où de l'air traverse un liquide, et qui ne se compare pas. — Si le liquide est vis-

queux, l'air aura plus de peine à se faire jour, et au moment où la couche la plus superficielle crève, on entend un bruit plus sec, plus élevé, avec éclat plus vif. — Dans la deuxième période de la phthisie pulmonaire, on entend ce bruit avec toutes les variantes d'intensité. — S'il se produit en un point circonscrit et aux dépens de quelques granulations seulement, ce bruit sera faible et semblable au râle sous-crépitant. C'est, à proprement parler, le râle de craquement humide. Mais si des cavernes sont déja formées dans le tissu pulmonaire, les bulles qui crèvent à la surface du liquide seront beaucoup plus fortes, elles seront formées par la réunion de plusieurs petites bulles, et le bruit aura une intensité telle, qu'il n'y aura pas à se tromper. C'est là le râle cavernuleux. M. Hirtz les a fort bien caractérisés, et il les signale chez tous les individus qui offrent des noyaux tuberculeux ramollis, et chez lesquels la matière tuberculeuse est prête à être expectorée.

Faut-il rapporter à la deuxième période de la tuberculisation ces râles que les auteurs ont appelés râles muqueux à grosses bulles, ou gargouillements qui indiquent qu'une caverne s'est à peu près vidée et qu'une couche encore peu épaisse de liquide persiste dans la caverne et permet à l'air de passer avec moins de facilité? Il y a une modification dans l'éclat du bruit produit à la surface du liquide, bruit que l'on peut comparer à celui qui se produit dans une caverne lorsque des bulles nombreuses de gaz viennent sourdre à travers un liquide. Ce bruit se répercute sur les parois de la caverne et apporte à l'oreille une impression toute différente.

« Le râle muqueux à grosses bulles, appelé encore râle ca-
« verneux ou de gargouillement, se manifeste quand les
« excavations ont pris de grandes dimensions et ne sont pas
« entièrement vides ; suivant que la matière est épaisse ou

« fluide, les bulles se crèvent en produisant des bruits dont
« le timbre est variable. » (Monneret et Fleury.)

L'oreille peut difficilement être appliquée sur la poitrine ;
la maigreur des tissus est un obstacle très grand ; il faut
absolument employer le stéthoscope. — On perçoit ainsi jusqu'aux moindres nuances des bruits produits dans les cavernes à l'état de formation.

La voix passe à travers les poumons comme à travers un
plan solide, et quand on ausculte avec soin, on est tout surpris de l'entendre raisonner immédiatemeut sous l'oreille
avec un éclat et une intensité remarquables.

L'induration pulmonaire, ainsi que Laennec l'avait observée, conduit à une exaltation du souffle produit dans les
bronches ; de là le souffle bronchique dont nous avons signalé
l'existence dans la première période confirmée de la phthisie,
de là aussi dans les bronches cette résonnance extraordinaire des sons produits par le malade, appelée par Laennec lui-même bronchophonie. — S'il survient un peu d'inflammation autour des cavernes tuberculeuses ou des cavernules, la stase sanguine qui en est la conséquence rendra
le son plus transmissible à l'oreille de l'observateur ; et combien de fois n'arrive-t-il pas que le poumon est pris d'une
semblable inflammation ? M. Andral a surtont insisté sur ce
caractère. La bronchophonie est aussi produite dans une
foule d'autres circonstances, et en particulier dans les cas
où l'induration pulmonaire est due à la présence de noyaux
mélaniques ou à l'hépatisation phlegmasique.

Lorsque le ramollissement est survenu et qu'il a produit
des excavations considérables, la résonnance de la voix est
encore plus remarquable.

C'est dans la poitrine elle-même qu'elle paraît être produite, et Laennec lui avait, avec raison, donné le nom de pectoriloquie.

La bronchophonie peut acquérir un degré d'intensité tel, qu'on la confonde avec la pectoriloquie; il est très rare qu'il en soit ainsi; cependant on peut l'observer dans les conditions suivantes : si la caverne formée est située profondément dans le tissu pulmonaire, la résonnance de la voix sera moindre et restera presque à l'état de bronchophonie; si la caverne est au contraire produite superficiellement, la bronchophonie prendra l'intensité nécessaire pour faire croire à la pectoriloquie.

Troisième période. — Symptômes de la période d'excavation.

Entre la deuxième période et la troisième, il y a des nuances pour ce qui concerne l'état général et les signes tirés des fonctions organiques. Il est certain que si l'on consulte les différences qui existent entre le symptôme de la veille, époque où avait lieu l'expectoration, et celui du jour où la caverne est totalement vidée, on aura bien de la peine à constater une différence dont on puisse tirer quelque valeur. Aussi, loin d'insister sur ces caractères différentiels, nous nous contenterons de signaler ceux qui paraissent offrir une valeur réelle. Toute la série des symptômes de la deuxième période se retrouve intégralement dans celle-ci avec un degré d'intensité de plus. Pour satisfaire l'esprit du lecteur, nous ne pouvons que les renvoyer à ce que nous venons d'en dire.

La troisième période est celle qui suit immédiatement l'expectoration complète; c'est l'époque la plus critique pour les malades, celle où leur vie est le plus en danger et aussi celle qui, d'après Laennec, est la plus rapprochée de la guérison. Cette troisième période, envisagée telle que les auteurs la décrivent, emprunte un peu de sa description à la deuxième période. Tout est exagéré dans la description des symptômes déja tracés. — Ainsi l'apparence extérieure du malade est telle que Laennec l'a tracée, plus le désordre apporté dans toutes les fonctions animales. L'émaciation est complète, une teinte jaunâtre, tenant le milieu entre celle que l'on accorde aux individus affectés de cirrhose et la teinte jaune paille des cancéreux, règne sur tous les tissus; les lèvres n'ont plus de forme, et le tissu cellulaire a disparu complètement; la peau est comme immédiatement appliquée aux dents; les cheveux sont bien souvent tombés; les extrémités osseuses sont tellement saillantes, que les malades accusent des douleurs, quelle que soit la position qu'ils prennent dans leur lit.

La voix, qui dans la première période avait subi des modifications d'élévation et d'éclat, est, dans la troisième période, éteinte, voilée, à tel point parfois que l'on a beaucoup de peine à l'entendre à une distance très rapprochée.

En examinant certains malades parvenus à la troisième période de l'évolution tuberculeuse, je me suis bien souvent demandé comment il se faisait que l'organisme résistât à tant d'émaciation et de marasme. On voit des malades qui ne peuvent plus quitter la chaise sur laquelle on les porte, conserver leur esprit présent; d'autres, au contraire, présentent tout à la fois un affaiblissement des facultés intellectuelles et des forces physiques. Ce n'est pas du délire, mais c'est une incohérence dans les idées et dans les paroles, dont ceux qui entourent les malades comprennent toute la portée; c'est le prélude de la mort qui a lieu sans anxiété, sans angoisses, et, pour ainsi dire, au milieu des rêves dont se bercent les malades.

A cette période ultime, il faut interroger l'état de la poitrine à l'aide de la percussion et de l'auscultation. — Ce n'est plus alors une simple exagération des bruits perçus antérieurement, ce sont des phénomènes nouveaux que l'on perçoit.

En première ligne, ont entend le râle caverneux, expression plus fidèle du craquement humide, ou râle à grosses bulles dont nous avons parlé plus haut. Les circonstances dans lesquelles une caverne est vidée complètement sont rares, d'abord, parce qu'autour des parois des cavernes il y a des granulations dont la fonte vient remplir en partie la caverne qu'une vomique aurait vidée. — Or, les vomiques sont elles-mêmes assez rares pour que, même après la mort, on trouve les cavernes à parois nettes et totalement vides. — Cette vue peut se réaliser théoriquement; expérimentalement c'est tout une autre affaire.

Nous avons donné deux observations très longues et très détaillées qui prouvent, qu'en dehors de la tuberculisation, il peut se trouver des cas où une sécrétion purulente se produit sur une grande échelle. Ces observations ne changent rien à l'opinion que nous exprimons sur la rareté des vomiques tuberculeuses. L'expérience de chaque jour nous montre que c'est par degrés que s'opère l'expectoration, et non tout d'un coup, ce qui explique pourquoi on ne constate pas un plus grand nombre de morts subites.

La grosseur des bulles constitue toute la différence entre les râles caverneux et les râles bronchiques.

C'est pendant l'inspiration qu'on entend le râle caverneux, tandis que les râles bronchiques appartiennent également aux deux temps. — Les bulles qui caractérisent les râles bronchiques traversent généralement un liquide peu dense, tandis que dans les cavernes le liquide peut être épais et visqueux.

Il est extrêmement rare de percevoir les râles caverneux pendant l'expiration.

Le souffle qui est produit dans les cavernes ne ressemble pas à celui qui est produit dans les bronches; il a une ampleur plus considérable, et il donne la sensation d'un bruit qui se produit dans un espace plus considérable que les tuyaux bronchiques. — On le perçoit surtout au sommet des poumons lorsqu'un foyer tuberculeux s'est vidé. — Le souffle bronchique, au contraire, s'entend dans toute l'étendue des voies respiratoires.

Ce dernier est diffus, tandis que le souffle caverneux est circonscrit en un point déterminé du sommet de la poitrine. — Le souffle caverneux appartient en propre à l'inspiration, tandis que le souffle bronchique est perçu dans les deux temps. Ce dernier est plus diffus et se produit dans plusieurs bronches situées au voisinage de la caverne et y aboutissant.

On peut entendre le souffle caverneux et les râles caverneux en même temps ou successivement.

L'auscultation de la voix a fourni à Laennec le phénomène remarquable de la pectoriloquie. Ce phénomène n'est autre chose que le retentissement caverneux de la voix et de la parole. Il distinguait trois degrés dépendant de la facilité avec laquelle les sons parviennent à l'oreille à travers le stéthoscope. — Si on fait parler le malade et qu'on pratique l'auscultation, la pectoriloquie sera *parfaite* si les mots arrivent nettement à l'oreille. — Si on distingue les mots avec difficulté et qu'ils semblent se fondre les uns dans les autres pour constituer un bruit de la voix, on obtient la pectoriloquie *douteuse;* la troisième modification est la pectoriloquie imparfaite, qui tient le milieu entre la pectoriloquie parfaite et la pectoriloquie douteuse.

MM. Barth et Roger ont modifié singulièrement les idées de Laennec, et, se fondant sur ce que l'on n'obtenait jamais distinctement les mots que le malade prononce, ils ont éliminé la pectoriloquie parfaite de Laennec et l'ont réduite à la pectoriloquie caverneuse. — M. Skoda a poussé bien loin l'opinion émise par MM. Barth et Roger : il a proposé de faire table rase de la pectoriloquie, disant qu'il n'avait jamais pu distinguer la voix bronchique de la voix caverneuse.

Les exagérations de M. Skoda n'ont pu faire rejeter la pectoriloquie, que tous les observateurs savent parfaitement distinguer de la bronchophonie.

L'importance de la pectoriloquie ne saurait être mise en parallèle avec celle qu'on accorde généralement aux râles caverneux et au souffle caverneux.

Dans tous les cas, la pectoriloquie est l'une des preuves sensibles de l'existence d'une excavation pulmonaire de médiocre dimension, et on doit toujours consulter ce signe dans les recherches d'auscultation.

La toux offre des caractères analogues à ceux que nous venons de constater pour la voix ; mais comme elle offre des dangers pour le malade, ou tout au moins qu'elle occasionne de la douleur, on ne saurait trop modérer le besoin que l'on éprouve de percevoir ses caractères.

Lorsque les cavernes vides sont d'une grande capacité, on perçoit de grands changements dans la voix et dans tous les autres signes. — Ce n'est plus du souffle ou du râle caverneux que l'on entend, mais un bruit particulier que l'on a appelé souffle amphorique, toux amphorique, voix amphorique.

Laennec en faisait un dérivé du tintement métallique, bruit dont nous parlerons bientôt, leur coïncidence est aujourd'hui parfaitement admise.

« C'est un bourdonnement tout-à-fait semblable à celui
« que l'on produit en soufflant dans une carafe ou dans une
« cruche. » (Laennec.) « Ce bruit anormal remplace com-
« plètement le murmure vésiculaire; plus manifeste dans
« le premier que dans le second temps de la respiration, il
« est continu, ordinairement assez prolongé; son intensité
« est variable, et son timbre argentin plus ou moins pro-
« noncé; il s'y joint quelquefois une espèce de frémissement
« métallique. — On le trouve rarement circonscrit dans un
« rayon peu étendu au sommet ou à la base du thorax :
« d'ordinaire on l'entend dans un espace considérable,
« d'un seul côté de la poitrine. — La respiration amphorique
« coïncide presque toujours avec le tintement métallique. »
(Barth et Roger.)

Tout en tenant compte des divers états pathologiques dans lesquels on peut trouver la respiration amphorique : hydro-pneumo-thorax, rupture d'un abcès du poumon dans la plèvre, gangrène pulmonaire, pleurésie avec épanchement ayant déterminé l'ulcération de la membrane séreuse, etc., etc., nous devons donner les caractères propres fournis par l'excavation tuberculeuse.

Quand la respiration amphorique se lie à l'existence d'une *excavation pulmonaire,* elle se présente avec des caractères différents de ceux que nous venons de signaler pour le pneumo-thorax : son intensité est moindre, son timbre métallique moins marqué. — Elle a son siège habituel au sommet du poumon, et elle est bornée à un espace circonscrit de la poitrine. — Le phénomène apparaît graduellement : faible d'abord, il gagne en force et en étendue à mesure que la caverne s'agrandit par les progrès de la désorganisation du tissu pulmonaire. S'il vient à cesser, ce n'est que momontanément, et la toux le fait reparaître. — Il coïncide presque toujours avec du râle caverneux, sans tintement métallique ou avec tintement à peine distinct et passager. Le thorax, dans les points correspondants à ces signes stéthoscopiques, donne à la percussion de la matité ou un son de pot fêlé, et il est souvent déprimé au lieu d'être dilaté comme dans le pneumo-thorax.

Tintement métallique. — Ce phénomène n'est pas particulier aux excavations pulmonaires; il est perçu dans tous les cas où il y a une vaste excavation produite par une lésion pulmonaire quelconque. C'est un bruit véritablement métallique, plus ou moins argentin, et qu'on peut produire, soit à l'aide de la voix, soit à l'aide de la toux, soit encore pendant l'acte de la respiration. « Je désigne sous ce nom un phéno-
« mène singulier, qui consiste en un bruit parfaitement
« semblable à celui que rend une coupe de métal, de verre
« ou de porcelaine, que l'on frappe légèrement avec une
« épingle, ou dans laquelle on laisse tomber un grain de
« sable. » (Laennec.)

Il appartient surtout à l'hydro-pneumo-thorax comme caractère pathognomonique; dans ce cas, il est très éclatant, très étendu et perçu dans un espace considérable; dans l'excavation tuberculeuse, on ne l'observe que sur un point plus circonscrit, vers la partie supérieure de la poitrine, et alternant avec le gargouillement et une respiration caverneuse.

Nous ne parlerons de la fluctuation hippocratique que comme mémoire, parce que ce n'est point dans la tuberculisation qu'on l'observe le plus souvent; cependant, la chose ne serait point impossible avec une caverne qui occuperait

le tiers à peu près du poumon. — Il ne faut pas que le foyer
soit complètement rempli de liquide, il est même nécessaire
qu'une partie ait été expectorée, pour que les secousses
imprimées au thorax permettent de saisir la sensation du flot.

Quatrième période. — Période de cicatrisation, de guérison.

Les auteurs qui se sont occupés de la phthisie pulmonaire ont renvoyé dans le cadre des *terminaisons* la période
heureuse que nous n'hésitons pas à placer ici, parce que
c'est bien réellement sa place, et que les signes stéthoscopiques qui la révèlent sont aussi intéressants à suivre que la
marche rétrograde des signes généraux de l'émaciation de
l'individu.

M. Fournet a pris a tâche de prouver que la phthisie pulmonaire était curable, et seulement curable à la première
période. Nous aurons plus tard à discuter la valeur de ses
assertions, qui n'ont que le tort d'être exclusives et un peu
exagérées, et qu'au fond je considère comme parfaitement
fondées.

La quatrième période correspond à celle que nous avons
signalée dans l'anatomie pathologique, et les signes qui la
révèlent sont tels, qu'il est impossible de se laisser induire
en erreur par de fausses interprétations.

Si, par exemple, on a suivi un malade pendant de
longues années et qu'on ait prêté une attention soutenue
au développement de la phthisie; si, à tous les phénomènes
généraux, sont venus se joindre les signes locaux capables
de porter la conviction dans l'esprit, et qu'après une durée
très variable, on voit l'expectoration diminuer, de purulente
devenir muqueuse, puis rentrer dans l'état normal; si, à
côté de ce phénomène important, on voit le malade retrou-

ver du calme, des nuits moins agitées, un sommeil plus régulier; si les sueurs nocturnes cessent peu à peu; que sous l'influence d'une digestion régulière et d'une absorption non interrompue par des selles diarrhéiques, les forces se raniment, et que la maigreur caractéristique fasse place à un embonpoint convenable; si la fièvre disparaît avec tout le cortège de symptômes alarmants dont nous venons de faire l'énumération, il faudra bien admettre qu'une nouvelle phase se présente dans la maladie.

C'est aujourd'hui un fait hors de toute contestation que la guérison des tubercules, je n'ose pas dire à toutes les périodes, mais à la première et à la fin de la troisième. Je discuterai tout au long la question de la curabilité avant de commencer l'histoire du traitement; je n'y insiste donc pas ici.

La guérison peut se faire ainsi que Rogée la démontré : 1° par des tubercules crus enkystés; 2° par l'induration des tubercules et leur transformation en matière crétacée ou mélanique; 3° par la production, à l'intérieur des cavernes, de fausses membranes épaisses et résistantes, quoique séparées entre elles par un intervalle; 4° par des cicatrices véritables réunissant parfaitement les bords de la plaie, absolument comme dans une plaie par instrument tranchant, tissu nouveau participant de toutes les propriétés du tissu cicatriciel.

La guérison de la phthisie pulmonaire pouvant quelquefois se faire à la première période, ainsi que M. Fournet l'a avancé, nous avons à séparer les symptômes de cette époque de ceux qui sont l'apanage de la cicatrisation à la quatrième période.

Symptômes généraux de la guérison à la première période. — J'ai pu observer bien des fois la marche rétrograde imprimée à la tuberculisation à l'époque où tous les signes rationnels réunis en un faisceau attiraient l'attention des médecins et des familles, où l'auscultation faisait percevoir une expiration prolongée non douteuse et des craquements secs qu'il n'était pas permis de méconnaître.

La face prenait une teinte pâle et souffreteuse, les sueurs nocturnes, observées par les personnes qui entouraient les malades, offraient une continuité alarmante ; aux insomnies, à la dyspnée, aux changements d'humeur et aux impatiences fébriles venaient s'ajouter l'amaigrissement et l'affaiblissement des forces. — Un traitement convenable était administré ; le malade changeait de milieu ; une surveillance sévère entourait son régime et ses habitudes ; les médicaments étaient pris avec beaucoup de régularité ; la scène changeait à vue d'œil ; l'appétit reprenait le dessus ; les nuits, moins agitées, étaient passées dans un sommeil non interrompu ; les alternatives de constipation et de diarrhée cessaient ; les forces reprenaient le dessus, et l'amaigrissement faisait place à l'embonpoint pendant que le sang colorait les tissus, pâlis par des déperditions nocturnes et diarrhéiques.

En même temps, les signes locaux perdaient de leur intensité, les râles de craquement sec cessaient d'être perçus, l'expiration prolongée cessait aussi pour faire place à une respiration normale et pure.

La guérison de la phthisie à la deuxième période, sans être prouvée par les recherches cadavériques ni par l'observation directe, peut-être admise sans contestation. Quoi d'étonnant, en effet, à voir un tubercule se ramollir, perdre sa consistance et sa crudité, et, par une nouvelle direction imprimée à l'organisme, s'infiltrer de matière crétacée, de substance mélanique. Le pus, ne l'oublions pas, se compose de deux parties principales : 1° d'un sérum analogue au sérum du sang, mais moins riche, et de parties solides renfermées dans le globule du pus. Le sérum peut être resorbé par les tissus, et à la place il peut se faire un dépôt de substances salines qui, en augmentant la consistance des tubercules, en empêche l'expectoration. — Ce dépôt, allant toujours en augmentant, peut rendre le tubercule très dur et lui communiquer l'inocuité qui semble dévolue aux matières solides renfermées dans l'organisme. Telle doit être la marche générale de la tuberculisation, et surtout de la transformation en matière crétacée et mélanique.

Quant à cette dernière, le mécanisme de sa production est toute différente, et son histoire n'est pas aussi claire que celle des transformations crétacées.

Guérison après la troisième période. — De même que les symptômes de cette période sont très alarmants par leur intensité et leur continuité, de même les symptômes de la régénération de l'individu sont remarquables et curieux à suivre.

Laennec a prouvé, par des observations et par des études anatomo-pathologiques, que la phthisie pouvait guérir quand elle était arrivée à la période d'excavation. Il n'y a plus de doute aujourd'hui sur cette opinion ; chaque praticien voit dans le cours de sa carrière médicale des malades qu'il regardait comme désespérés, reprendre tout à la fois force et santé, et les signes locaux suivre la marche rétrograde imprimée aux signes généraux.

Que pourrions-nous ajouter à ce que nous avons déjà dit sur cette régénération que la nature opère souvent d'elle-même, et qu'il est au pouvoir du médecin d'activer par une médication convenable ?

Nous laissons à la pensée du lecteur le soin de reconstituer l'état primitif du malade, et de suivre la cessation des
symptômes qui accompagnent la marche funeste de la tuberculisation jusqu'à l'expectoration complète des cavernes
formées. — Il suffit que les parois s'accolent et se cicatrisent
pour que les malades voient tous les phénomènes inquiétants
cesser et être remplacés par une véritable convalescence,
pénible, il est vrai, longue en raison de la débilitation acquise, mais dont la fin n'est caractérisée par aucune trace
du mal qui existait jadis.

L'état local des organes de la respiration subit des modifications heureuses aussi. — La respiration amphorique, le
souffle caverneux cessent, pour faire place toutefois à la
bronchophonie et au souffle bronchique, qui persistent dans
les points circonscrits où se trouvent les cicatrices pulmonaires; on y observe souvent aussi du craquement.

C'est la conséquence forcée de la présence d'un corps
solide dans les voies respiratoires, et les cicatrices, comme
la matière mélanique, comme la matière crétacée, comme
les noyaux apoplectiques, comme l'hépatisation, produisent
les mêmes bruits, les mêmes altérations d'acoustique.

On entend les bruits pendant toute la vie des malades, et
cela ne les empêche pas de vivre très vieux et de se livrer
à des travaux rudes souvent, et capables de déterminer, par
leur influence fâcheuse, de nouvelles éruptions tuberculeuses.

Je me suis cru autorisé, par la marche observée par tous
les auteurs, à admettre les symptômes de la quatrième période. — Ce sont, me dira-t-on, des symptômes négatifs.
Soit, mais encore faut-il les admettre, heureux quand on
peut les constater chez les malades arrivés à la période
ultime de leur affection, je pourrais dire de leur existence.

Formes. — Marche. — Durée. — Terminaisons.

Les formes que prend la tuberculisation dépendent généralement des organes qui sont envahis ; ainsi, on pourrait dire qu'il existe des tuberculisations encéphaliques, laryngées, pulmonaires, intestinales, péritonéales, mésentériques, etc., etc., parce qu'en effet, l'observation permet de saisir toutes les altérations qui envahissent ces diverses parties de l'organisme.

Envisagée comme maladie générale, comme expression d'une diathèse, la tuberculisation devrait être étudiée dans chaque partie du corps où sa prédominance se fait sentir. Nous avons à l'étudier dans les organes qui sont le plus souvent affectés, dans les poumons.

Nous avons donc à éliminer les caractères généraux de la diathèse, pour nous occuper uniquement des formes que présente l'affection dans ces organes.

Laennec admettait *la phthisie régulière manifeste ou phthisie des anciens.*

Les auteurs qui se sont occupés de la tuberculisation après Laennec, ont appelé cette forme *phthisie chronique régulière.*

Il serait trop long de rappeler toute la série des symptômes que nous avons énumérés, il nous suffira de les grouper en un tableau rapide qui permette de suivre la maladie dans les phases qu'elle parcourt.

La phthisie chronique régulière est absolument semblable, dans sa marche, à toutes les maladies chroniques ; elle est précédée de toute la série de symptômes précurseurs que nous avons signalés ; elle est accompagnée de tous les accidents qui sont particuliers aux périodes que nous avons admises, et sa fin est variable selon que le génie funeste de la maladie domine ou que l'on parvient à l'enrayer et à modifier heureusement l'économie.

Les symptômes précurseurs peuvent durer un temps très court, ou se manifester d'une manière tellement erratique, tellement insensible, que les malades n'en aient même pas le souvenir, et que le début seul les frappe. La durée, dans ce cas, peut être de plusieurs années ; elle peut avoir son origine dans la première enfance de l'individu, puis éclater seulement avec quelque intensité vers l'âge où l'enfant subit sa première transformation. C'est surtout chez les enfants que cette forme lente existe, et que les symptômes précurseurs sont importants à étudier. — Les rhumes fréquents, contractés pendant les jeux, pendant l'hiver ; les accès de chaleur, qui paraissent et disparaissent du soir au lendemain ; cette sueur imperceptible pour tout autre œil que pour celui d'une mère ; cette vivacité extraordinaire dans les amusements, dans les causeries ; cette propension à l'excès dans le travail intellectuel, contrastant avec un affaiblissement considérable des forces physiques ; toute cette série de symptômes fugaces échappe, le plus souvent, à l'observation du médecin appelé seulement à l'instant où le malade s'alite. Il est donc impossible d'en fixer exactement la durée, et cependant tout y est, les souvenirs commémoratifs ramènent à l'esprit l'existence de tous les signes déjà énumérés.

C'est du moment où les malades sont alités, où la respiration change de caractères, où le deuxième temps, l'expiration, subit des modifications, où la dyspnée est plus caractéristique et où l'on voit apparaître la toux, que le médecin date l'origine de la maladie, heureux encore s'il est appelé à une époque satisfaisante et si les bienfaits de son art peuvent enrayer la marche des symptômes.

Généralement, c'est au sommet du poumon droit que l'expiration prolongée se fait entendre, mêlée, le plus souvent, de râles sibilants et de craquements secs qui semblent marquer tout à la fois l'existence de la phthisie au début et d'une bronchite concomittante. C'est là un écueil pour le diagnostic, mais ce doit être un sévère avertissement pour le pronostic.

A l'expiration prolongée et à ces râles sibilants, qui peuvent durer quelques jours ou tout un hiver, qui peuvent pendant plusieurs années se renouveler, dont la durée, par conséquent, ne saurait être fixée, succèdent des signes positifs d'une tout autre valeur ; l'expiration prolongée devient rude, l'inspiration perd son caractère moëlleux et devient soufflante ; le craquement s'entend sur une étendue plus considérable et surtout dans la partie supérieure de la poitrine. — La matité est plus prononcée et souvent beaucoup plus d'un côté de la poitrine que de l'autre ; le retentissement de la voix est plus faible, la bronchophonie plus marquée. — L'amaigrissement envahit les espaces sus et sous-claviculaires, la fosse sus-épineuse et les espaces intercostaux.

La toux est suivie d'une expectoration muqueuse d'abord, puis plus épaisse et plus caractéristique, survenant à des intervalles assez éloignés, le matin au lever ou le soir au moment du coucher, quelquefois dans le milieu du jour, pendant un accès de fièvre, de dyspnée et de chaleur.

Les douleurs névralgiques d'abord, puis de véritables douleurs thoraciques, exaltées par les efforts que provoque la toux, marquent une évolution tout à la fois locale et générale ; les changements de la voix sont aussi très caractéristiques ; enfin les craquements humides apparaissent sous l'oreille appliquée au sommet des poumons.

Cette première période dure un temps quelquefois très

court, quelquefois très long, mais généralement beaucoup moins que les symptômes précurseurs et beaucoup plus que la deuxième période.

Dans celle-ci, la marche observée le plus souvent, c'est la succession des symptômes que nous venons d'énumérer et leur exagération. Ainsi, la fièvre apparaît à des temps plus réguliers ; elle n'a plus cette forme erratique qui est caractérisée par une certaine ardeur de la peau ; elle est âcre, et telle quelquefois, qu'elle approche du délire. La toux n'est plus simplement sèche ou suivie d'une expectoration muqueuse ; les crachats sont purulents, jaunes, verdâtres et prenant la forme nummullaire. — Les hémoptysies sont moins fréquentes, mais il s'en produit encore quelquefois, et les crachats sont pour la plupart striés de sang ou bien sont simplement colorés en rose. — La diarrhée, liée ou non à la présence, dans le tube intestinal, de tubercules ou de granulations tuberculeuses, n'offre plus un caractère intermittent ; elle est presque continue et marque avec les sueurs colliquatives, dont les malades sont fatigués, une évolution fâcheuse et rapide.

L'amaigrissement est poussé à l'extrême et l'expectoration extrêmement abondante ; les douleurs thoraciques et musculaires arrachent aux malades des plaintes dans chaque instant. Les accès de suffocation sont tels, à cette période et surtout au moment où les malades font des efforts pour expectorer, que l'asphyxie peut en être la terminaison fatale.

La durée de la deuxième période offre des modifications très grandes : tantôt c'est une durée de quelques jours seulement, tantôt elle égale la durée de la première période. Mais à cela rien de régulier. Qui peut, en effet, marquer le temps qui s'écoule entre le ramollissement des granulations que renferme un des poumons, et les éruptions successives

signalées par Laennec? — Aucun auteur n'a cherché, par
des relevés statistiques, à donner une moyenne générale.
Elle ne peut pas être fixée, car elle dépend de la classe à
laquelle appartient le malade, des soins hygiéniques dont il
est entouré pendant sa maladie, des précédents héréditaires
surtout, et enfin du traitement qui est intervenu pour enrayer la marche des accidents.

« La longue durée de la phthisie que nous étudions dé-
« pend surtout de ce que les tubercules ne se développent
« pas tous en même temps; il se fait plusieurs éruptions
« successives de ce produit morbide au sein du parenchyme
« pulmonaire, et chaque fois des symptômes locaux et
« généraux annoncent le travail pathologique qui s'effectue
« alors : tantôt ce sont l'hémoptysie, la toux, la dyspnée, la
« fièvre, et tantôt l'apparition des signes physiques des
« tubercules dans les points où ils avaient fait jusque-là
« défaut.

« Quelquefois, les signes des tubercules crus développés
« autour d'excavations anciennement formées et restées
« stationnaires, se manifestent à partir de l'époque où la
« maladie commence à faire de rapides et funestes progrès. »
(Monneret et Fleury.)

Lorsque le ramollissement et l'expectoration ont commencé, il est impossible de dire quel sera le temps pendant
lequel ces deux phénomènes se produiront, ni si la marche
en sera rapide ou lente et progressive; parfois, les granulations mettent à se ramollir un temps très lent; parfois aussi,
à peine ramollie, la matière tuberculeuse est expectorée
presque immédiatement. — Le malade peut vivre ainsi un
temps très long, plusieurs années, tout en expectorant
la matière tuberculeuse ramollie, et arriver au dernier
degré de marasme sans autres accidents graves que ceux

qui caractérisent les périodes d'évolution tuberculeuse ;
d'autres fois, il est atteint par un ramollissement très rapide des masses tuberculeuses; il se forme tout à la fois
d'énormes cavernes qui se vident dans un de ces vomissements de matière purulente que Laennec a signalés sous le
nom de vomique. « J'ai vu un malade qui, après avoir
« éprouvé pendant plusieurs mois une toux sèche, accom-
« pagnée de dyspnée, de fièvre hectique et des autres
« symptômes propres à faire soupçonner l'existence de tu-
« bercules crus, expectora tout-à-coup, à la suite d'une
« violente quinte de toux, près d'un verre de crachats puri-
« formes, opaques et presque diffluents. Pendant environ
« huit jours, il rendit, toutes les vingt-quatre heures, envi-
« ron trois livres d'une matière semblable. L'expectoration
« diminua ensuite graduellement, et cessa enfin totalement,
« ainsi que les symptômes qui l'avaient précédée, et le
« malade sortit de l'hôpital parfaitement guéri au bout d'un
« mois. » (Laennec.) Dans cette observation si remarquable
de Laennec, on trouve plusieurs choses à envisager au point
de vue de la marche et puis de la terminaison. C'est peut-
être la plus consolante qu'il soit possible de citer, car Laennec n'hésite pas à dire que pareille caverne n'a pu guérir
que par la cicatrisation.

La deuxième espèce de phthisie que Laennec admettait,
est la phthisie irrégulière anormale. — Nous y ferons rentrer la phthisie latente, qui ne peut en être qu'une variété.

Laennec n'a pas décrit cette forme de la phthisie pulmonaire avec le même talent d'observation qu'il a apporté dans
la description de la première forme. Il appelle du nom de
phthisie irrégulière manifeste celle qui paraît commencer
dans un autre organe; et cette définition donnée, il décrit
parfaitement les altérations que la présence des granulations

ulcérées peuvent produire dans l'intestin d'abord, et consécutivement dans l'économie toute entière. Ce n'est point là
ce que nous entendons et ce qu'on entend par la tuberculisation pulmonaire irrégulière anormale.

Nous avons prouvé qu'il n'existait qu'une sorte de phthisie
régulière et que la subdivision en était impossible, parce
que les symptômes se succédaient, sinon dans un ordre parfaitement semblable pour tous les cas, au moins dans une
succession toujours la même. La durée n'a aucune importance, et les intervalles qui séparent chaque degré d'évolution n'en sauraient acquérir, dès l'instant que les phénomènes
se produisent avec leurs caractères propres.

L'absence d'un certain nombre des symptômes et la prédominance d'un certain nombre d'entre ceux qui marquent
les diverses périodes, deviennent des motifs puissants pour
faire admettre la *tuberculisation irrégulière.*

Sans que rien puisse prévenir le malade ni le médecin,
on voit, dans certains cas, un individu maigrir et dépérir à
vue d'œil ; il n'y a ni diarrhée, ni sueurs, ni toux, ni expectoration. — La toux arrive tout d'un coup, en même temps
qu'une expectoration très abondante et la mort. Voilà une
phthisie irrégulière. Il manque ici la dyspnée, les sueurs,
la succession de la toux, de l'expectoration muqueuse aux
crachats séro-purulents, la fièvre, la diarrhée, etc., etc. Ces
cas là ne sont pas si rares qu'on pourrait le penser.

Un jeune homme se porte très bien ; il n'a ni symptômes
précurseurs, ni fièvre, ni agitation, ni sueurs, ni toute la
série de signes que nous avons énumérés ; il est pris trois ou
quatre fois dans sa vie, à des intervalles assez éloignés,
d'hémoptysie abondante, et il meurt sans avoir subi toute
la succession des phénomènes de ramollissement et d'expec-

toration... Voilà encore un cas de phthisie anormale irrégulière.

« Il n'est pas rare de rencontrer chez des femmes phthi-
« siques, longtemps avant la manifestation des signes ordi-
« naires de leur maladie, des accidents nerveux dont le siège
« est variable ; il se développe tantôt des symptômes gas-
« tralgiques ou des troubles menstruels, accompagnés de
« phénomènes hystériques ; tantôt des palpitations, de la
« céphalalgie, de l'insomnie et des symptômes d'hypocon-
« drie ou de chlorose. Chez d'autres, il y a en quelque sorte
« prédominance de phénomènes abdominaux. Les coliques
« vives, la diarrhée, le dérangement des fonctions digestives,
« les vomissements, l'anorexie, etc., accompagnés de fièvre
« et d'amaigrissement, peuvent détourner l'attention du
« praticien, et lui faire croire à une affection abdominale.
« Portal, Laennec, M. Louis, rapportent des exemples de
« cette forme de phthisie que nous avons observée aussi
« plusieurs fois, et qui nous paraît peu faite pour en im-
« poser à un médecin attentif. » (Monneret et Fleury.)

Un autre cas peut se présenter tout aussi irrégulier, tout aussi anormal.

Un individu, mangeant d'ailleurs très bien, ne présentant presque pas de dyspnée, se livrant à ses travaux habituels, ne suant pas la nuit, n'ayant ni fièvre ni insomnie, meurt tout-à-coup, sans avoir le temps de prononcer une parole.

J'ai vu un individu qui était convalescent d'une fièvre continue, chez lequel l'auscultation n'avait fait connaître la présence de tubercules que d'une manière très douteuse, et voilée par les signes caractéristiques d'une bronchite concomittante ; il mangeait fort bien, il se promenait, quand un jour il s'affaissa devant son lit, en ôtant son pantalon, et mourut sans avoir pu appeler à son secours. — L'autopsie pratiquée avec le soin le plus grand me permit de rapporter à une tuberculisation pulmonaire et intestinale peu intense cette mort que rien autre chose ne pouvait expliquer.

La phthisie latente, que nous rangeons dans la catégorie des tuberculisations anormales, est cette forme toujours douteuse, toujours vague, et sur laquelle l'attention n'est portée par le médecin que pour la faire rejeter, appelée aussi par quelques auteurs phthisie larvée, et qui prend tout-à-coup, à l'occasion d'un état aigu, toutes les proportions d'une phthisie chronique. Il est plus que probable que les phthisies consécutives à la pneumonie, à la pleurésie, à la rougeole, à la scarlatine, étaient à l'état latent chez les individus qui en sont atteints. — L'influence directe de cette sorte de création d'une affection par une autre ne peut être admise, mais le réveil d'un état héréditaire jusqu'alors resté sans manifestation, peut être activé par l'affection aiguë. La marche en est d'une rapidité extrême, et cela se conçoit : les prodrômes de la tuberculisation sont manifestement résumés dans la maladie aiguë; les antécédants offrent une évolution rapide et semblent se confondre avec la première période. Les craquements humides sont perçus le plus souvent au moment où cessent les phénomènes morbides de la maladie aiguë ou pendant la convalescence. C'est ce qui m'a été démontré par l'observation du jeune homme affecté de pleurésie dont j'ai déjà parlé. La phthisie est toujours à l'état latent chez les individus qui ont à redouter l'influence de l'hérédité.

Phthisie aiguë. — La phthisie aiguë a été le sujet d'études trop sérieuses, elle est tous les jours l'objet de notre observation, et sa marche est trop insidieuse, pour qu'on ne lui accorde pas une attention très soutenue.

« Les phthisies aiguës sont le produit d'affections tuber-
« culeuses du poumon qui, latentes d'abord pendant un

« temps plus ou moins long, se démasquént ensuite tout-à-
« coup et produisent une fièvre très aiguë, un amaigrisse-
« ment, et, en général, des symptômes tellement graves,
« que le malade est emporté au bout de six semaines, d'un
« mois, et quelquefois d'un temps moindre. » (Laennec.) La
phthisie aiguë se développe très souvent à la suite d'une
phlegmasie pulmonaire, pneumonie, pleurésie, bronchite,
rougeole, scarlatine, et, suivant quelques auteurs, l'accouchement et l'allaitement. — Elle peut n'être liée à aucun de
ces états pathologiques, et survenir après une opération,
par exemple, après une entérite, après une diarrhée de
quelque durée, après le choléra, comme j'en ai observé
quelques cas en 1849. — Dans toutes ces circonstances,
le mal franchit presque d'un saut la période d'incubation ;
il semble que l'état de débilitation dans lequel l'organisme
est subitement plongé par l'affection intercurrente serve de
prodrômes à l'affection pulmonaire. Presque aussitôt que le
malade se plaint, on entend des bruits d'expiration prolongée
et des craquements humides au sommet ; l'expectoration ne
cesse pas, et la quantité de crachats rendus en 24 heures est
souvent effrayante, comparée au peu de temps que la tuberculisation a mis à se faire.

Il est très rare que les trois périodes dont nous avons
esquissé l'histoire se succèdent dans la phthisie aiguë ; la
mort peut arriver dès la première période, c'est-à-dire avant
que le ramollissement des granulations ait commencé. J'en
ai vu quelques cas très tranchés : les poumons étaient criblés
d'une éruption tuberculeuse miliaire, et l'asphyxie avait terminé rapidement la scène ; dans la majorité des cas, j'avais
cru, et quelques-uns de mes confrères les plus illustres
avaient maintenu mon opinion, j'avais cru, dis-je, à une
attaque d'apoplexie pulmonaire ; l'autopsie nous désillu-

sionna, et, dans trois cas notamment, je ne pus trouver, quelque soin que j'apportasse à cette recherche, de granulations à l'état de ramollissement. Chez une jeune femme qui fut l'objet de l'une de ces observations, le nombre des granulations n'était certainement pas assez considérable pour expliquer la terminaison fatale, ni pour expliquer la gravité des symptômes qui avaient été observés. Dans tous les cas, la fièvre présentait un type continu, et la prostration était telle, que j'aurais pu croire à un état typhoïque, si les signes locaux ne m'avaient fait pencher vers la tuberculisation aiguë.

A cette forme se rattache la description suivante, qué nous empruntons à M. Fournet, description d'une rigoureuse exactitude. « Il est une forme de la phthisie aiguë primitive
« qui n'a été que fort peu décrite. Son caractère principal
« est une dyspnée très grande, qui augmente continuelle-
« ment : les symptômes fébriles sont très prononcés, le
« début ordinairement assez brusque; la marche extrême-
« ment rapide; la face est d'un rouge brun, quelquefois
« violacée, comme en état de turgescence sanguine, les con-
« jonctives sont injectées, la dyspnée est extrême, et le
« malade est dans un état d'anxiété respiratoire voisin de
« la suffocation; la scène se termine quelquefois par du
« délire. En un mot, c'est le tableau de l'asphyxie. En effet,
« on reconnaît, à l'autopsie, qu'un très grand nombre de
« tubercules miliaires ont envahi la plus grande partie de la
« masse des poumons, et que le reste de ces organes est
« fortement engouée de sang. Ces tubercules sont quelque-
« fois si abondants, que les poumons se trouvent convertis
« en une masse solide et pesante comme dans l'hépatisation.
« Le malade a succombé avant que l'amaigrissement ait eu
« le temps de survenir. Cette phthisie, heureusement fort

« rare, ressemble assez bien, dans son aspect extérieur, à
« une pneumonie compliquée de catarrhe, mais on n'observe
« aucun des signes de la pneumonie, et les signes locaux
« que l'on recueille dans la phthisie aiguë sont bien diffé-
« rents de ceux du catarrhe : c'est une diminution du bruit
« inspiratoire, une augmentation du bruit expiratoire, un
« caractère très marqué de rudesse et de sécheresse de ces
« bruits, ordinairement un peu de timbre bronchique. Mais
« ces caractères offrent quelque chose de particulier qui
« n'appartient pas à la phthisie ordinaire, quelque chose de
« moins net et de plus intense. Ces caractères, d'ailleurs,
« ne sont pas localisés comme à l'ordinaire dans le sommet
« des poumons ; ils sont irrégulièrement épars sur toute la
« surface antérieure de la poitrine, à peu près également
« d'un côté et de l'autre. La percussion donne un son
« obscur dans quelques points, clair ou même exagéré dans
« d'autres. La vibration vocale est diminuée. L'expiration
« est nulle, la soif vive, la peau sèche, aride, et d'une cha-
« leur mordicante. La face est très animée, avec expression
« de suffocation ; mais cette expression faciale est différente
« de celle qu'on observe dans le simple catarrhe aigu.
« M. Andral a publié, dans sa *Clinique médicale*, un exemple
« de cette forme de la phthisie ; le nom de *phthisie asphy-*
« *xique* semble résumer assez bien ses principaux carac-
« tères. » (Fournet, p. 710-711, *loc. cit.*)

Dans d'autres cas moins rapides dans leur marche, les
granulations miliaires semblent faire irruption d'une manière
intermittente et à des intervalles très rapprochés ; pendant
que les premières subissent le ramollissement, d'autres envahissent un espace plus étendu du tissu pulmonaire sain ;
M. Louis a vu un jeune homme mourir en vingt-cinq jours,
et les organes de la respiration présenter déjà des cavernes.

La *Durée* de la phthisie pulmonaire est très variable, et c'est encore à M. Louis que nous emprunterons les résultats d'une statistique consciencieuse.

<table>
<tr><td rowspan="10">Sur 193 malades</td><td>1 malade en moins d'un mois.</td></tr>
<tr><td>3 en un mois.</td></tr>
<tr><td>11 dans l'espace de trente-cinq à quatre-vingt-quatre jours.</td></tr>
<tr><td>52 du troisième au sixième mois.</td></tr>
<tr><td>62 du septième au douzième mois.</td></tr>
<tr><td>41 du treizième au vingt-quatrième mois.</td></tr>
<tr><td>23 du commencement de la troisième année au milieu de la huitième.</td></tr>
</table>

Nous ne ferons pas le tableau de certaines phthisies anormales qui offrent des éruptions successives pendant la vie toute entière. — Les transformations crétacées sont dans cette catégorie; celles-là peuvent durer bien des années et laisser arriver les malades jusqu'à une extrême vieillesse.

Terminaisons. — La tuberculisation se termine, ou bien par la mort des malades, ou par la guérison.

Par la mort. — C'est là malheureusement la terminaison la plus fréquente. — Afin de suivre autant que possible la marche que nous avons décrite pour les diverses formes qu'emprunte la tuberculisation, nous envisagerons les terminaisons diverses dans chacune des espèces que nous avons admises. Mais il faut, pour être logique, commencer par la tuberculisation aiguë qui paraît la première à étudier. — Le tableau tracé par M. Fournet dispense d'entrer dans de nouveaux détails de description relatifs à cette forme, appelée *forme asphyxique.* Entre cette mort rapide, foudroyante quelquefois, qui survient au milieu des occupations de la vie comme une attaque d'apoplexie pulmonaire, et celle qu'on observe chez un certain nombre de malades qui sont atteints de tuberculisation aiguë, il y a une différence notable. Chez ces derniers la mort est pénible, la dyspnée très grande, interrompue par des instants de calme mais revenant, avec une intensité vraiment effrayante.

J'ai souvent été frappé des descriptions poëtiques que les romanciers se plaisent à publier sur les derniers instants des malheureux phthisiques; il faut, ou que ces messieurs n'aient jamais assisté à ces désordres navrants, à ces accès de suffocation qui précèdent la mort; qu'ils n'aient jamais vu ces visages pâles et décomposés par la souffrance, ces membres décharnés et ces mains tellement amaigries, qu'entre la forme actuelle et celle du squelette il n'y a que l'application des tissus tégumentaires; ou bien que l'ignorance du lecteur soit assez grande pour laisser passer des contes faits à plaisir.

Les phthisiques affectés de maladie aiguë sont, de tous ceux qu'il est donné à l'homme de l'art d'observer jusqu'au dernier moment, ceux qui présentent le spectacle le plus douloureux et l'aspect le plus effrayant. Lorsque la tuberculisation parcourt ses trois périodes avec la fatale régularité que nous savons, ce n'est qu'une série de symptômes fâcheux; que peut-il y avoir de poëtique dans ces accès de fièvre à type continu, de ces efforts de vomissements survenant à chaque instant, dans cette face violacée et congestionnée et dans cette angoisse qui ôte au faciès toute physionomie humaine?

Dans la phthisie anormale, la scène est tout aussi pénible; débilités le plus souvent par la maladie antérieure aux accidents qui caractérisent la tuberculisation, les malades sont en proie à un malaise tout aussi grand : l'évolution a lieu avec une rapidité dont le spectacle d'une phthisie aiguë peut seul offrir l'exemple.

Dans la phthisie chronique, la mort peut survenir aux

diverses époques que nous avons admises. A la première,
par une hémoptysie abondante et mortelle; rien de plus
triste que de voir les pauvres malheureux en proie à cette
déperdition foudroyante de sang par la bouche et souvent
par les narines. — La face est convulsionnée et en proie à
une expression de terreur que rien ne peut calmer. Si l'é-
coulement vient à cesser quelques instants, c'est pour reprendre à des intervalles peu considérables; on voit des
malades qui sont subitement, pendant la nuit, pris d'un
frisson violent, et qui après un accès de toux, vomissent le
sang à pleine bouche; les caractères de ce sang, sa couleur
vermeille, portent dans leur esprit une frayeur indicible.

La mort peut survenir à la deuxième période, par la fonte
très rapide d'un certain nombre de tubercules et par l'expectoration trop abondante de cette matière ramollie; les malades n'ont, bien souvent, pas la force de rejeter la matière
purulente au dehors; elle s'accumule alors dans les bronches
et produit une asphyxie lente et toujours fort pénible;
d'autres fois, l'expectoration prend une marche continue;
elle conduit les malades à une émaciation extrême, que
hâtent encore la diarrhée et les sueurs abondantes auxquelles
ils sont en proie. Leur esprit est en proie à des pensées
sinistres, et ils ne voient généralement les choses d'ici-bas
qu'à travers les souffrances qu'ils endurent. Si, par exception, je maintiens le mot par exception, on voit quelques
malades former des projets à longue échéance, sourire à
ceux qui les entourent et qui leur prodiguent des soins et
des consolations; s'il en est qui rêvent le retour à la santé,
au bonheur, à toutes les joies que la fortune peut permettre,
ce sont ceux-là dont nous avons tracé l'histoire, ceux qui
éprouvent des intermittences assez longues dans l'évolution
tuberculeuse. Ces cas sont rares, et il faut les chercher sur-

tout dans les classes aisées de la société, parce que c'est
dans ces régions heureuses seulement que l'on peut entourer le lit des malades de fleurs et de consolations.

Enfin la troisième période, la période d'excavation, est
celle qui marque fatalement le terme assigné aux souffrances
des malheureux en proie à la tuberculisation. — C'est peut-
être, de toutes, la période dans laquelle on trouve le plus de
calme dans l'esprit des malades.

La dyspnée offre souvent moins d'intensité, l'expectoration, un peu moins abondante, laisse croire à une cessation
complète des phénomènes morbides; il semble à ces malheureux patients que les ressources de l'art sont parvenues à
enrayer le génie de la maladie; ils ne s'aperçoivent plus
du degré d'émaciation auquel ils sont parvenus, le silence
qui se fait autour d'eux sur leur souffrance, les consolations
pieusement mensongères qu'on leur prodigue les trompent
sur leur avenir. Aussi les voit-on renaître parfois à l'idée
qu'ils vont remonter le chemin si péniblement descendu, et
se leurrer d'une fausse espérance. La mort survient parfois
rapidement; les malades s'éteignent comme une lampe sans
huile; on les trouve sans vie, et sans que leurs traits soient
sensiblement décomposés. J'en ai vus qui mouraient après
une conversation lente, basse et pénible, en tournant la tête
sur l'oreiller, comme pour y chercher le repos et le sommeil;
d'autres qui étendent les bras en avant, ouvrent démesuré-
ment leurs yeux caves, cherchent à aspirer un air qui leur
manque, se lèvent assis sur leur lit, puis retombent pour ne
plus se relever, sans pousser un cri ni une plainte; chez
d'autres, enfin, c'est au milieu d'angoisses pénibles que la
mort survient, et au milieu d'un délire de courte durée.

Dans les terminaisons, il faut encore tenir compte de l'âge,
du sexe et des constitutions des individus.

Chez les enfants au-dessous de sept ans, nous ne voyons pas le cortège des symptômes observés chez l'adulte. L'expectoration n'existe pas, et ce n'est que par des vomissements que ces pauvres petits êtres parviennent à débarrasser leur rameaux bronchiques obstrués par des mucosités et de la matière ramollie. — La mort les surprend souvent au milieu des accès de suffocation qui sont la conséquence de cette obstruction. — Les altérations de la première période sont difficiles à percevoir; les bruits de souffle et d'expiration prolongée sont, le plus souvent, voilés par une respiration puérile exagérée. La tuberculisation marche plus vite que chez l'adulte, et elle est loin d'offrir les mêmes degrés d'altération; les poumons ne renferment que des cavernes de petite dimension, mais par contre les autres organes offrent des quantités énormes de tubercules disséminés; la tuberculisation des méninges et du cerveau lui-même semble, chez les enfants, avoir la propriété de terminer la scène.

Dans la forme aiguë simple, que MM. Rilliet et Barthez ont appelée forme fébrile, la terminaison n'est point absolument semblable à celle que nous avons déjà signalée. « L'enfant
« dépérit rapidement, les yeux se cavent et sont cernés, les
« paupières et les narines sont croûteuses, les lèvres sèches,
« la langue reste ordinairement humide, le dévoiement
« s'établit et persiste, les forces se dépriment de plus en
« plus, l'agitation peut être remplacée par un délire persis-
« tant. Ce symptôme manque souvent, et alors il y a des
« criailleries ou de l'assoupissement, ou même de la raideur
« dans les membres. » (Rilliet et Barthez.)

Dans la forme purement chronique, la tuberculisation chez les enfants emprunte d'autres caractères de durée et d'intensité. « Il est curieux de voir, disent les mêmes au-
« teurs, quelle étendue de la lésion pulmonaire révèle l'aus-

« cultation dans des cas où les symptômes généraux n'ont
« que peu varié ; alors la phthisie est d'habitude de longue
« durée, et les symptômes locaux s'accroissent avec lenteur.
« Toutes les fois, au contraire, que la maladie marche avec
« une certaine rapidité, les symptômes stéthoscopiques et
« généraux croissent dans une proportion assez exacte. »

Les terminaisons chez l'adulte ne sont pas différentes de celles que nous avons décrites plus haut ; nous nous occuperons donc en dernière limite de la phthisie observée chez les vieillards.

Il est plus que rare de voir un homme parvenu à la limite de l'âge mûr devenir tuberculeux ; néanmoins, les auteurs qui se sont beaucoup occupés des maladies de la vieillesse en ont cité des exemples non douteux ; les femmes paraissent avoir une prédisposition plus grande que les hommes. M. Prus a examiné 390 malades, morts à Bicêtre de 1832 au 1er octobre 1835, et sur ce nombre, 18 seulement avaient succombé à la tuberculisation pulmonaire.

M. Beau a trouvé, sur 160 femmes mortes à la Salpétrière, 157 fois des cicatrices dans le sommet de l'un ou l'autre poumon. — Poursuivant ses recherches à la Charité, il a, sur 16 femmes de tout âge et mortes d'une maladie intercurrente, trouvé constamment des cicatrices qu'il croit être des cicatrices de tubercules expectorés.

M. Cruveilher admet plusieurs modes de cicatrisation, qui sont les suivants :

1° Guérison par froncement ou ratatinement ; 2° guérison par induration mélanique ardoisée ; 3° guérison par enkystement ; 4° guérison par la formation de tubercules mélaniques ; 5° guérison par caverne ; 6° guérison par plusieurs modes à la fois.

Nous avons déjà cité l'opinion et les travaux de Rogée ;

nous reviendrons sur la terminaison par la guérison lorsque nous traiterons de la curabilité de la phthisie pulmonaire, et nous discuterons les opinions diverses qui ont été émises à ce sujet.

La guérison est un mode de terminaison plus fréquent qu'on ne l'a écrit dans les traités publiés sur la tuberculisation; il est du devoir de tous les hommes adonnés à la pratique de l'art médical de signaler toutes les observations qui peuvent dénoncer une preuve de la curabilité. Nous nous sommes voués à cette tâche, et nous la poursuivrons avec ardeur, certains d'être suivis dans cette voie par tous ceux de nos confrères qui envisagent leur art au point de vue du soulagement de l'humanité.

L'histoire des divers modes de terminaison de la phthisie comprend celle des maladies intercurrentes qui peuvent déterminer la fin des malades avant que la tuberculisation soit parvenue aux extrêmes de son évolution. — Nous croyons devoir traiter cette question d'une façon plus complète et plus convenable, en énumérant toutes les complications qui peuvent survenir dans le courant de la maladie.

Complications.

Dans l'énumération des complications, nous ferons entrer tout à la fois les tuberculisations des autres organes qui peuvent, par une évolution très rapide, amener des désordres graves et jeter les malades dans un état de marasme qui n'amènerait pas, par elle-même, la tuberculisation pulmonaire.

Les organes qui servent à l'introduction de l'air dans les poumons peuvent être enrayés dans leurs fonctions par l'invasion de l'affection morbide elle-même, et, ce qu'il y a de très remarquable, c'est que l'intensité des phénomènes morbides ne soit pas en relation directe avec celle qu'on observe dans l'évolution de la tuberculisation pulmonaire. En première ligne, nous signalerons les affections auxquelles peut être en proie le larynx.

Laryngite. — Nous avons signalé la facilité avec laquelle la moindre variation de température peut déterminer un changement dans la voix des malades affectés de phthisie. Après la plus petite émotion, à la suite d'une colère, de paroles violentes, de chant, d'une promenade au grand air, et par des temps de brouillard, on voit survenir des extinctions de voix qui offrent un caractère très rebelle.

Cette complication peut avoir lieu sans fièvre ou en être accompagnée, et c'est le plus souvent ainsi que cela arrive, de tous les symptômes de la laryngite aiguë.

Les conséquences d'une pareille affection ne seraient pas d'une gravité très grande si elles se bornaient à une aphonie passagère; mais il n'en est pas toujours ainsi : les cordes vocales, l'épiglotte, toute la surface des ventricules peuvent être le siège d'ulcérations, suite du ramollissement des granulations tuberculeuses qui viennent faire irruption dans le larynx.

L'ulcération de l'épiglotte peut déterminer des accidents graves, tels que la raucité de la voix, l'aphonie consécutive, une gêne extrême de la respiration, l'introduction très difficile de l'air dans les poumons, tous les symptômes enfin qu'on observe dans les affections qui apportent un obstacle à la libre introduction de l'air. La douleur est très vive et tensive; il semble qu'un corps étranger très dur est situé à à la place du larynx.

L'expectoration devient très pénible pour les malheureux phthisiques; l'air introduit dans les poumons constituant un véritable point d'appui pour les forces expiratoires, s'il vient à diminuer de quantité ou bien à manquer complètement, l'effort se produit comme dans certains vomissements de l'estomac, à vide, et l'effet en est tout à la fois douloureux et inutile. — Lorsque les malades, tourmentés par une soif ardente, veulent boire, ils ne peuvent avaler que quelques cuillerées de liquide, et presque goutte à goutte. Si par hasard une goutte vient à tomber dans le larynx, les malades sont suffoqués et rejettent ce liquide avec des efforts inouïs et quelquefois vains. — On trouve journellement des cas d'asphyxie produits au milieu de ces efforts et accompagnés d'une angoisse terrible.

OEdème de la Glotte. — L'histoire de l'œdème de la glotte est essentiellement liée à l'histoire de la tuberculisation pulmonaire. — La terminaison arrive fréquemment par cette affection intercurrente, et il n'est pas nécessaire, pour voir les malades succomber à ses atteintes, que l'affection pulmonaire soit bien avancée. — Rien au monde ne donne l'idée de l'angoisse qu'éprouvent les malades comme l'œdème de la glotte. Ils ont la sensation d'un corps étranger dans le larynx, une gêne très prononcée pour la déglutition, et une respiration très pénible, sifflante surtout pendant l'inspiration; l'asphyxie semble devoir terminer à chaque instant la scène; les accès durent quelques minutes, pendant lesquelles l'aspect des malades est des plus attristant; puis il survient un peu de répit et une respiration plus libre, jusqu'à ce que les malades meurent asphyxiés. — La fièvre n'est pas en rapport avec la gravité des symptômes observés; il y a très peu de soif et d'appétit. L'opération de la trachéotomie devient obligatoire chez un grand nombre de malades; nous avons entendu émettre l'opinion que cette opération était une faute dans les cas malheureux où la maladie était liée à l'affection tuberculeuse et à la présence de granulations ulcérées dans la glotte. La raison donnée à l'appui de cette opinion était : que la phthisie avait une marche progressive et que c'était allonger inutilement des souffrances très grandes; la curabilité de la phthisie n'est plus en doute pour personne, et je ne sache pas que l'on puisse conserver de l'appréhension à faire une opération qui, d'après les beaux travaux de M. Trousseau, est moins grave en fait qu'elle ne le paraît à l'imagination effrayée des malades et de ceux qui les entourent.

Le Muguet. — Cette affection, fréquente dans les maladies cachectiques et dans tous les états de débilitation considérable de l'organisme, se présente très souvent dans les dernières périodes de la phthisie pulmonaire. — La bouche, l'arrière-gorge, la muqueuse bronchique, se recouvrent d'une matière blanchâtre ressemblant à du caséum ou à des grains de semoule, très rapprochés entre eux. — Le muguet ne semble pas être mortel par lui-même, mais il offre une complication des plus sérieuses, parce que c'est le cachet d'un affaiblissement total de l'organisme.

La Bronchite. — La complication de bronchite est peut-être la plus fréquente, et je puis ajouter qu'elles s'entre-tiennent mutuellement. — La phthisie est activée par la bronchite, et celle-ci, à son tour, peut acquérir des proportion telles, qu'on la voit devenir capillaire et emporter les malades sans que l'évolution tuberculeuse soit très avancée.

La Grippe et la Coqueluche agissent comme la bronchite et sont elles-mêmes influencées par la présence des tubercules dans les poumons. M. Fournet, ainsi que nous l'avons démontré plus haut, et Clark, en Angleterre, leur ont accordé une importance très grande au point de vue de l'activité qu'elles impriment à la marche de la tuberculisation.

L'Emphysème. — Cette complication est rare, bien plus qu'on ne devait s'y attendre, car s'il est établi que la bronchite répétée soit la cause la plus fréquente de l'emphysème, comment se fait-il que cette dernière affection soit si rare? D'un autre côté, il est aussi bizarre que l'air ne s'infiltre pas dans un tissu en proie à des ulcérations nombreuses. Ainsi que le font observer judicieusement les auteurs du *Compendium*, « il y a là quelque chose qui doit faire réfléchir « profondément le médecin, tant sur la cause généralement « admise aujourd'hui de l'emphysème, que sur la rareté de « cette dernière affection dans le cours de la phthisie. » Il est aussi à remarquer que l'emphysème se complique rarement de phthisie pulmonaire.

Pleurésie. — Si on observe attentivement la marche d'une phthisie, et qu'on examine après la mort les lésions qui en sont la suite, on voit qu'elles tiennent au développement souvent insidieux de pleurésies. Les malades accusent des *points de côté*, principalement dans la région latérale droite, points de côté qui sont aigus, lancinants et le plus généralement limités. Il existe une sorte de suffocation, une gêne inaccoutumée dans la respiration, que beaucoup de médecins peu soucieux de l'auscultation appellent du nom de *points névralgiques*, parce qu'ils se laissent induire en erreur par l'absence de fièvre. — Elles peuvent être produites par le frottement de la surface inégale et bosselée de la partie des poumons qui touche à la plèvre.

La guérison a lieu, le plus souvent rapidement et sans que l'art intervienne, mais on les voit revenir à intervalles assez rapprochés. — On leur a donné le nom de pleurésies sèches. — Après la mort des malades, on trouve dans la plèvre des fausses membranes nombreuses et souvent très épaisses, qui ne laissent pas le moindre doute sur l'existence antérieure de ces inflammations partielles.

M. Beau a appelé l'attention des observateurs sur un second mode de manifestation de ces pleurésies. — En pressant avec les doigts dans le deuxième ou troisième espace intercostal, en avant sous la clavicule, on réveille des douleurs moins aiguës, mais pénibles aussi chez un certain nombre de phthisiques qui se plaignent de suffocation, de dyspnée, et qui cependant n'accusent aucune sensation douloureuse. C'est encore à une pleurésie partielle qu'on a à faire, et dont on retrouve les traces après la mort dans l'existence des fausses membranes qui déterminent l'adhérence.

Il en est d'autres qui présentent des pleurésies caractérisées après la mort par des amas de fausses membranes très épaisses et par des concrétions albumineuses d'une épaisseur très considérable; on peut en observer d'un à deux doigts d'épaisseur; molles, blanchâtres et spongieuses, elles semblent absorber dans leurs mailles tout le liquide d'épanchement, car on n'en trouve pas dans les parties environnantes. — L'auscultation devient fort difficile pendant la vie, par suite de la présence de ces fausses membranes; les phénomènes perçus la veille au sommet des poumons sont voilés et feraient croire à la guérison de la tuberculisation, si la marche toujours croissante des phénomènes généraux ne maintenait dans l'esprit la certitude de l'affection pulmonaire. La submatité fait quelquefois songer à une infiltration générale, que les bruits de souffle bronchique et l'obscurité de la voix font rejeter immédiatement.

La dernière forme de pleurésie qu'on perçoit chez les tuberculeux n'est pas autre chose que la pleurésie simple avec début aigu et accompagnement de tous les symptômes qui l'accompagnent. — L'emploi des moyens qui sont administrés dans la pleurésie aiguë semble indiqué d'une manière positive, mais on n'obtient qu'une résolution partielle ; l'épanchement semble se renouveler sans que la fièvre soit très intense ; l'affection passe à l'état chronique. L'existence des tubercules pulmonaires n'est soupçonnée qu'à la suite de cette persistance inaccoutumée, et l'auscultation la révèle au sommet des poumons, par la respiration rude, l'expiration prolongée et les craquements humides. Les phénomènes marchent souvent avec rapidité et on perçoit presque à la fois les signes de la tuberculisation et le passage à la deuxième période.

L'influence de la pleurésie sur la tuberculisation est à nos yeux l'une des mieux établies et celle qui offre le plus d'exemples frappants. Nous en avons parlé tout au long dans une autre partie de ce livre. Voici l'opinion de M. Fournet rapportée tout au long :

« Il m'est arrivé plusieurs fois, en faisant l'autopsie de
« sujets dont j'avais pris l'observation avec détails, de trou
« ver des granulations tuberculeuses miliaires dans l'épais
« seur d'une fausse membrane ancienne et épaisse, sans
« que le poumon sous-jacent en présentât aucune trace.

« Chez d'autres sujets, quelques-unes de ces granulations
« miliaires se remarquaient au-dessous de la fausse mem
« brane. Chez d'autres sujets, enfin, dont la pleurésie re
« montait à une date plus éloignée, toute la couche péri
« phérique du poumon était infiltrée de tubercules miliaires,
« tandis que le centre n'en contenait aucun.............
« Dans ce mode particulier de la phthisie, la tuberculisation
« paraît avoir une tendance spéciale à s'étendre de la fausse
« membrane, qui en est le point de départ, au poumon
« sous-jacent, mais quelquefois elle peut aussi s'étendre

« du côté opposé, c'est-à-dire du côté de la paroi costale;
« c'est ainsi que dans quelques cas analogues à ceux que je
« cite, j'ai trouvé de la matière tuberculeuse dans le tissu
« cellulaire sous-costal. . . . . Ainsi, reconnaissons
« que, dans le plus grand nombre des cas, le passage de la
« phthisie à l'état chronique et la tuberculisation de la
« fausse membrane sont·le résultat d'une phthisie pulmo-
« naire préexistante au développement de la pleurésie; mais
« reconnaissons aussi, en présence des faits que je viens de
« citer, que, dans quelques cas, le passage de la phthisie à
« l'état chronique et la tuberculisation de la fausse mem-
« brane peuvent se manifester indépendamment de toute
« prédisposition innée à la phthisie; reconnaissons qu'une
« fausse membrane pleurétique, résultat d'une pleurésie
« passée à l'état chronique, peut devenir le siège *primitif*
« d'un travail de tuberculisation, et par suite entraîner un
« pareil travail, mais *consécutif*, dans le tissu pulmonaire
« sous-jacent. »

Pneumo-thorax. — Le pneumo-thorax peut être formé
par un dégagement de gaz formés dans la cavité pleurale,
transformations pathologiques des liquides épanchés : sérosité, sang, pus, mis en contact avec l'air extérieur. — Ces
gaz ne sont pas analogues, comme composition, à l'air
atmosphérique. Le pneumo-thorax, chez les individus affectés de tubercules, est presque toujours consécutif à l'érosion
de la plèvre, soit du côté du poumon, soit même du côté de
la plèvre, par le ramollissement de granulations tuberculeuses. — L'introduction de l'air dans la plèvre en est le
résultat, le poumon diminue considérablement de volume,
et l'air s'accumule progressivement dans la plèvre; il ne
peut plus repasser dans les bronches par l'orifice étroit qui
s'est formé dans la perforation, et qui se trouve rebouché

dans les efforts d'expiration par le lambeau déchiré devenu soupape extérieure.

Les malades éprouvent une douleur vive et subite, une dyspnée extrême; leur face prend l'aspect asphyxique, les membres se refroidissent.— Le côté dans lequel s'est fait le pneumo-thorax se dilate par l'effacement des espaces inter-costaux. — La percussion fait percevoir une exagération de son, que l'on ne peut confondre avec aucun autre son produit par une lésion pathologique, quelle qu'elle soit. — L'auscultation fait percevoir la respiration amphorique dont nous avons parlé, parfois le tintement métallique, et, dans presque tous les cas, l'absence complète du murmure respiratoire.

Lorsqu'il y a une certaine quantité de liquide épanché, on peut percevoir la succussion hippocratique que les malades eux-mêmes accusent quelquefois.

Pneumonie. — La tuberculisation, ainsi que nous l'avons démontré, n'est pas toujours consécutive à l'inflammation du parenchyme pulmonaire; mais lorque dans le courant d'une phthisie il vient à s'en produire autour des masses tuberculeuses, elle exerce une triste et funeste influence sur la marche de celles-ci.

La pneumonie peut être partielle, quand elle règne surtout autour des tubercules; elle peut se généraliser à tout un lobe ou bien à tout un poumon. C'est souvent à la suite d'une bronchite qui semblait n'offrir aucune gravité, qu'apparaissent les symptômes d'une pneumonie bornée à l'un des points envahis par la tuberculisation. — Le point de côté et la fièvre sont accusés par les malades en même temps qu'une expectoration caractéristique vient s'y joindre. — Le râle crépitant, le souffle et la bronchophonie surviennent qui ne permettent plus le moindre doute. Les accidents, qui semblent, au premier abord, devoir entraîner la mort rapide des individus ainsi en proie à une double affection, se résolvent souvent assez facilement. Au bout de quelques jours, et sous l'influence d'un traitement anti-phlogistique, on voit cesser ces symptômes et la résolution se faire sans autre résultat qu'une débilitation considérable de l'organisme; c'est dans ces moments-là que l'on voit l'évolution tuberculeuse prendre un nouvel essort et le ramollissement commencer pour ne plus s'arrêter.

Ces pneumonies partielles récidivent avec une grande facilité, et bien souvent l'expectoration caractéristique de la pneumonie couvre celle de la tuberculisation; et quand les phénomènes de l'inflammation ont complètement disparu, on trouve une caverne dans le point qu'occupait la lésion.

Le souffle de la pneumonie se mêle avec celui de l'excavation, et si la pneumonie reste circonscrite au pourtour de la caverne, on peut-être induit en erreur et croire que l'on a affaire à une vaste excavation. — Le passage de la pneumonie au troisième degré peut ainsi avoir lieu et entraîner une suractivité dans la marche de la tuberculisation.

La pneumonie est toujours une complication très fâcheuse.

Comme complication, nous croyons devoir signaler un état pathologique du foie, qu'on a appelé *foie gras*.

Il n'est pas un individu mort de phthisie pulmonaire parvenue à un degré avancé, chez lequel l'examen microscopique du foie ne fasse découvrir une surabondance de la graisse. — L'examen chimique corrobore l'examen extérieur de cet organe, et lorsqu'on en soumet une râclure sous le microscope, on trouve ce que M. Legendre a très exactement décrit :

« 1° Des globules graisseux à l'état de liberté ;

« 2° Des cellules organiques du foie contenant dans leur

« intérieur des globules semblables, c'est-à-dire offrant une
« transparence parfaite, un aspect lisse et brillant, une
« forme exactement arrondie et une grosseur très variable,
« caractères auxquels il est impossible de méconnaître les
« globules graisseux. »

Une étude sur le foie gras ne saurait entrer dans le cadre
que nous nous sommes tracé; aussi croyons-nous devoir nous
contenter de citer cette complication.

« L'intensité de la lésion (foie gras) n'est pas toujours en
« rapport avec l'étendue de la tuberculisation; cependant
« l'augmentation est plus prononcée chez les enfants dont
« la tuberculisation est considérable que chez les autres. Il
« n'en est pas de même de la proportion de la matière grais-
« seuse, qui nous a semblé plus abondante dans les cas
« contraires. » (Rilliet et Barthez.)

Anémie. — Hydropisie. — La pâleur que nous avons signalée chez tous les phthisiques est caractéristique, et indique
suffisamment que le sang ne possède plus sa richesse normale. — La pâleur survient longtemps avant que les déperditions par les sueurs nocturnes aient commencé, ou que la
diarrhée soit établie. — Nous ne pouvons donc en attribuer
la cause à une soustraction directe de sang, mais bien à un
état latent de débilitation, état que les auteurs ont retrouvé
dans bien d'autres circonstances et qui ne peut s'expliquer
que par une combustion très rapide des éléments de l'organisme.

L'hydropisie qui survient chez les phthisiques est le résultat de la déperdition d'albumine que l'analyse fait constater dans le sang. — MM. Andral et Gavarret ont démontré
que l'albumine, tombant au-dessous du chiffre 65, donnait
au sérum du sang une fluidification telle, qu'il traversait les
mailles des vaisseaux et se répandait dans les tissus pour les

œdématier. Que par une alimentation convenable et tonique, on vint à reconstituer le sang dans ses proportions normales, on voyait disparaître cet œdème et, par conséquent, le sérum extravasé réabsorbé par l'économie, sans avoir subi d'altérations ni de modifications dans ce séjour hors du système circulatoire.

L'hydropisie peut dépendre d'un obstacle à la circulation dans les poumons. L'œdème se montre alors sur les extrémités supérieures, aux mains, à la face, au cou, etc.

Elle peut tenir à une tuberculisation intestinale et déterminer un peu d'ascite, qui cesse après des soins convenables, et qui souvent persiste jusqu'à la mort.

Enfin, elle dépend toujours de la présence de la graisse dans le foie.

Le foie gras peut être comparé, comme résultat pathologique, à la cirrhose; l'hydropisie, dans l'un et l'autre cas, en est la conséquence.

Or, nous avons vu qu'à tous les âges, à toutes les périodes de la tuberculisation, l'hydropisie pouvait se montrer.

Diagnostic.

Pour établir le diagnostic de la phthisie pulmonaire, il faut consulter les signes rationnels et les signes sensibles. Les signes rationnels appartiennent à la première période et doivent toujours être interrogés avec le plus grand soin. — Les signes sensibles ou physiques sont tous ceux dont nous avons donné une description complète lorsque nous avons tracé la symptômatologie qui découle de l'examen à l'aide de la percussion et de l'auscultation.

Tous les auteurs s'accordent à appeler *signes généraux,* tous ceux que nous avons appelés signes rationnels, et sous le nom de *signes locaux*, ceux qui sont tirés de l'examen à l'aide de l'auscultation ou de la percussion. — Nous n'insisterons pas longuement sur ces signes, dont l'ensemble constitue la symptômatologie. Les signes du passé, dont M. Fournet a constitué avec raison une troisième classe, comprennent tous ceux que nous avons décrits comme antécédents de la première période.

1° *Signes rationnels antérieurs à la première période.* — En première ligne, vient l'hérédité, signe présomptif très important à constater. La constitution lymphatique; l'aspect général du malade : face souffreteuse, pâle, avec des alternatives fréquentes de rougeur et de pâleur; les yeux entourés d'un cercle bleuâtre, et la sclérotique d'une teinte bleuâtre que Laennec a signalée; une faiblesse générale dans les membres, et cette appréhension que les individus manifestent pour la marche et pour les fatigues corporelles; une certaine exaltation de l'intelligence revenant par accès, et une ardeur plus marquée aux travaux d'esprit; de la dyspnée revenant par intervalles inégaux, et une douleur vague qui tient de la suffocation et parfois de la névralgie; l'inappétence et les bizarreries dans les goûts; enfin, une facilité très grande à contracter des rhumes.

2° *Signes de la première période.* — Tous les signes que nous venons d'énumérer sont plus marqués à cette époque. Ils semblent se localiser chacun par l'influence qu'il exerce; l'œil les embrasse presque tous à la fois, et leur ensemble constitue un faisceau qui fait pénétrer dans l'esprit la conviction que les signes locaux rendent parfaite. Après avoir, pour cette période comme pour les antécédents, interrogé l'hérédité et les phases que la constitution a subies, il faut interroger, à l'aide de l'auscultation, l'état des organes de la respiration, suivre l'histoire des hémoptysies annoncées par les malades.

Le diagnostic, à cette période, est difficile et présente des causes d'erreur nombreuses. — La bronchite simple peut être accompagnée de toute la série de phénomènes morbides généraux que nous avons signalés. — La présence dans les poumons d'une tumeur mélanique cancéreuse ou d'acéphalocystes, peut aussi induire en erreur par l'état cachectique dans lequel elle jette les malades. Au début, la cachexie est accompagnée de ces accès de fièvre erratiques et fugaces qui en imposent pour la fièvre que nous savons accompagner le développement des tubercules.

Les signes rationnels sont d'une importance immense dans ces circonstances, et il faut les consulter très attentivement.

Les signes stéthoscopiques sont ceux qui offrent le plus de fixité. — Il est rare que, reconnus dans un poumon et reliés par la pensée à tous les phénomènes antérieurs accusés par les malades, ils ne laissent pas dans l'esprit de l'observateur la certitude la plus complète. Les affections pulmonaires donnent toutes lieu à des phénomènes qui peuvent se confondre par un point, mais qui ne se confondent pas entièrement; aussi peut-on classer ces maladies par les seuls renseignements que fournissent la percussion ou l'auscultation.

La pneumonie peut offrir quelques points d'analogie quand elle est localisée au sommet. Mais l'expectoration n'est point la même, les crachats purulents et la toux n'offrent pas les mêmes caractères. — Le souffle que l'on perçoit dans ces cas exceptionnels et si souvent fâcheux, succède rapidement au râle crépitant fin, et est accompagné d'un développement de fièvre qui n'accompagne pas nécessairement la tuberculisation. — Des accidents cérébraux sont souvent la conséquence de cette localisation, et sont parfois poussés jusqu'au délire

le plus intense; il n'en est point de même dans la tuberculisation. — Ajoutons cependant que dès le début de la pneumonie, alors que le râle crépitant est le seul indice de la
lésion pulmonaire, il y a chance d'erreur, surtout chez les
malades qui offrent un développement très grand de tissu
cellulaire, et chez lesquels on a de la peine à percevoir les
phénomènes stéthoscopiques. — Il faut alors consulter tous
les signes concomitants et principalement les antécédents.
Un début brusque, une cause franchement accusée, accompagnée de frisson et de fièvre, seront des indications suffisantes pour faire pencher vers le diagnostic de la pneumonie.
— Au reste, n'oublions pas que les crachats de la période
de la tuberculisation, qui correspondrait à celle de la pneumonie où l'on entend du râle crépitant fin, sont spumeux,
aérés, et non collants au vase et teintés de sang comme dans
la pneumonie. Aussitôt que les crachats épais se montrent
dans la phthisie, on commence à percevoir du souffle, mais
il peut ne pas y avoir développement de fièvre. — Dans la
majorité des cas, la pneumonie occupe la base des poumons
et ne saurait être la cause d'une erreur.

Lorsqu'une bronchite passe à l'état chronique, elle peut
faire percevoir des râles dont la persistance porte le doute
dans l'esprit; j'ai eu l'occasion de traiter un certain nombre
de malades ainsi affectés; la fièvre revient par accès et avec
les mêmes crises sudorales que dans la phthisie, l'amaigrissement n'est pas aussi sensible, la sensibilité nerveuse pas
aussi exaltée, la pâleur n'offre pas tout à fait les mêmes caractères, mais il n'y a rien qui ressemble plus à un développement de phthisie pulmonaire à sa première période comme
cette bronchite persistante, et, hâtons-nous de le dire, il
n'y a pas de cause exceptionnelle qui soit plus prochaine.
L'hypérémie pulmonaire, surtout chez les individus qui sont

prédisposés par l'hérédité, doit être combattue avec persistance. Aussi, ne saurait-on trop insister pour que les malades
consentent à un traitement qui, dans la grande majorité des
cas, leur semble inutile.

L'emphysème offre quelques chances d'erreur, surtout
dans la première période, mais avec un peu d'attention et
en consultant tous les signes de cette affection, on pourra
établir le diagnostic différentiel.

La matité est nulle et le plus souvent même le son est
exagéré; il est rare que les râles sibilants et ronflants
manquent et ne soient point perceptibles dans les deux poumons et dans toute leur étendue; enfin, les crachats très
abondants et aérés, la dyspnée très intense, qui en est l'un
des signes caractéristiques, et la sérosité générale que nous
avons signalée, mettront hors de doute la nature de l'affection morbide.

Le catarrhe bronchique pourrait, par la nature de l'expectoration, porter le doute dans l'esprit, mais l'auscultation
ne révèle aucun des symptômes propres à la phthisie; il
faudrait supposer que des tubercules se sont localisés bien
avant dans le centre du tissu pulmonaire, et qu'ils y ont subi
tous les degrés d'évolution jusqu'au ramollissement, sans
donner lieu à des phénomènes sensibles, pour attribuer aux
crachats qui sont expectorés une origine diathésique; une
semblable hypothèse n'est point admissible, et dans le catarrhe bronchique, la percussion et l'auscultation n'accusent
aucun des phénomènes que nous avons constatés dans la
phthisie pulmonaire.

L'affection que tous les auteurs ont appelée *fièvre lente
nerveuse*, et qui conduit les malades à un degré d'émaciation
extrême, peut simuler une phthisie lente, qui, sans passer
par tous les degrés d'évolution que nous connaissons, amè-

nerait la mort avec le seul cortège des phénomènes généraux.
Les anciens, et, parmi les auteurs qui de nos jours se sont
occupés de la phthisie, les médecins anglais, ont réuni ces
cas assez nombreux sous le titre de *Consumption*. — La fièvre
lente nerveuse n'a point été assez étudiée, et peut à coup
sûr être classée à part dans le cadre nosologique ; elle tient,
par sa manifestation morbide, à bien d'autres affections que
la phthisie pulmonaire ; toutefois, elle ressemble au premier
degré de cette maladie par les phénomènes qui la caractérisent : fièvre revenant par accès intermittents, sueurs nocturnes et mêmes diurnes, émaciation, affaiblissement des
forces physiques, parfois un peu de toux, de la dyspnée, et
des douleurs vagues se faisant sentir dans la poitrine et dans
les membres, l'insomnie habituelle et le dégoût pour toute
sorte d'aliments. Cette affection est propre aux individus
minés par de violents chagrins, par des excès de boisson
ou par l'abus des plaisirs, par la masturbation et les maladies
vénériennes, par des travaux intellectuels excessifs. Il suffit
de l'examen des organes respiratoires à l'aide de l'auscultation, pour établir le diagnostic différentiel.

Il arrive souvent que pendant la marche de cette fièvre
lente nerveuse, une maladie intercurrente emporte les malades ; l'autopsie fait alors reconnaître l'erreur qui avait pu
se glisser derrière le cortège des symptômes généraux qui
avaient fait penser à l'existence d'une phthisie au premier
degré.

Lorsque l'examen du malade n'a lieu pour la première fois
qu'à la deuxième période de l'évolution tuberculeuse, et lorsque l'expectoration de la matière ramollie a commencé, on
peut être induit en erreur par bien des affections diverses. —
L'hémoptysie peut être l'une des plus puissantes. Depuis que
les auteurs se sont accordés à la considérer comme consé-

cutive à l'éruption tuberculeuse, on a pu croire que tels individus pris subitement d'hémoptysie, sans antécédents d'ailleurs, étaient en proie à une phthisie rapidement développée, alors que les signes d'auscultation ne faisaient percevoir aucun des bruits propres à la présence des granulations miliaires. — Il n'est pas rare que ce symptôme constitue le premier phénomène qu'on remarque chez les phthisiques, et c'est après que tous les accidents sont calmés, que l'attention est éveillée sur l'état des organes respiratoires; chez les individus qui sont affectés de maladies organiques du cœur, et chez les emphysémateux, on voit survenir des hémoptysies qui peuvent en imposer et faire croire à la tuberculisation pulmonaire. C'est alors au médecin de consulter d'une manière toute particulière les symptômes concomittants.

La matité que l'on perçoit dans les sommets peut avoir pour origine la présence d'une fausse membrane épaisse, consécutive à une pleurésie chronique développée chez tel individu qui n'a été soumis à aucun traitement. — Quand on peut avoir des renseignements sur le passé, le diagnostic est facile; mais toutes les fois que ces renseignements sont voilés soit par l'ignorance du malade, soit par une absence complète des phénomènes morbides suffisants pour qu'il ait eu recours aux soins du médecin, le diagnostic est très difficile. La respiration est considérablement affaiblie, quelquefois nulle; les phénomènes généraux sont presque tous probants, et ont bien souvent donné lieu à des erreurs de diagnostic. L'avenir de l'affection morbide et le retour à la santé sont les seuls guides qui puissent ramener l'esprit vers un pronostic moins fâcheux.

Dans ces circonstances assez communes, il faut agir par les exutoires, afin de permettre aux vésicules pulmonaires un déplissement plus facile, et à la respiration très affaiblie un accroissement dans son intensité. — Il n'y a qu'un petit nombre d'affections dont le diagnostic différentiel doive être établi, et qui soit cause de la matité perçue dans le sommet des organes de la respiration. — La pleurésie, ainsi que nous venons de le dire, passe en première ligne; la pneumonie du sommet, l'apoplexie pulmonaire, l'engoucment hypostatique, l'œdème consécutif à une désalbuminisation du sang, le cancer et la mélanose viennent ensuite. ·

La plupart de ces affections ont leur siège dans la partie inférieure des poumons et ne sauraient être confondues avec la matité perçue dans la phthisie. — La matité perçue dans la phthisie est fixe et ne change pas de caractère avec les positions diverses que l'on fait prendre aux malades, tandis que dans les cas où il y a épanchement pleurétique, on peut, par des attitudes différentes imposées aux malades, faire varier le degré d'intensité et le point où l'on perçoit le son. « Toutefois, pour porter un diagnostic avec quelque certi « tude, il ne faudrait pas s'en tenir aux données de la per « cussion; on devrait en rapprocher avec soin les résultats « fournis par les autres méthodes d'examen, et ne se pro « noncer qu'après les avoir comparées aux signes fonction « nels et aux indications tirées de la marche de la maladie. » (Barth et Roger.)

Les symptômes que nous avons reconnus à cette période sont, parmi les signes locaux, la matité dont nous venons de parler, le bruit de pot fêlé, l'exagération du son vers le sommet, les divers degrés reconnus au retentissement de la voix, la pectoriloquie, le souffle amphorique, le gargouillement, les crachats ou les vomiques de pus; parmi les signes généraux, tous ceux que nous avons cités : l'émaciation, l'affaiblissement considérable des forces, la fièvre hectique, les sueurs profuses, la diarrhée, etc., etc.

Sans rentrer dans l'étude de tous ces symptômes, je n'hésite pas à parcourir l'histoire des affections qui peuvent induire en erreur.

L'existence d'un son clair, soit au-dessous des clavicules, soit en haut et en arrière dans la fosse sus-épineuse, soit enfin sous l'aisselle et vers la partie supérieure, semble indiquer qu'une lame de tissu pulmonaire ou autre, assez mince, est placée entre la main qui percute et un foyer dans lequel est renfermée une substance gazeuse.

Ce son, qui est quelquefois perçu par places isolées, indique assez ordinairement une caverne vide, ou bien encore une communication entre la plèvre et l'air extérieur, et une accumulation d'air entre la paroi thoracique et la plèvre pulmonaire. Nous avons assez longuement parlé de ce phénomène, pour n'avoir pas à y revenir ici. — Nous devons nous borner à dire que le son est plus clair, plus tympanique dans le pneumo-thorax que dans les cas où une caverne s'est vidée et est placée vers la superficie du poumon. Lorsqu'on percute sous la clavicule et qu'il existe un ou plusieurs foyers vides, le choc du doigt qui percute fait percevoir le bruit appelé bruit de pot fêlé, comparaison exacte, et qui semble être particulier aux cavernes situées superficiellement, d'une étendue assez grande et à parois minces, dans lesquelles il y a mélange d'air et de liquide.

Les variations d'intensité obtenues dans l'auscultation de la voix sont généralement en rapport, ainsi que nous l'avons démontré, avec la marche de la tuberculisation. Il faut néanmoins établir ici une différence capitale entre le retentissement perçu à travers les parois thoraciques et l'élévation du timbre de cet organe.

La voix change, avons-nous dit, chez la plupart des phthisiques ; elle acquiert un caractère plus grave, et, chez beau-

coup de malades, elle devient cassée. L'étude des altérations
que subit le larynx est indispensable pour conduire à un
diagnostic différentiel raisonné : il peut arriver que les poumons soient dans un état d'infiltration tuberculeuse modérée,
et que la présence de granulations ayant leur siège dans le
larynx soit la cause unique de ces changements de timbre.
C'est ce qui arrive dans la grande majorité des cas. Aussi,
ne saurait-on apporter à l'étude des affections laryngées une
trop scrupuleuse attention.

Pronostic.

Le pronostic de la phthisie pulmonaire est grave, et
si la thérapeutique n'était venue relever nos espérances
par un nombre suffisant de guérisons bien constatées,
nous en serions encore à répéter ces paroles désespérantes
de Laennec : « Nous devons avouer que l'art ne possède
« encore aucun moyen certain de guérir la phthisie. —
« On ne peut méconnaître une maladie incurable lorsque
« l'on voit tenter tour à tour contre elle presque toutes les
« substances médicamenteuses connues, employer les re-
« mèdes les plus disparates, les médications les plus direc-
« tement opposées; proposer chaque jour des remèdes nou-
« veaux, exhumer des moyens qui, trop vantés autrefois,
« étaient restés longtemps dans un juste oubli; rien de
« constant, enfin, que l'emploi des palliatifs et des moyens
« propres à remplir des indications purement symptôma-
« tiques. »

Le pronostic ne peut aujourd'hui être considéré comme
essentiellement fâcheux : il y a des malades qui voient s'é-
teindre en eux l'hérédité à laquelle ils semblaient fatalement
voués; d'autres, chez lesquels la maladie s'arrête après le
développement des symptômes propres à la première pé-

riode; d'autres, chez lesquels une heureuse déviation amène
la transformation crétacée; d'autres, enfin, chez lesquels
on constate la cicatrisation des cavernes et le retour à la
santé. — Que ce soit par les seuls efforts de la *nature,* comme
le voulait Laennec, ou par l'intervention de l'art, les résultats
n'en sont pas moins acquis à la science. C'est là une question
qu'il nous restera à débattre quand il s'agira de la curabilité
de la phthisie.

Le pronostic tire sa gravité de plusieurs ordres de causes
dont tous les auteurs ont tenu compte dans leurs descriptions.

En première ligne, on doit placer l'hérédité ; toutes les
fois qu'il sera bien constaté qu'un malade, soumis actuellement à l'examen du médecin, compte dans ses ascendants,
du côté maternel principalement, des individus morts par
suite de tuberculisation, le pronostic sera d'une gravité non
douteuse. — La filiation des phénomènes morbides, du côté
paternel, n'a pas, à nos yeux, la même importance; ce
n'est pas à dire qu'il faille conserver un espoir certain de
guérison, mais s'il est quelques chances de voir l'hérédité
tuberculeuse cesser, ce sera, à coup sûr, par la nutrition
que la mère apporte au produit de la conception. — L'enfant
appartient en principe au père, mais il peut être essentiellement modifié dans sa constitution, dans son développement par la mère; à ce titre, les croisements doivent être
recherchés entre les familles qui ont à redouter l'influence
de l'hérédité.

Il est d'observation journalière que dans certaines familles
les tubercules n'emportent pas tous les individus, et qu'un
certain nombre échappent à cette terrible maladie; il en est
d'autres où l'on remarque une succession fatale, et comme
une périodicité des plus bizarres.

Le père est atteint vers tel âge ; il parcourt deux, trois, quatre ans, ou même plus longtemps, depuis le début des accidents jusqu'à la fin. — Presque tous ses enfants présenteront ce type intermittent. — Dans d'autres familles privilégiées aussi, c'est sur l'espèce masculine que se fera sentir la maladie, ou bien encore sur les femmes. Il y a là tout un mystère que voile la conception, et qui présente à l'observateur des phénomènes très bizarres et, nous pouvons le dire, incompréhensibles.

Le pronostic sera grave si les deux familles comptent des tuberculeux, mais bien moins si l'intermittence dont nous venons de parler existe, et si la maladie franchit des générations.

Le pronostic doit être tiré de l'étude des conditions dans lesquelles l'individu aura vécu antérieurement au moment où l'examen aura lieu ; des soins hygiéniques auxquels son enfance aura été vouée, et de l'impulsion qui aura été donnée à sa constitution, à sa force extérieure, à son intelligence.— Les soins anti-hygiéniques, qu'ils soient le résultat d'un abandon volontaire ou d'une circonstance fortuite et fatale, comme de l'état, de la profession, de la misère, constituent l'une des causes occasionnelles, productrices même, des plus puissantes.

Il faudra, dans le pronostic, tenir essentiellement compte de la période à laquelle sont déjà parvenus les tubercules.

M. Fournet et M. Hirtz sont d'avis que la première période est la plus favorable à la guérison. L'opinion de M. Fournet est trop absolue quand il ajoute que la guérison est seulement possible à cette période. Mais est elle vraie, quant à la fréquence, relativement plus grande, de la guérison à cette époque.

La maladie encore peu avancée, on conçoit sans peine qu'on puisse rendre à l'organisme le pouvoir de se relever et de réagir contre les éléments qui tendent à la destruction du parenchyme pulmonaire.

Le pronostic sera grave, si l'infection tuberculeuse a lieu rapidement et non par éruptions successives; lorsqu'un poumon est, par exemple, subitement envahi dans une étendue assez considérable par les granulations tuberculeuses. C'est là ce qu'on appelle généralement la phthisie asphyxiante, qui tue en très peu de temps les malheureux qui en sont atteints.

Si la maladie a lieu par éruptions successives, on peut obtenir une sorte de répit par des soins convenablement administrés, et permettre encore à l'économie de lutter contre la diathèse. Le pronostic varie aussi avec la quantité de sang perdu par les hémoptysies, avec l'abondance des diarrhées ou saignées séreuses, avec la sueur, avec l'affaiblissement des forces.

Rien ne peut donner une idée de l'émaciation profonde à laquelle sont conduits très rapidement certains individus; la gravité du pronostic doit alors être tirée de l'état d'affaiblissement dans lequel est plongé tout l'organisme, et de l'absence de toute réaction.

L'état du tube digestif, si important à étudier pendant toute la période de l'évolution tuberculeuse, peut devenir la source d'un pronostic fâcheux, lorsqu'il est bien constaté que des granulations existent dans cet organe, et lorsque la diarrhée, d'abord assez rare, devient colliquative et cause constante d'amaigrissement.

Il est très difficile de lutter avantageusement contre l'éruption tuberculeuse intestinale, et, par conséquent, de permettre à l'organisme de se relever et de réagir à l'aide d'une nutrition convenable. — L'action des médicaments eux-mêmes est infiniment moindre et quelquefois nulle, entraînés qu'ils sont par les selles diarrhéiques.

Le pronostic le plus grave, à coup sûr, sera tiré des conditions anti-hygiéniques au milieu desquelles vivent les malades; conditions défavorables, le plus souvent, et qu'il faudrait changer entièrement pour arriver à des résultats avantageux. Les ouvriers qui sont conduits à la tuberculisation par les travaux excessifs qu'ils sont obligés de soutenir pour arriver à un salaire suffisant, peuvent bien, pendant un certain temps, échapper à la fatalité qui les poursuit; mais à mesure que les forces s'usent intérieurement par des déperditions progressives, elles s'usent aussi extérieurement par le travail lui-même. Ce tableau s'offre tous les jours à l'observation du médecin; il s'arrête dans l'énumération des conseils qu'il peut donner, sachant fort bien qu'il est impossible de changer des conditions sociales mauvaises. C'est l'œuvre du temps, et cette œuvre s'accomplit au profit des générations qui nous suivront.

Le pronostic n'est pas toujours défavorable, et, grâce à l'action bienfaisante d'une médication prophylactique désormais connue et indiquée dans le chapitre du traitement, on peut répondre à un grand nombre de questions adressées par les malades et par les familles elles-mêmes.

Il n'y a pas longtemps que les médecins s'interdisaient de prononcer, devant les malades et devant les parents, le nom de la maladie. Aujourd'hui encore, il en est un grand nombre, et des plus hauts placés dans l'échelle scientifique, qui, mûs par un sentiment d'exquise prudence et de réserve pour le moral des malades, prononcent imperturbablement le nom de bronchite chronique; toux nerveuse, etc., etc., dans les cas où la présence des tubercules pulmonaires ne

saurait être mise en doute. — Nous louons cette sage dis-
crétion et nous nous y associons dans la majorité des cas;
mais, qu'il nous soit permis de le dire, nous espérons que
les résultats de la thérapeutique permettront, dans un temps
très prochain, d'omettre toutes ces réticences et de restituer
au langage scientifique la liberté d'expressions qui lui convient.

Les symptômes ne sont jamais tels, qu'on doive, avant
l'émaciation qui suit la période d'excavation, se prononcer
d'une manière très défavorable.

Il en est pour la durée de la maladie comme pour la gravité, impossible d'en spécifier les termes divers. — C'est
pourtant là une question que les familles adressent souvent.
Rien de plus variable, rien de plus incertain.

Nous avons démontré assez longuement que les diverses
périodes d'évolution avaient une durée qui était représentée
par des termes différents.

Chez tels individus, la période antérieure à tout phénomène local sera très lente; chez tels autres, cette période
sera presque nulle, et les symptômes de début seront comme
foudroyants. — Il ne faut donc pas se prononcer avec trop
de hardiesse, et il faut puiser la réponse que l'on est obligé
de faire dans l'étude des antécédents héréditaires, des conditions hygiéniques, des soins que les malades reçoivent, et
enfin de la succession observée dans les phénomènes morbides.

TROISIÈME PARTIE.

TRAITEMENT.

—

CHAPITRE PREMIER.

DE LA CURABILITÉ DE LA PHTHISIE PULMONAIRE.

La phthisie pulmonaire a soulevé tout un monde de recherches et semble avoir épuisé presque tout l'arsenal thérapeutique, tant dans l'antiquité que de nos jours. Tous les hommes illustres qui ont voué leur existence à la solution de ce problème : *Curabilité de la phthisie!* semblent avoir épuisé tout ce qu'ils avaient de génie, pour donner le dernier mot de cette énigme ; la plupart s'y sont brisés, et, chose étrange, les plus illustres ont subi les atteintes d'un ennemi qu'ils poursuivaient sans relâche. « Peut-on espérer de voir « un jour prévenir ou guérir la phthisie? » telle était la question que Bayle s'adressait, après avoir fait une étude approfondie de l'affection tuberculeuse. Persuadé qu'il fallait combattre la cause première d'une maladie absolument comme on extirpe du sol une graine pour empêcher la plante de pousser, Bayle espérait, mais il n'affirmait pas. « On peut « avancer, sans crainte de blesser la vérité, que tout médecin

« qui, appelé pour donner des soins à un phthisique. ou
« pour consulter sur sa maladie, dit : *On m'a appelé trop*
« *tard; il n'est plus temps, j'aurai guéri le malade*, s'il m'a-
« vait consulté plus tôt, etc...., fait preuve d'ignorance ou
« de charlatanisme, et qu'il est inexcusable de faire naître
« des regrets inutiles dans le cœur des parents, parce que
« rien ne prouve qu'on soit certain de guérir une véritable
« phthisie, lors même qu'elle est encore dans son premier
« degré, c'est-à-dire dans sa deuxième période. Si la gué-
« rison arrive dans quelques cas rares, cette heureuse issue
« est trop incertaine pour autoriser un homme instruit et
« délicat à parler avec tant de confiance du pouvoir de la
« médecine dans le traitement de la phthisie pulmonaire. »
L'opinion de Bayle doit être rapportée dans toute sa nudité,
parce que la vérité, quelle qu'elle soit, mérite d'avoir le haut
pas dans la science. S'il est vrai que la phthisie pulmonaire
soit, par exception, guérie par les efforts de la nature; que
l'art soit impuissant à étayer une bonne partie de la société
croulant sous cette influence fatale, il n'y a plus qu'à se
laisser aller au découragement le plus complet et à invoquer
la nature, afin qu'elle soulage seule l'humanité. L'art ne
peut point se payer d'une inaction pareille, et la médecine,
livrée à cette indifférence, ramènerait les hommes à l'état
primitif d'où nous sommes sortis après vingt siècles de recherches et de patience.

Bayle aurait dû s'en tenir à des paroles plus consolantes
qu'il a écrites sur cette question : « Ce qui est inconnu au-
« jourd'hui ne le sera peut-être pas toujours. Déjà nous
« avons sur les tubercules et sur la dégénération cancéreuse
« plusieurs aperçus qui peuvent nous faire espérer qu'un
« moyen spécifique pourrait agir contre la cause première
« qui les détermine. » Dans ces paroles était la vérité, était

l'encouragement, et Bayle était lui-même un trop laborieux champion pour détourner ses successeurs d'une étude aussi sérieuse par des paroles désespérantes. Il en est pourtant ainsi dans les sciences; il suffit qu'un grand esprit se prononce contre la solution d'un problème pour que ce problème soit abandonné et oublié pendant un temps très long. L'étude anatomo-pathologique dont Bayle avait été l'un des plus ardents promoteurs, avait pris déjà, au moment où il écrivait, un essort qu'il n'était plus possible d'arrêter, et Bayle put, avant de mourir, voir des exemples de la guérison de la phthisie à laquelle il ne croyait pas.

Mais, dira-t-on, c'est par les efforts de la nature qu'elles avaient eu lieu, et ici encore Bayle avait raison; la médication employée avait aidé ces efforts, voilà tout.

Vous n'avez pas de spécifique contre la phthisie! — Cet argument, que nous trouvons dans le traité de Bayle, quand il cherche à assimiler la diathèse tuberculeuse à la diathèse scrofuleuse, à l'infection syphilitique, etc., etc....., est complètement erroné, surtout après les expériences qui ont été faites dans ces derniers temps sur des animaux qu'on a rendus tuberculeux alors qu'ils n'avaient en eux aucune raison de l'être. La tuberculisation ne se contracte pas par le contact fortuit, ainsi qu'il arrive du chancre syphilitique; les partisans de la contagion ne sauraient établir cette influence, et, d'ailleurs, personne n'y a songé; mais il n'est pas prouvé que la cohabitation, l'aspiration d'un air infecté par un tuberculeux ne soit pas un mode de transmission lent, mais sûr. Laennec conservait des doutes sur la transmission par inoculation, et, depuis qu'il avait émis ces doutes, des expérimentateurs habiles ont repris la question et prouvé cette influence.

S'il faut conclure de la spécificité de la maladie à une

spécificité dans le traitement, il est impossible de ne pas
conserver l'espérance de voir, un jour ou l'autre, découvrir
des spécifiques contre toutes les affections qui sont réputées
telles.

Mais si l'on examine toutes les influences de causalité
dont nous nous sommes occupés, il faudra bien reconnaître
que la tuberculisation pulmonaire n'est rien moins que spécifique, et qu'on peut suivre jusqu'à un certain point l'influence des causes dont nous avons déjà parlé. S'il est vrai
que ces causes soient multiples, il sera vrai aussi que le
traitement devra varier et avoir des résultats divers, selon
que la cause sera puisée dans telle ou telle source, selon que
la constitution et la position dans le monde permettront des
déplacements faciles et un traitement convenable. La tuberculisation ne tombe pas sous un seul mode de traitement;
voilà un fait capital, et nous pourrions dire un fait heureux,
parce que l'espérance fondée sur un seul moyen thérapeutique, est bien souvent infidèle et doit donner beaucoup à
réfléchir.

Non-seulement nous croyons que la phthisie pulmonaire
peut être attaquée à l'aide de plusieurs moyens, mais à diverses époques de son évolution.

Nous reviendrons sur les assertions émises à ce sujet; elles
partent de trop haut et sont appuyées par des exemples si
remarquables, qu'on ne saurait les mettre en doute.

Il appartient à l'hygiène de remplacer auprès des classes
inférieures les conditions heureuses dont jouissent certains
peuples privilégiés, certaines classes de la société, et de reconstituer à leur profit le traitement, le meilleur à coup sûr,
le traitement prophylactique. Il faut bien le dire, à l'honneur
de notre siècle et de l'esprit qui le dirige, les villes ne s'édi-
fient plus pour la satisfaction des caprices d'un grand sei-

gneur; le peuple s'est fait grand seigneur, et la science est partout appelée à donner son opinion et les conseils de sa séculaire expérience dans les reconstructions qui s'effectuent partout.

C'est aux découvertes sérieuses qu'inspirent les besoins de la société moderne que l'on doit cette vie plus facile, plus confortable, passée dans un petit espace où semblent réunies toutes les conditions qui jadis ne se retrouvaient que dans les demeures des grands. La fusion des classes entraîne la fusion des intérêts et des besoins ; les maisons sont des citées où l'ouvrier, pour être logé plus haut, n'en est pas plus mal logé et plus mal partagé, au point de vue de l'air, de la lumière, ces éléments essentiels du développement et de l'accroissement des forces.

L'œuvre de démolition commencée en 1854, pour la ville de Paris seulement, fait déja sentir ses effets dans les classes bourgeoises ; les magasins, autrefois sombres, humides, bas de plafond, sacrifiés, pour ainsi dire, à l'appartement, ont repris le droit absolu qu'ils avaient ; le lieu d'exploitation et de gain est devenu vaste, commode, sain. — L'emploi des sous-sol est d'une très heureuse idée et permet d'y coucher la nuit sans inconvénients. C'est là du traitement prophylactique et du meilleur.

C'est la marche véritable que la société doit prendre, celle qui consiste à placer l'homme dans les conditions de résistance aux excès de température, sans le priver des bienfaits des agents extérieurs. Nous y reviendrons plus tard, car cette question nous paraît avoir une actualité et une importance de premier ordre.

En diminuant le nombre des causes, même indirectes, celles que nous avons appelées occasionnelles ou déterminantes, on ne peut qu'éloigner la fatale influence de l'héré-

dité; l'éloigner en ne lui offrant aucune occasion de surgir
ce serait déjà un grand pas; ce serait permettre aux générations de parcourir les âges difficiles de la vie sans inconvénients; ce serait favoriser le complet développement du corps
et de tous les systèmes de l'économie, pour favoriser le pouvoir de réaction de l'individu contre la prédisposition. Nous
avons pu remarquer avec quel soin les hommes les plus
versés dans la connaissance des moyens de traitement à
employer contre la tuberculisation, recommandaient de
changer tout d'abord le régime, et surveillaient jusqu'aux
moindres conditions anti-hygiéniques. Mais qu'on veuille
bien y réfléchir, le médecin conseille; il ordonne au besoin;
le respect qu'il doit à l'infortune lui fait un devoir, dans bien
des circonstances, de taire ce qu'il voudrait conseiller ou
ordonner. Quel que soit donc le désir que l'on éprouve de
voir changer l'ancien état des choses, on ne peut que s'en
rapporter à la marche de l'esprit humain; c'est l'œuvre du
temps et du travail. C'est à la dernière moitié de notre siècle
qu'il est destiné de préparer l'enfantement pour les siècles
à venir.

Il est un autre ordre de mesures prophylactiques à prendre,
ou plutôt à faire pénétrer dans l'esprit des familles. — On
consulte, dans les alliances, les principes des familles, les
sentiments religieux ou autres des personnes que l'on veut
unir. — On doit, dans certaines régions, pour être digne de
s'unir à telle ou telle famille, en partager les opinions de
toute sorte, politiques et religieuses, en épouser la manière
de vivre, en poursuivre les penchants et jusqu'aux faiblesses;
que cette manière de vivre, ces penchants ou ces faiblesses
soient contraires aux lois du développement de l'homme,
n'importe..... La seule question sur laquelle on ne s'appe-
santisse point, c'est la santé actuelle et les antécédants de la

famille des contractants; le seul homme qui ne soit point appelé, c'est le médecin. — Non pas, Dieu merci, que nous désirions voir le médecin immiscé dans les affaires de famille par cette voie délicate et scabreuse, son rôle ne saurait être d'une nature douteuse; mais ne pourrait-on le consulter sur l'opportunité, et s'il est convaincu par un examen sérieux qu'il faut attendre et ne pas livrer prématurément de jeunes organisations aux influences débilitantes d'une première période de mariage, ne doit-on pas écouter ses conseils et suivre ses avis dictés par la saine raison?

Le mariage peut être considéré comme une période critique pour l'homme comme pour la femme; quelquefois, un retard dans sa consécration peut permettre à certains symptômes de surgir et d'empêcher une union qui sera funeste à l'un ou à l'autre des époux, et qui, en tous cas, ne peut qu'être préjudiciable aux enfants. La question de l'hérédité est là toute entière, et nous ne saurions trop insister sur l'attention qu'on doit y porter.

En attendant que les conditions hygiéniques, ainsi mises en jeu et dirigées dans le sens de l'amélioration des races et du développement de leurs forces physiques, aient produit le résultat dont nous les supposons capables, il n'en reste pas moins à s'occuper du traitement des diverses périodes que nous avons signalées, et la question très importante à résoudre: la phthisie pulmonaire est-elle curable, et à quelle période peut-on espérer d'obtenir un résultat favorable?

Afin de ne plus être entravés dans l'histoire des médicaments qui ont tour à tour été préconisés par les auteurs, nous allons traiter la question de la curabilité de la phthisie à toutes les périodes, telle que les auteurs l'ont envisagée.

Après Bayle, qui affichait le plus complet découragement, est venu Laennec, dont la foi s'est relevée plus vive, et qui a, par la puissance de son génie, réveillé tous les hommes laborieux qu'auraient pu abattre les insuccès obtenus jusqu'alors. « Les observations contenues dans l'ouvrage de « Bayle, ainsi que ce que nous avons dit nous-même du dé- « veloppement des tubercules, prouvent suffisamment que « l'idée de la possibilité de guérir la phthisie au premier « degré est une illusion (nous ne partageons nullement « l'opinion de Laennec, nous citons). Les tubercules crus « tendent essentiellement à grossir et à se ramollir. Il est « peut-être au pouvoir de l'art de ralentir leur développe- « ment, d'en suspendre la marche rapide, mais non pas de « lui faire faire un pas rétrograde. Mais s'il est impossible « de guérir la phthisie au premier degré, un assez grand « nombre de faits m'ont prouvé que, dans quelques cas, un « malade peut guérir, après avoir eu dans les poumons des « tubercules qui se sont ramollis et ont formé une cavité « ulcéreuse. »

Le fait de la guérison est donc reconnu par Laennec; il ne restait à s'occuper que de savoir s'il est absolument néces- saire que la maladie soit parvenue au troisième degré pour qu'elle ait lieu. — Rien de plus naturel que d'émettre une opinion comme celle de Laennec; elle devait être acceptée, parce qu'elle était consolante à côté des faits eux-mêmes. — Mais attendre qu'une caverne soit vidée pour en voir opérer la cicatrisation, c'était peut-être trop absolu; aussi l'observa- vation est-elle venue corriger ces prévisions et démontrer la curabilité de la phthisie à toutes les périodes.

D'abord, avant que toute espèce de phénomènes morbides se soient développés, il est possible de faire dériver la pré- disposition et de détruire l'influence fâcheuse de l'hérédité.

En second lieu, et en reprenant les opinions des anciens au- teurs, la phthisie est reconnue curable à la première période, ainsi que MM. Hirtz et Fournet en ont donné des exemples.

A la seconde période, alors que la fonte tuberculeuse commence, il n'est pas rare de voir le ramollissement s'arrêter, le tubercule être infiltré de matériaux salins, et être transformé en matière crétacée.

Enfin, à la troisième période, par l'expectoration des produits du ramollissement, et par la cicatrisation, quel que soit le mode par lequel elle ait lieu.

Il y a donc aujourd'hui beaucoup plus de raison d'espérer et beaucoup plus encore de rechercher les moyens qui peuvent conduire à l'une de ces terminaisons heureuses, possibles à toutes les époques de l'évolution tuberculeuse.

M. Fournet a discuté très longuement le mode de guérison indiqué par Laennec, la cicatrisation. Selon lui, certains cas de cicatrisation décrits par Laennec ne sont autre chose que des cas de pleurésies ayant amené le développement d'une fausse membrane, et, par suite, un froncement, un ratatinement du tissu pulmonaire autour d'elle, parfois même une infiltration crétacée.

M. Fournet, sans doute parce qu'il parlait de Laennec, a mis un peu de longueur à discuter la valeur des observations que Laennec nous a laissées pour prouver la curabilité de la phthisie à la troisième période; il le suppose prévenu à ce point, qu'il aurait tout rapporté à des cavernes cicatrisées. C'est pousser un peu loin la comparaison, que de comparer Laennec à ce voyageur dont parle Malebranche : « quand, « par malheur, il a pris un chemin pour un autre, plus il « avance, plus il s'égare, et il s'égare d'autant plus qu'il est « plus diligent. » Nous comprenons que M. Fournet ait discuté les observations de Laennec, rien de mieux : tout homme convaincu par ses recherches à ce droit. — Mais nous ne saurions voir, comme lui, un voyageur égaré dans Laennec.

— Ce qu'il a dit de Laennec, on l'a dit de lui depuis lors, et, pour avoir voulu trop prouver, M. Fournet a failli perdre le fruit de ses travaux.

Tout en nous séparant de lui sur la critique qu'il fait des observations de Laennec, nous rendrons justice aux efforts qu'il a faits pour démontrer la curabilité à la première période, et nous nous associerons aux espérances qu'il a données.

Laennec avait, sans nul doute, méconnu la curabilité de la première période : ce fut là son tort ; peut-être y avait-il un peu d'antagonisme pour les idées de Broussais dans sa répugnance à admettre cette guérison ; et on sait quelle discussion s'était élevée entre ces deux hommes, tous deux chefs de grandes écoles, ayant tous deux laissé des élèves très remarquables, preuve de leur propre mérite.

Je ne trouve rien de plus juste, rien de plus vrai que l'opinion de M. Fournet sur la guérison à la première période ; qu'il me permette de la lui emprunter tout au long, comme un hommage rendu à ces pages parfaitement senties et exactement rendues.

« On ne pourra prouver que la maladie est incurable par
« le fait même de sa nature que lorsqu'on aura rempli vai-
« nement toutes les conditions qui pourraient établir sa cu-
« rabilité ; or, a-t-on jusque-là rempli ces conditions, dont
« les premières sont, comme je le disais précédemment,
« la connaissance exacte des causes locales et générales de
« la maladie ; le diagnostic de la première période établi sur
« des signes positifs ; enfin, l'emploi, dès cette première pé-
« riode, d'une thérapeutique en rapport avec la connaissance
« des causes et de la nature de l'affection ? Evidemment non.
« Qu'on détruise donc les conditions locales et générales
« qui favorisent le développement successif, et ensuite le

« ramollissement des tubercules, et leur tendance à se dé-
« velopper et à se ramollir cessera par cela même, et ils
« seront alors réduits à la condition de corps étrangers dé-
« posés au milieu d'un tissu vivant, et ils en subiront la
« conséquence. » Et plus loin : « Mais l'art est-il impuissant
« à atteindre ce but et à placer l'organisme dans les condi-
« tions favorables à l'exercice de l'absorption moléculaire
« dont je parlais tout à l'heure? C'est ce que l'on a prétendu :
« L'art, a-t-on dit, ne peut faire que des efforts inutiles. »
« Où sont les fondements d'une doctrine aussi découra-
« geante? A-t-on demandé à l'art tout ce qu'il pouvait four-
« nir, pour être en droit de le frapper ainsi de nullité?
« A-t-on bien rempli les conditions exigées dans la circons-
« tance dont il s'agit? Par exemple, les représentants de
« cette doctrine ont-ils établi sur des bases solides le dia-
« gnostic des tubercules encore crus et peu nombreux, afin
« d'expliquer à cette époque de la maladie, et non pas à
« toute autre, le traitement convenable? Ce traitement a-t-il
« été encore sagement réglé sur la connaissance exacte des
« causes locales et générales de la maladie; a-t-on fait des
« essais nombreux, soutenus, qui prouvent l'impuissance
« d'un traitement basé sur les conditions précédentes? Per-
« sonne n'oserait répondre oui; personne n'a donc le droit
« d'accuser l'impuissance de l'art. »

M. Fournet croit à la guérison de la phthisie à la première
période, et il décrit le mécanisme de la disparition de la substance tuberculeuse. Il rapporte tous les phénomènes de guérison à la première période; ainsi, c'est par résorption que la
matière tuberculeuse déposée dans le parenchyme pulmonaire
deviendrait inoffensive, et tantôt il resterait à la place du tubercule une matière plâtreuse, onctueuse au toucher, tantôt

une matière crayeuse, qui semble formée d'une plus grande quantité de matière animale.

Enfin, chez les malades qui guérisent à la première période, il y aurait une densité plus grande dans le tissu circonvoisin, qui serait plus fibreux, plus dur, et formerait comme une coque à cette substance tuberculeuse. — Nous comprenons à merveille cette vue ingénieuse, et combien il serait heureux de voir les choses se passer ainsi; mais derrière les faits possibles, véritables même, énoncés par M. Fournet, nous voyons surgir la théorie, et il faut savoir se défier d'un enthousiasme préconçu, même pour les enfants dont on se plait à être le père.

M. Andral a dit, en parlant de la guérison de la phthisie, qu'il admettait la guérison du premier degré de la phthisie pulmonaire par la transformation de la matière tuberculeuse en une substance calcaire.

Il est certain que la tuberculisation guérit à sa première période, que ce soit par la résorption des granulations, ou bien par la simple infiltration de matières salines. Le mécanisme n'a été surpris par personne, pas plus dans l'une comme dans l'autre terminaison. — Mais les ouvertures cadavériques ont permis de constater que chez des individus morts accidentellement et par des affections intercurrentes, les granulations s'étaient déposées dans les organes de la respiration sans y laisser, pour ainsi dire, de traces, et qu'il existait des tubercules crétacés dont les symptômes perçus pendant la vie n'avaient pas fait soupçonner l'existence.

M. Andral admettait sans contestation la guérison par transformation crétacée; mais il avait peine à se laisser aller à admettre la guérison par résorption. « Nous n'avons aucune « preuve directe à invoquer, mais le raisonnement, mais l'a- « nalogie nous en fournissent plusieurs. »

La transformation crétacée est à coup sûr le mode le plus commun, plus commun que l'absorption, dont la preuve n'est pas faite, et plus commun que la cicatrisation, dont Laennec avait trouvé quelques exemples, mais qui semble se faire sur un point des poumons, tandis que dans un autre point les cavernes persistent jusqu'à la mort du malade.

Rogée, dans le travail curieux qu'il a laissé, a décrit quatre espèces de cicatrices ou plutôt de modes de guérison :

1° Cicatrice avec persistance de la cavité ;

2° Avec amas de matière crétacée ;

3° Cicatrice fibro-cartilagineuse ;

4° Cicatrice celluleuse.

Ses recherches ont été faites à la Salpétrière, et c'est l'ouverture des poumons des vieilles femmes qui lui a présenté ces modes de terminaison. — Il était fort difficile de donner l'histoire de la maladie.

Rogée recherchait, chez des individus considérés comme n'étant affectés d'aucune lésion pulmonaire, l'existence d'anciennes cavernes, et, ainsi que Laennec l'avait fait avant lui, il découvrait bien des cas ignorés ou laissés dans l'ombre par d'autres affections plus graves et plus sérieuses.

De tous les faits que nous avons cités, de toutes ces opinions étayées de l'observation directe, nous devons chercher à tirer une conclusion plus consolante que celle qui avait jusqu'ici servi de base à l'expérimentation des agents thérapeutiques.

Examinons donc à l'aide de quels agents on a cherché à combattre les accidents, et de quelle manière on combattra toutes les périodes de l'évolution tuberculeuse.

Il n'est pas une médication qui n'ait eu ses succès, il n'en est pas une qui n'ait été abandonnée. Ces désappointements se retrouvent dans toutes les maladies : dans la fièvre typhoïde, n'a-t-on pas obtenu des succès magnifiques avec maint et maint agent thérapeutique? On n'a pas détruit la fièvre typhoïde, mais on en guérit bien davantage qu'on ne le faisait jadis.

Cherchons donc avec persévérance, revenons même sur les médicaments oubliés, infidèles autrefois, plus heureux peut-être aujourd'hui que les soins hygiéniques sont plus multipliés, et que la maladie semble devoir être atténuée par l'amélioration des conditions de salubrité dont on entoure les masses.

On peut d'abord chercher à prévenir son développement; c'est là ce qui constituera le traitement prophylactique, qui comprend toutes les mesures à prendre pour éloigner les causes qui peuvent engendrer la phthisie.

On passera ensuite au traitement de la maladie elle-même et de ses périodes; c'est le traitement curatif, qui comprend l'histoire de tous les médicaments employés jusqu'à ce jour, soit pour combattre la maladie dans son essence, soit pour donner à l'organisme les forces nécessaires pour résister avec énergie et pour aider à l'élimination.

Enfin, on étudiera les moyens à employer pour parer aux désordres que chaque phase de la maladie peut entraîner; c'est là le traitement palliatif ou traitement des symptômes.

Ces trois chapitres renfermeront le résumé de tout ce qui a été écrit sur le traitement de la phthisie pulmonaire, ainsi que les recherches qui nous sont propres et les observations que nous avons recueillies et que nous donnerons tout au long.

CHAPITRE II.

TRAITEMENT PROPHYLACTIQUE.

« Le traitement prophylactique, dit M. Louis (*loc. cit.,*
« p. 645), ne peut s'appuyer que sur la connaissance des
« causes prédisposantes de la phthisie; or, ce que nous
« savons de plus positif à cet égard, c'est que l'hérédité et
« le tempérament lymphatique forment une prédisposition
« marquée au développement des tubercules. » Nous avons
parlé tout au long de l'hérédité comme cause de la tuberculisation; il nous reste à en parler comme devant être modifiée au profit de toute les classes de la société. C'est par
les croisements qu'on arrivera le plus sûrement à ce but.

« Le mariage est aujourd'hui une affaire, une transaction
« pécuniaire qui se traite dans le cabinet d'un notaire ou
« d'un agent de change, et qui bientôt se cotera à la Bourse.
« Il appartient au médecin, ainsi qu'au moraliste, de s'élever
« contre un usage qui, après avoir, pendant longtemps,
« exclusivement régné dans les hautes classes, tend au-
« jourd'hui à se généraliser, et qui entraîne après lui les
« plus graves et les plus funestes conséquences. Il appartient
« au médecin et au moraliste de s'opposer à ce que deux
« individus s'associent volontairement pour donner le jour
« à des êtres voués, dès avant leur naissance, à une mort
« prématurée. » (Monneret et Fleury.)

Rien n'est plus vrai que ce tableau de l'état actuel des transactions matrimoniales, et si le mariage n'est pas coté à la Bourse, il n'en est pas moins honteusement affiché comme une spéculation à la quatrième page des journaux.

Dos est magna parentium virtus (Horace).

Qu'importe à une famille que le gendre qu'elle se choisit compte des antécédents de famille qui le prédisposent à l'hérédité tuberculeuse. Il possède lui-même une cage thoracique étroite, mal conformée; cette physionomie dont l'aspect est pour le médecin tout une série de symptômes. On ne cherche point à savoir si sa faiblesse constitutionnelle tient à un commencement de tuberculisation; on met tout cela sur le compte d'une distinction native; la pâleur est un charme; la taille svelte et les épaules rentrées un prestige; la fortune est le vernis qui couvre tout cela. Le médecin n'est point consulté et ne peut pas l'être dans l'état actuel de nos mœurs; il s'exposerait, en remplissant le plus rigoureux des devoirs de sa profession, à des dangers inutiles, à des haines, dont le malheureux Delpech fut une victime trop illustre.

Il faudrait que la famille de l'individu que l'on veut marier sût, avant de prendre la détermination dernière, interroger le médecin qui soigne la famille depuis longtemps, et il faudrait même que les deux médecins pussent s'entretenir de la santé des deux futurs époux, pour savoir ce qu'une semblable union peut engendrer. La tâche, nous le répétons, est trop au-dessus de nos mœurs; il faut laisser aller les choses au courant qui les entraine.

Bornons nos efforts à signaler les circonstances dans lesquelles il faudra rejeter des unions qui pourraient avoir de funestes conséquences.

1° Quelle que soit la constitution des jeunes gens, il faut attendre que le complet développement des forces physiques soit atteint, c'est-à-dire qu'il faut laisser écouler l'âge de l'adolescence.

Dans les pays chauds, où la femme est réglée vers l'âge de 12 ans, l'apparition de la menstruation n'est pas une raison suffisante pour permettre le mariage. Elle a encore deux ou trois années au moins pour que l'organisme soit parvenu à son entier développement.

Dans les régions tempérées, où la menstruation ne vient qu'à l'âge de 15 ans, en moyenne, d'après les relevés de M. Brière de Boismont, c'est vers 18 ans, au plus tôt, et vers la vingtième année, qu'il sera convenable de songer au mariage ; il faut songer que la gestation, pour être parfaite, a besoin de toutes les forces de l'organisme.

Les jeunes gens se marient ordinairement à un âge convenable, de 25 à 30 ; au-dessous de 25 ans, ils peuvent s'user dans des plaisirs légitimes ; au-dessus de 30, ils ont bien souvent acquis une satiété qui leur fait considérer le mariage comme une affaire de spéculation ; encore, faut-il bien conserver en soi assez de cœur pour être père !

2° Il ne faut point marier de très jeunes filles avec des hommes trop âgés ; nous ne voulons pas réveiller tous les arguments qui ont été accumulés pour ou contre les mariages disproportionnés. Il est des arguments moraux, et ceux-là nous ne les discuterons pas. — Quand un vieillard se marie, il s'expose à avoir les plus beaux enfants du monde, et il lui est permis quelquefois de dire, à l'instant de l'accouchement : « ma femme m'a donné un enfant. » Mais il s'expose aussi à avoir les enfants les plus malingres, les plus lymphatiques, les plus scrofuleux ; je pourrais ajouter les plus disposés à la phthisie pulmonaire que l'on puisse voir. Il n'y a rien à espérer de bon de ces unions anormales. C'est au bon sens des familles à y mettre obstacle, et au médecin de signaler les inconvénients qui peuvent en résulter pour les descendants.

3° Il faut éviter d'unir des individus à tempérament lymphatique. — Les travaux de M. Louis et l'expérience journalière nous démontrent que le vice lymphatique constitue l'une des prédispositions prochaines aux dégénérescences scrofuleuses et tuberculeuses. On a même voulu tirer de la facilité avec laquelle on voyait survenir ces dégénérescences, une loi de similitude entre ces deux maladies; c'est à tort, selon nous, leur existence séparée étant trop bien démontrée par l'observation.

4° Il faut enfin signaler aux familles les conséquences funestes d'un mariage entre deux individus qui compteraient dans leurs ascendants des tuberculeux. — Cette défense doit surtout être faite à tous ceux qui ont des parents très rapprochés; le père ou la mère atteints actuellement de tuberculisation, ou qui sont morts tuberculeux. Il faut enfin interdire d'une manière absolue le mariage aux individus qui sont sous le coup de symptômes actuels de la tuberculisation. C'est là un devoir de moralité, et le médecin ne doit pas reculer devant toute la vérité; il doit faire connaître toute l'importance du pronostic qu'il a dans l'esprit, afin d'éviter une grande faute.

Lorsque le mariage a été consommé malgré les conseils du médecin, il reste encore à celui-ci des devoirs à remplir, et c'est de ce moment que commence tout un long traitement prophylactique pour l'enfant qui vient de naître. Il faut que la mère, soupçonnée tuberculeuse, soit entourée des soins que réclame d'abord sa grossesse, et que les soins redoublent, car il y va de sa propre existence et de celle de son enfant. C'est par des soins hygiéniques que ce traitement doit commencer.

Si la mère habite une ville, il faut qu'elle sorte souvent dans le milieu du jour, qu'elle aille respirer l'air de la campagne; elle devra renoncer aux fêtes, aux soirées énervantes, au théâtre, à toutes les causes d'émotions normales vives et contraires. L'usage du corset doit lui être interdit; c'est un instrument de supplice pour elle, dont la mode l'oblige à faire usage, mais que le médecin doit proscrire sans pitié : une mère ne doit connaître de la mode que le meilleur moyen d'élever ses enfants.

Chez elle, il faut qu'elle soit entourée d'une atmosphère pure et toujours à une température égale.

L'alimentation doit être tonique autant que peut le permettre l'état sympathique des voies digestives, si bizarre, comme on le sait, chez les femmes enceintes.

Les vêtements doivent être amples, commodes, chauds, et aucune partie du corps ne doit rester à découvert.

Si l'accouchement est naturel et que la mère n'ait pas souffert, soit par des pertes sanguines, soit par des manœuvres prolongées, si les suites n'offrent aucune circonstance fâcheuse, la mère devra partir pour la campagne, où elle devra rester assez longtemps, pour laisser dissiper jusqu'au souvenir de la gestation.

Doit-on permettre à la mère de nourrir son enfant? De deux choses l'une : ou bien la mère est soupçonnée tuberculeuse, ou elle appartient à une famille de tuberculeux, ou elle est actuellement au début de la tuberculisation. — Dans ces trois hypothèses faciles à vérifier, et que le médecin doit vérifier, il faut enlever l'enfant à sa mère et le confier aux soins d'une nourrice qui présente des qualités suffisantes.

Le choix en est difficile, nous le savons; mais on trouve

à la campagne bien des jeunes femmes qui n'ont aucune trace de l'hérédité tuberculeuse, et qui peuvent très bien nourrir l'enfant qui leur est confié.

Il faut surtout choisir un tempérament diamétralement opposé à celui de la mère, si elle est lymphatique et offre l'aspect de ce tempérament.

Si la mère n'est ni tuberculeuse, ni de race de tuberculeux, on peut, sans inconvénients, lui permettre d'allaiter son enfant. C'est même une cause de destruction de la prédisposition. L'allaitement d'un enfant par sa propre mère est une garantie pour la santé future de l'enfant, et on ne doit l'interdire que dans les circonstances que nous venons d'énoncer.

« Il importe qu'on le sache bien : tout individu, né dans
« des circonstances qui autorisent à redouter pour lui le
« développement ultérieur d'une phthisie héréditaire, doit
« être soumis rigoureusement, dès sa naissance et pendant
« *toute sa vie*, aux moyens prophylactiques que nous allons
« indiquer; il doit l'être, quand bien même il présente *per-*
« *sonnellement* tous les caractères de constitution, de tem-
« pérament et de santé, qui, dans d'autres circonstances,
« éloignent toute crainte de phthisie. » (Monneret et Fleury.)

Dès le premier âge, c'est-à-dire dès l'instant où l'enfant est sorti du sein de sa mère, il faut commencer ce traitement, qui, dans les circonstances énumérées plus haut, doit commencer par le choix d'une bonne nourrice. Sous le prétexte de rendre l'enfant plus fort, il ne faut pas exagérer les soins à donner à la nourrice. — Il faut la maintenir en état de santé, mais ne pas troubler sa constitution par une alimentation par trop tonique.

Dès le septième mois, on peut commencer à ajouter au lait de la nourrice quelques cuillerées de bouillon, de semoule ou de riz; régime qui permet à celle-ci de se reposer des fatigues de la première époque de la lactation, et qui tend à fortifier l'enfant, en augmentant, sans fatigue pour son tube digestif, la somme des aliments qu'il peut consommer. La lactation pourra ainsi être continuée fort tard et jusque vers le seizième mois.

Il faut le laisser à la campagne au moins jusqu'à son entier développement, et prescrire certains soins hygiéniques auxquels les paysannes ne sont pas très habituées.

L'emmaillotement devra être remplacé par la liberté complète des mouvements, en ayant soin simplement d'empêcher les chutes et les coups que l'enfant pourrait se donner dans son berceau. Il faut aérer convenablement l'appartement et ne pas entourer le lit de rideaux épais qui mettent obstacle à la libre circulation de l'air. Pendant les heures tempérées de la journée, il faut les promener convenablement vêtus au grand air. — En Angleterre et dans l'Amérique du Nord, on pratique une méthode excellente à notre avis. On passe rapidement une éponge imbibée d'eau fraiche sur le corps des enfants, on essuie légèrement à l'aide d'une flanelle très douce; cette méthode hydrothérapique très simple produit une excellente réaction à la périphérie, et permet aux organes internes de fonctionner plus librement. Les frictions consécutives à l'usage des immersions dans l'eau froide doivent être continuées tout le temps que l'enfant est soumis aux soins des parents. On devra, plus tard, lui recommander de les continuer lui-même.

Les soins à donner après le sevrage, qui n'aura lieu que le plus tard possible, sont de tout les instants et portent sur tout son régime. — Sans être excitant, celui-ci devra être tonique et composé d'éléments qui développent suffisamment les forces.

Les soins que nous avons énumérés pour le premier âge devront être continués jusqu'à ce que l'enfant soit assez fort pour ajouter aux frictions et à l'usage des lotions fraîches une gymnastique raisonnée et proportionnée à l'état de force qu'il présente.

Cet exercice doit avoir lieu au grand air et lorsque le soleil est encore sur l'horison. « Il est très peu de mères, dit « M. Donné, qui fassent sortir leurs enfants autant qu'il le « faudrait pour leur constituer une organisation vigoureuse « et une santé robuste. »

Il faut, dans le premier âge, surveiller le sommeil et faire en sorte qu'il n'y ait point d'insomnies. « Souvent, on voit « des enfants de deux ans, plus jeunes ou plus âgés, ne pas « dormir, sans qu'on puisse en trouver la cause dans une « circonstance quelconque appréciable. Il faut porter re-« mède le plus tôt possible à un pareil état de choses; quel-« .ques gouttes de sirop de diacode données deux,ou trois « jours de suite suffisent ordinairement pour ramener le « sommeil. » (Louis.)

Le deuxième âge, de cinq à dix ans, participe du premier âge par les soins hygiéniques dont nous avons parlé. Les modifications portent principalement sur la nourriture qui doit être tonique, sans être excitante, animale plutôt que végétale. — Les vêtements doivent avoir de l'ampleur et permettre les libres mouvements auxquels il se livre dans les exercices du corps. — Les lotions fraîches doivent être continuées avec persévérance. On pourrait y ajouter un système de douches fort simple et qui peut être utilisé dans les villes comme à la campagne. Il suffit de tenir les enfants dans une petite baignoire et de diriger sur les diverses parties du corps le jet d'une petite pompe à jardin.

Cette percussion agit comme un réactif énergique sur les

téguments, et donne aux parties qui y sont soumises une vitalité très grande. La gymnastique devra être employée dès cet âge encore tendre, mais avec un ménagement que les études modernes ont rendu facile. Certains professeurs de gymnastique ont poussé la hardiesse jusqu'à soumettre les enfants à des lotions fraîches générales après les exercices violents de la gymnastique.

Cette innovation a eu les plus heureux résultats; les muscles, brisés et fatigués par les exercice auxquels ils sont assujettis, deviennent souples et se détendent sous cette heureuse influence; l'appétit est énorme et le sommeil non interrompu; ce sont les conditions les plus heureuses du développement.

S'il est possible de laisser les enfants à la campagne, il faut les y laisser jusqu'au moment où ils seront mis en pension. L'éducation dans le sein de la famille doit être préférée à celles des pensionnats, dont nous croyons devoir signaler les inconvénients.

Troisième âge, de dix à vingt ans. — L'éducation des enfants, jusqu'à cette époque, appartient principalement à la mère de famille. Pendant les premières années, l'éducation physique doit absorber toute l'attention des parents; l'enfant, comme la plante, n'exige que d'être soumis aux influences bienfaisantes de la lumière, de la chaleur et de l'alimentation; c'est de la sève qu'il lui faut, et la mère seule possède l'attention nécessaire à la satisfaction de ces besoins. — Il n'y a aucun danger à voir un enfant ignorant jusqu'à l'âge de dix ans; son intelligence a bien assez de l'observation des phénomènes qu'elle saisit et qu'on lui explique avec patience et avec réserve. Les exigences sociales et le besoin d'une direction intellectuelle se font sentir vers l'âge de 10 ans; les parents sont bien souvent forcés, par des raisons d'état

et même d'économie domestique, de confier leurs enfants à
des mains étrangères, de se séparer complètement d'eux, et
de surveiller à distance l'état de leur santé, de leur intelligence et de leur caractère. Période difficile qui comprend
toute la vie de collège; époque décisive dans la vie de
l'homme, et dont chacun de nous retrouve l'influence dans
tout le cours de son existence.

En consacrant ce chapitre à cette période, nous ne mé-
nagerons pas les conseils et les avertissements, et s'il nous
échappe quelques détails sur les vices que les enfants contractent dans l'âge dont nous parlons, c'est en vue de la
morale la plus sévère.

« Il vaut beaucoup mieux retarder le développement in-
« tellectuel et fortifier le corps, que de débiliter l'orga-
« nisme en cultivant outre mesure l'intelligence. » (Rilliet
et Barthez.)

Si ce précepte est applicable à tous les enfants sans distinction d'origine, il l'est surtout à ceux qui sont prédisposés
à la tuberculisation par une hérédité non douteuse. Les parents pourraient le mettre en usage s'ils conservaient les
enfants près d'eux et s'ils les faisaient instruire sous leurs
yeux. Le jour où ils les envoient dans les pensionnats, ils
ne savent plus ce que deviendra cette jeune intelligence,
ni ce caractère, vierge encore lorsqu'il quitte la tutelle ma-
ternelle.

Le pensionnat est la pierre de touche de ces jeunes esprits, et de la valeur du maître dépend la valeur future de
l'élève.

On pousse généralement trop les enfants intelligents et
actifs; ceux-là sont recherchés, adulés, et, chose honteuse
à dire, on a vu des maisons d'éducation offrir à des parents
peu fortunés de prendre pour rien, de nourrir, de loger,

d'habiller un enfant dont l'intelligence précoce semblait promettre à ces maisons des prix au grand concours.

Quand un enfant est trop actif, il faut modérer l'ardeur qu'il montre pour l'étude ; il faut le forcer à sacrifier la majeure partie de son temps à des exercices corporels.

C'est un vieil adage, que celui qui prête aux enfants prédisposés à la tuberculisation des facultés intellectuelles plus développées. Rien n'est plus vrai dans la moitié des cas au moins ; les parents ne doivent pas l'oublier, et lorsqu'ils mettent un enfant en pension, ils doivent consulter leur médecin, et, quand il y est entré, il est utile que le médecin de la famille, celui-là même qui a soigné la mère pendant sa grossesse et plus tard l'enfant pendant sa première enfance, aille le visiter et voir quels progrès font et le corps et l'esprit.

Les pensionnats offrent, en effet, plusieurs inconvénients. — Le premier, qui tend chaque jour à s'améliorer par les mesures hygiéniques que l'on met en usage, c'est l'agglomération des élèves dans un même dortoir, et la ventilation insuffisante de ces mêmes dortoirs pendant la nuit. S'il est utile d'importer dans les hôpitaux des moyens de prévenir les épidémies en enlevant rapidement des salles où sont réunis les malades l'air expiré et impropre à la respiration, c'est à plus forte raison indispensable dans les salles où couchent des êtres encore à l'état de développement. Il y a beaucoup à faire sous ce point de vue. La cherté croissante des terrains forcera bientôt les établissements consacrés à l'instruction des enfants d'aller se réfugier aux environs des villes ; ce serait un très grand bien à notre avis.

L'alimentation, réglée par celle que les ordonnances ministérielles ont accordée aux établissements de l'État, nous paraît suffisante et propre à soutenir les jeunes gens. C'est bien pour les enfants non tuberculeux ou non prédisposés aux tubercules, mais ce n'est pas assez pour ceux qui ont une délicatesse naturelle ou acquise. — Il leur faut une alimentation toute spéciale; des viandes succulentes, du vin généreux en petite proportion; enfin, la régularité absolue, indispensable dans la vie de collége, ne saurait leur convenir.

Les vices que les enfants contractent dans les pensionnats semblent se résumer dans un seul, le plus triste dans ses effets, celui qui laisse dans la vie la plus triste empreinte : c'est la masturbation. Tissot a écrit sur cette funeste habitude des pages que les hommes sensés doivent lire. — Avant lui, les auteurs anciens les plus illustres s'en étaient occupés. Hippocrate, Celse, Arétée, en donnent des tableaux, vrais aujourd'hui comme à cette époque reculée.

« Les jeunes gens, dit Arétée, prennent et l'air et les in- « firmités des vieillards; ils deviennent pâles, efféminés, « engourdis, paresseux, lâches, stupides et même imbé- « ciles; leurs corps se courbent, leurs jambes ne peuvent « plus les porter; ils ont un dégoût général; ils sont inha- « biles à tout; plusieurs tombent dans la paralysie. » — Gaubius a laissé une description qui est tout à la fois un modèle de style et de vérité :

Immoderata seminis profusio, non solum utilissimi humoris jactura, quo emittitur, frequentius repetito, imprimis lœdit.

Et enim summam voluptatem universalis excipit virium resolutio, quæ crebro ferri nequit, quin enervet. Collatoria autem corporis quo magis emulgentur, eo plus humorum aliunde ad se trahunt, succis que sic ad génitalia derivatis, reliquæ partes depauperantur.

Inde ex nimia venere, lassitudo, debilitas, immobilitas, incessus de lumbis; *encephali dolores convulsiones sensuum omnium, maxime visus, hebetudo, cœcitas, fatuitas, circulatio febrilis, exsiecatio, macies, tabes et pulmonica et dorsalis effeminatio.* Augentur

hæc mala atque insanabilia fiunt ob perpetuum in venerem pruri-
tum, quem mens, non minus quam corpus, tandem contrahit,
quoque efficitur, ut et dormientes obscena phantasmata exerceant,
et in tintiginem pronæ partes quavis occasione impetum concipiant
oneri que et stimulo fit quamlibet exigua reparati spermatis copia
levissimo conatu, et vel, fine hoc, de relaxatis loculis relapsura.
Quocirca liquet, quare adolescentia florem adeò pessum det iste
excessus.

Il me serait facile de multiplier les tableaux, mais le sujet
est trop étendu et mériterait touté une description. — Les
pensionnats offrent des exemples par trop multipliés de ces
excès solitaires; la surveillance la plus active paraît inefficace
pour arrêter ces débordements. — La vie commune semble
avoir ce fâcheux résultat; et, dans certaines pensions, on
voit les enfants se surexciter mutuellement et se livrer, dès
l'âge le plus tendre, à des conversations qui seraient risibles
si elle n'avaient pour conséquence l'habitude funeste de la
masturbation.

Tissot nous a donné un tableau très fidèle et tracé de
main de maître sur l'influence de ces tristes habitudes sur
les femmes. Nous le donnons tout entier, afin qu'il serve tout
à la fois de modèle, et qu'il éveille la réflexion de ceux qui
auront à traiter de pareilles affections.

« Outre tous les symptômes que j'ai déjà rapportés, les
« femmes sont plus particulièrement exposées à des accès
« d'hystérie ou de vapeurs affreux; à des jaunisses incu-
« rables; à des crampes cruelles de l'estomac et du dos; à
« de vives douleurs de nez; à des pertes blanches, dont
« l'âcreté est une source continuelle de douleurs les plus
« cuisantes; à des chutes; à des ulcérations de matrice et à
« toutes les infirmités que ces deux maux entraînent; à des
« prolongements et à des dartres du clitoris; à des fureurs
« utérines qui, leur enlevant à la fois la pudeur et la raison,

« les mettent au niveau des brutes les plus lascives, jusqu'à
« ce qu'une mort désespérée les arrache aux douleurs et à
« l'infâmie. — Le visage, ce miroir fidèle de l'état de l'âme
« et du corps, est le premier à nous faire apercevoir des
« dérangements intérieurs. L'embonpoint et le coloris, dont
« la réunion forme cet air de jeunesse qui seul peut tenir
« lieu de beauté, et sans lequel la beauté ne produit plus
« d'autre impression que celle d'une admiration froide ;
« l'embonpoint, dis-je, et le coloris disparaissent les pre-
« miers ; la maigreur, le plombé du teint, la rudesse de la
« peau leur succèdent immédiatement ; les yeux perdent
« leur éclat, se ternissent et peignent par leur langueur
« celle de toute la machine ; les lèvres perdent leur vermil-
« lon, les dents leur blancheur, et, enfin, il n'est pas rare
« que la figure reçoive un échec considérable par la défor-
« mation de la taille. »

Parmi les moyens propres à remédier à cette série de désordres physiques et moraux, nous ne connaissons aucun
moyen supérieur à l'usage de la gymnastique pour les deux
sexes.

Les exercices du corps doivent être proportionnés à la
force native des individus, à l'âge, et, enfin, aux conditions
dans lesquelles on les voit vivre après ces exercices. On ne
saurait trop voir avec quelle habileté M. Lainé sait approprier
l'organisation des jeunes malades qui lui sont confiés. Certes,
il ne s'occupe pas de l'état pathologique en lui-même, mais
la grande habitude qu'il semble avoir acquise dans ses
études, lui a permis de varier à l'infini les exercices qu'il
fait faire. La gymnastique a acquis entre ses mains le double
titre de traitement prophylactique et de traitement curatif.
Un enfant qui se livre à la masturbation devient morose,
soucieux, honteux de lui-même et moins expansif envers ses

parents. Il semble avoir conscience de la faute qu'il commet envers lui-même et envers ses semblables ; le premier sentiment qui l'obsède, c'est de se cacher. Il n'est pas très difficile de saisir l'instant où le vice domine ; sur ce point là l'œil d'une mère attentive ne saurait se tromper.

La gymnastique doit être proportionnée aux conditions diverses dans lesquelles se trouve élevé l'enfant qui est soumis à l'observation ; elle peut donc être de plusieurs sortes et avoir plusieurs sources très différentes.

Ou bien c'est l'individu que l'on fait agir, auquel on fait exécuter des mouvements déterminés soit avec les bras, soit avec les jambes, soit avec le corps tout entier, et à l'aide des instruments nombreux qui constituent l'arsenal des professeurs de gymnastique ; on doit toujours procéder par gradation et arriver insensiblement aux exercices les plus violents sans frapper l'imagination des enfants ; ou bien encore, on soumet les jeunes malades à la double influence volontaire et involontaire de l'équitation. — Il n'est rien au monde de plus hygiénique que cet exercice, qui met en jeu tout l'organisme, et dont le résultat est le développement progressif du système musculaire. Nous ne saurions trop recommander aux parents dont la fortune permet une semblable dépense, de la faire sans hésitation dès que l'enfant aura assez de force pour supporter les courses de peu de durée qu'on lui imposera. L'âne est un animal dont l'allure est très douce et dont on peut se servir dans l'enfance, parce qu'on n'a point à craindre qu'il s'emporte et cause des accidents graves. La gymnastique peut, en troisième lieu, être tirée de tous les moyens extérieurs qui agissent sur le système musculaire comme fortifiants : le massage, les frictions, la percussion de l'eau chaude ou froide, enfin, l'action stimulante de l'eau froide sur la peau. Ce dernier moyen est

l'un des plus utiles, mais seul il ne pourrait suffire. On peut
et on doit en faire usage dès la plus tendre enfance, et le
continuer tant que l'enfant est soumis aux soins des personnes qui sont chargées de sa santé ; plus tard, l'habitude
et les conseils qu'il aura reçu lui feront une obligation, pour
ne pas dire une nécessité, de continuer lui-même ces soins.
Les Anglais ont fait passer dans l'éducation de leurs enfants
l'usage des ablutions ; ils ont emprunté aux Orientaux cette
pratique journalière. Un Anglais ne comprend pas un cabinet
de toilette sans l'appareil accessoire de la douche froide. La
France est encore en retard sur les peuples du Nord ; espérons que peu à peu les bonnes habitudes que nous détaillons
ici entreront dans le système d'éducation des institutions
de notre pays.

La natation, et surtout la natation sur les bords de la
mer, est un exercice qui complète ceux dont nous parlons ;
l'action du chlorure de sodium en dissolution se mêle à
celle des mouvements dans l'eau et la complète.

L'escrime, pratiquée avec modération, peut être classée
parmi les moyens énergiques dont on a fait usage dans tous
les temps pour activer le développement des muscles de la
poitrine, but que l'on doit toujours chercher à atteindre. —
Nous avons signalé plus haut un mode de traitement prophylactique employé par certains maîtres de gymnastique ;
il consiste à faire passer rapidement un individu fatigué par
les exercices gymnastiques, suant et soufflant, sous une
douche tempérée ; on dirait que jamais on n'a fait aucun
mouvement, quand on sort de pareille opération : les
membres ont une élasticité remarquable, une souplesse à
laquelle on n'aurait pas le droit de s'attendre. Cet usage
paraît au premier abord peu logique et dangereux ; mais en
hydrothérapie les réactions brusques ont des effets vérita-

blement surprenants et souvent très favorables à l'organisation.

Les inhalations et exhalations forcées, dont M. Steinbrenner a fait tout un système de traitement prophylactique, avaient été recommandées par Chrichton, Autenrieth, Carswell, Clark, non-seulement à titre de préservatif, mais comme traitement curatif. Le moyen employé par M. Steinbrenner consiste à faire passer dans une boite, dont le fond est rempli d'eau chaude, un courant d'air qui passe par deux tubes, l'un destiné à la mettre en contact avec l'eau chaude, l'autre qui sert d'embouchure au malade qui respire. Chaque jour le malade doit y consacrer deux ou trois séances d'une demi-heure, et cela pendant des mois entiers. — Il joint aux inhalations forcées les exercices gymnastiques que nous avons signalés, les courses, la promenade, l'équitation, l'escrime, etc.

L'action des inhalations et exhalations forcées se fait principalement sentir sur les muscles des parois thoraciques; l'ampliation des vésicules pulmonaires de la partie supérieure des poumons rend la cage thoracique plus large, plus *carrée*, si on peut se servir d'une expression vulgaire, qui embrasse tout à la fois le développement du système osseux et de la masse musculaire.

Les résultats obtenus par ce traitement sont consignés dans le travail que M. Steinbrenner a inséré dans le *Journal de l'Expérience* (2 avril 1840). — Non-seulement il l'a appliqué à des personnes soupçonnées de subir l'influence héréditaire, mais encore à bon nombre d'individus qui n'offraient qu'un développement insuffisant de la cage thoracique. — Il a vu la partie supérieure de la poitrine acquérir 6, 8, 10, 15 centimètres de plus qu'à l'état normal.

Nous croyons aux résultats obtenus par M. Steinbrenner,

la théorie est facile à saisir et la pratique facile à faire ; mais nous ne partageons pas la tendance qu'il manifeste à l'appliquer à toutes les périodes de la tuberculisation. Comme moyen prophylactique, cet exercice est excellent ; mais du jour où l'auscultation aura fait percevoir une certaine somme de granulations dans le sommet de la poitrine, nous conseillerons de cesser un mode de traitement qui fatigue les malades et qui peut devenir cause d'hémoptysie.

Un médecin dont nous avons déjà cité les travaux, M. Lombard, de Genève, accorde aux exercices de la voix et à l'inspiration d'un air chargé de vapeurs humides et chaudes des propriétés préservatrices assez notables. — Relativement à l'exercice de la voix, nous croyons devoir le conseiller pour tous les enfants. Dans les institutions primaires, on a introduit l'excellent usage du chant ; mais il est malheureux qu'aussitôt l'âge de la puberté arrivé, on le leur fait abandonner, et c'est à peine si on en voit quelques-uns continuer dans les cours publics un exercice qu'ils considèrent uniquement comme un agrément. Le chant rend la poitrine plus large, plus élastique, les muscles inspirateurs et expirateurs deviennent plus forts, plus souples, et la voix acquiert un timbre plus élevé et plus net.

Vêtements. — La question des vêtements n'est rien moins que facile à traiter.

En thèse générale, il faut couvrir suffisamment les enfants et les abriter contre les variations de température auxquelles ils sont si sensibles. — A la campagne, on les surcharge de couvertures, on leur met sur le corps un poids beaucoup trop lourd et très peu utile, car le nombre des couvertures ne fait pas, que nous sachions, naître la chaleur, seul élément que l'on recherche pour les petits êtres qui sont couchés dans un berceau. Une simple couverture de laine fine, douce et bien tissée vaut mieux, pour un enfant, que le manteau du père, grossier pour l'étoffe, dur et pesant. Nous l'avons déjà dit, l'emmaillotement est très défectueux à la campagne; outre qu'on prive les enfants de la liberté de leurs mouvements, on les entoure de langes qui ont servi, la plupart du temps, à ceux qui sont venus au monde avant eux. Ces langes, lavées bien des fois, sont feutrées et n'ont plus ni souplesse ni douceur. La layette d'un enfant est un costume tout entier. — Le programme des collèges porte le nombre, la qualité des vêtements que l'enfant devra apporter en entrant, c'est ce qu'on appelle le trousseau; personne ne s'est inquiété du trousseau de l'enfant nouveau-né. — Combien en avons-nous vu de ces pauvres petits êtres qui, en venant au monde, attendaient que la charité, guidée par le hasard, vînt leur apporter les langes indispensables à leur premier développement!

Qu'on veuille bien envisager cette question au triple point de vue de la religion, de la moralité sociale et du devoir professionnel : l'enfant, quand il vient au monde, a droit à toute la somme d'égards qu'il appartient à ses semblables de lui donner; si l'on veut qu'un jour il soit un serviteur utile et robuste, un travailleur pour la terre abandonnée, il faut l'abriter dès ses jeunes ans contre le froid et contre la misère. Les classes riches n'ont besoin de rien; les pauvres, au contraire, ont besoin du superflu des riches; jusqu'à ce jour, la charité fait ce que des règlements d'administration feront sans doute plus tard.

On a beaucoup insisté sur l'usage du gilet de flanelle immédiatement appliqué sur la peau. D'après la plupart des auteurs, il faut commencer à l'employer vers l'âge de deux à trois ans et le continuer pendant toute la vie.

Le gilet de flanelle a acquis un droit de domicile dans nos

mœurs, il est devenu, par suite des conseils donnés aux familles par les médecins, le *vade mecum* de toutes les personnes qui sont tourmentées par une affection pulmonaire quelconque.

Il est cependant bien d'y revenir un peu et de traiter assez au long cette question assez importante, puisqu'elle représente tout une partie de nos habitudes.

La flanelle ne doit pas être imposée aux enfants d'une manière continue, voilà notre avis. Quel but veut-on, en effet, atteindre par l'usage de la laine sur la poitrine : 1° Une action stimulante sur la peau; 2° un corps intermédiaire à l'action du froid et à la sensibilité cutanée; 5° une matière qui absorbe l'humidité développée pendant les transpirations que l'exercice développe. Ces trois effets sont toujours obtenus à l'aide de la flanelle, mais ne sont pas toujours aussi avantageux qu'on pourrait le supposer.

Chez les enfants qui offrent une circulation languissante, des téguments pâles et une nutrition incomplète, nous conseillons l'usage de la flanelle, non pas d'une manière continue, mais d'une manière intermittente. — L'étoffe qui sera mise en contact avec la peau sera grossière. C'est un véritable cilice qu'il faut dans ces circonstances pour exciter la circulation périphérique. Je la conseille pendant une heure ou deux après les repas et pendant les promenades ou les exercices gymnastiques, afin que l'action de frottement vienne en aide aux mouvements eux-mêmes. Il y a des enfants qui transpirent avec une facilité extraordinaire: ceux-là doivent garder le gilet de flanelle très peu de temps après les exercices; il en est d'autres chez lesquels la peau est sèche et se prête assez difficilement à la transpiration : on peut laisser à demeure le gilet de flanelle pendant des heures entières, et les encourager à se frictionner de temps en temps avec ce vêtement. Le second effet que l'on veut obtenir, c'est l'isolement de la peau et de l'air extérieur. On peut y arriver à l'aide de tout autre vêtement mis sur le corps et non plus immédiatement sur la peau, mais sur la chemise elle-même.

Il n'est pas indispensable de placer la laine immédiatement sur le corps; on peut obtenir le même calorique à l'aide de vêtement chauds, et dont la laine ne forme pas essentiellement la trame.

Le troisième effet à obtenir est l'imbibition par un tissu spongieux de l'humidité développée par la transpiration. M. Fournet veut que l'on change tous les deux jours au moins les gilets de flanelle, et toutes les fois qu'on éprouve un sentiment d'humidité froide entre les deux épaules ou aux aisselles. — Il veut que la nuit les individus se débarrassent du gilet de flanelle.

Nous croyons, avec M. Donné, que dès l'instant où, par suite de la transpiration, le gilet de flanelle est devenu humide, il faut le quitter et le laver à grande eau afin de lui enlever l'odeur caractéristique de la sueur. — Le feutrage de la laine est la conséquence de ces imbibitions répétées, et, si on n'y prend garde, l'impression de cette humidité peut déterminer des pleurésies ou des pneumonies avec autant de facilité que si l'individu avait subi l'impression d'une pluie froide.

Les ouvriers qui sont obligés de passer la majeure partie du temps qu'ils consacrent au travail dans des appartements mal clos, où l'air circule quelquefois à l'état de courants, sont ceux qui doivent le plus faire usage de la flanelle et qui peuvent la conserver le plus longtemps sur le corps sans en changer, parce que les mouvements violents que détermine le travail suffit pour établir entre le gilet de flanelle et la surface cutanée un équilibre de température suffisant pour empêcher l'extrême réfrigération de l'étoffe, et, par suite, l'influence désastreuse que cette réfrigération exerce sur les organes de la respiration.

Il existe une classe de moyens prophylactiques que tous les auteurs ont recommandés, qui servent non-seulement pour préserver les individus soupçonnés d'hérédité tuberculeuse, mais qui rentrent plus tard dans le traitement curatif pour une large part.

Cette classe comprend tous les moyens qui servent à faciliter l'absorption des aliments et qui modifient par leur influence la constitution de l'individu. — Un grand nombre d'auteurs ont insisté sur ces moyens, et principalement sur les médicaments propres à relever les constitutions débilitées. — L'huile de foie de morue, l'iodure de potassium, le quinquina, le fer, les tisanes amères et administrées dès le bas-âge et même à la nourrice, comme le veulent certains auteurs, forment l'arsenal thérapeutique qui est administré dans cette période, où rien encore ne fait soupçonner qu'une lésion existe dans les poumons.

M. Louis s'élève contre les excès auxquels certains médecins se laissent entraîner par trop de zèle pour leurs malades et pour l'action prophylactique de certains médicaments. « Au lieu de chercher par tous les moyens possibles à for« tifier la constitution des enfants faibles qui tirent leur « origine de parents phthisiques, on voit des médecins leur « appliquer, dès la plus tendre enfance, puis entretenir in« définiment, des vésicatoires aux bras. On ne saurait trop « déconseiller une semblable pratique que l'expérience dé« savoue, et qui ne peut, en diminuant les forces, en alté« rant la constitution, qu'amener des résultats opposés à « ceux qu'on se propose d'obtenir. »

L'administration de l'eau froide, avons-nous dit, est un moyen précieux pour déterminer une augmentation des forces de l'individu, à plus forte raison celle des eaux minérales. On est trop habitué, en France surtout, à songer aux eaux minérales, alors qu'il n'y a plus rien à tirer de l'arsenal thérapeutique. On ne sait pas s'en servir comme moyen prophylactique. Pourquoi donc ne pas étendre les bienfaits des bains de mer, des sources fortifiantes ferrugineuses ou alcalines que possède la France, à toutes les classes et surtout aux enfants. — A Ems, à Néris, à Saint-Sauveur, à Plomblières, à Spa et dans bien d'autres thermes très fréquentés, il manque une clientelle spéciale, celle qui va chercher à maintenir une santé florissante. On y trouve à chaque pas des individus usés, débilités, et que les eaux sont chargées de refaire de toutes pièces. Cette erreur tombera avec l'effacement des distances et avec les travaux scientifiques qui, chaque jour, démontrent les vertus prophylactiques des eaux minérales.

Climats. — L'influence des climats sur l'avenir des individus prédisposés à la phthisie pulmonaire est très grande et mérite une attention toute particulière. Il en est des hommes comme des plantes; certaines conditions de température, d'humidité et de sécheresse du sol sont indispensables pour qu'il y ait équilibre dans la santé. Telles races dépérissent dans le lieu où elles gravitent qui, transportées sous des latitudes différentes, n'éprouveraient aucune dégénérescence; il ne faut pas croire que le séjour dans les pays chauds soit le traitement prophylactique par excellence pour les individus qui sont atteints de tuberculisation dans les contrées froides; l'expérience journalière prouve que la maladie n'en marche pas moins vite et avec moins d'intensité. Nous verrons si ce que certains auteurs ont écrit sur les influence climatériques est juste. Nous avons maintenant à nous occuper de l'influence prophylactiques seulement.

Les migrations d'individus supposés malades doit se faire avec la plus grande réserve, pour les motifs suivants : Il est raconnu qu'il n'y a pas un point du globe sur lequel la phthisie pulmonaire n'exerce ses ravages; si donc on cherche dans le climat une influence absolument préservatrice, elle n'existe pas. Il faut, pour que le changement de pays produise des effets salutaires, certaines conditions de constitution, et surtout du côté de la famille. — Un exemple expliquera suffisamment cette proposition. — Prenez un enfant né de parents tuberculeux, mais à constitution nerveuse, impressionnable aux moindres émotions, possédant cette physionomie intelligente et active, particulière aux peuples du Midi, quelle influence voulez-vous attendre d'un climat énervant, d'un pays où l'air est saturé d'électricité, où l'action de la chaleur a pour résultat de réveiller toutes les passions qui devraient se taire, et d'agir directement en sens contraire de l'intérêt des malades. Au contraire, prenez un enfant blond lymphatique, à constitution un peu scrofuleuse, dont les parents ont offert tous les signes qu'exige le diagnostic de cette dernière diathèse; transportez-le dès l'âge le plus tendre; confiez-le à une nourrice vigoureuse et à sang pur et riche; qu'il soit dépaysé et par l'éducation et par les soins hygiéniques : l'influence climatérique sera pour lui immense; il vivra d'une vie nouvelle, et sa constitution aura été placée dans les conditions les meilleures pour échapper à l'influence héréditaire du mal. A un âge plus avancé, les bienfaits ne sont plus les mêmes pour tous les individus, et, chose très digne de remarque, un grand nombre d'individus partis de l'Angleterre, de la Hollande et du nord de l'Allemagne ne peuvent résister à l'action des climats méridionaux et meurent tuberculeux, plus vite quelquefois qu'ils ne l'auraient fait dans leur pays.

Si donc on veut obtenir des effets convenables du changement de climats, il ne faut pas attendre que le mal ait pris des proportions trop grandes, et que, sans lésions locales, il y ait affaiblissement de la constitution; il faut que ce changement pénètre dans l'éducation des enfants, et qu'on les laisse dans le pays qui leur convient le mieux, non pas pour quelques mois, mais toute l'année et souvent leur vie entière.

Choix d'une Profession. — Les soins à donner aux individus qui sont soumis à l'hérédité tuberculeuse doivent être continués par-delà l'époque où le développement du corps semble complet. Les enfants doivent être surveillés dans leurs études. Sans conseiller la paresse et l'ignorance, nous croyons devoir mettre en garde contre la tendance trop générale des familles à avoir des phénomènes d'intelligence. Jusqu'à l'âge de dix ans, on doit fort peu se préoccuper de l'esprit, et il est plus utile de fortifier le corps. Après cet âge, on doit consulter les antécédents des parents et réfléchir vers quelle profession on dirigera les études de l'enfant.

La profession est en effet le complément de l'éducation; tout ce qui précède doit y préparer; elle-même doit couronner l'œuvre si péniblement commencée et si laborieusement poursuivie. Nous n'avons pas à dérouler ici toute cette question : la tâche serait impossible; il faut que les familles sachent consulter là-dessus le médecin qui a surveillé la santé des parents, la première enfance et plus tard la jeunesse. — Il y a aussi des conditions de fortune, des convenances sociales que nous ne pouvons embrasser, mais que les médecins savent parfaitement apprécier dans leur pratique journalière.

CHAPITRE III.

TRAITEMENT CURATIF.

Si l'on voulait accomplir la tâche de faire l'histoire complète de tous les médicaments essayés dans la guérison de la phthisie pulmonaire, il faudrait reprendre toute l'histoire de la thérapeutique; histoire ancienne et histoire moderne devant laquelle recule la critique, parce qu'elle se trouverait en face d'un empirisme quelquefois grossier, ou de tentatives honnêtes, mais la plupart infructueuses. En face d'un mal qui emporte à lui seul près d'un cinquième de la population des grands centres, il ne faut pas se rebuter; il faut savoir reprendre les médications qui ont réussi entre les mains des observateurs qui nous ont précédés, et tenir compte des modifications que des études plus approfondies ont pu apporter dans leur administration, et nous placerons en première ligne tous les médicaments qui ont été employés dans le but d'attaquer la diathèse tuberculeuse.

Eaux minérales. — Avant de faire l'étude de l'iode comme moyen curatif de la phthisie pulmonaire, nous allons examiner un traitement employé depuis longtemps et encore en grande faveur de nos jours , nous voulons parler des eaux minérales.

Ce sont les eaux sulfureuses qui sont principalement conseillées dans cette triste affection, et en particulier les Eaux-Bonnes, où l'on envoie de toutes les parties de la France et même de l'étranger, les malades atteints de diathèse tuberculeuse.

Les eaux sulfureuses, en général, produisent chez les personnes qui les prennent des effets qui sont presque semblables ; c'est-à-dire que, d'après les faits publiés et ceux qui nous sont personnels , il résulte pour nous que ces eaux paraissent avoir un même mode d'action. Toutes semblent donner des propriétés stimulantes qui se traduisent par les phénomènes suivants : accélération du pouls et de la circulation capillaire ; chaleur plus grande à la peau ; augmentation de la sécrétion cutanée , etc. Sous cette influence , les fonctions digestives reprennent leur activité, les fonctions génératrices leur énergie et les forces musculaires leur vigueur. Tels sont les effet généraux produits par les eaux sulfureuses. Est-ce à dire pour cela qu'on peut envoyer indifféremment un phthisique à telle ou telle station thermale et lui faire boire l'eau de n'importe quelle source ? Nous ne le pensons pas ; car la composition chimique n'est pas partout la même , et telle source sulfureuse qui améliorera ou guérira certaines affection, n'apportera aucun changement peut-être par elle-même dans la maladie dont nous nous entretenons.

Loin de vouloir jeter une certaine défaveur sur l'emploi des eaux, nous sommes les premiers à les conseiller quand nous les pensons nécessaires ; mais nous croyons qu'on s'exagère les succès qu'on en a obtenu, et nous voulons, en juge impartial, examiner la limite des ressources que les eaux nous prescrivent, quelles améliorations elles peuvent apporter chez les malades, et si, en un mot, on peut regarder ce traitement comme une médication curative.

Ce sont les Eaux-Bonnes, avons-nous dit, qui sont principalement employées dans la phthisie, et c'est là où tous les ans on envoie un nombre considérable de malades. Les Eaux-Bonnes (Basses-Pyrénées) sont situées dans la vallée d'Ossau, au confluent des ruisseaux de la Soude et du Valentin, au pied du pic du Ger, près du village d'Aas, à 4 kilomètres de Laruns et à 40 de Pau.

Le village est formé d'une seule rue à l'extrémité de laquelle se trouve l'établissement thermal, et est entouré de tous côtés de montagnes très élevées. Il se trouve par conséquent dans une gorge très resserrée et pour ainsi dire au fond d'un entonnoir où l'air circule avec peine, où la chaleur est parfois excessive, et où l'on remarque de brusques variations de température, situation qui, selon nous, n'est pas toujours favorable aux malades qui vont chercher dans ce pays une amélioration à leur position. Les Eaux-Bonnes possèdent plusieurs sources, mais une seule est presqu'exclusivement employée, c'est la source vieille, qui entretient la buvette à l'aide d'un mince filet d'eau; ce qui fait que cette dernière n'est ouverte aux buveurs que pendant quelques heures matin et soir. Quant aux autres sources, elles sont pour ainsi dire sans emploi. L'eau a une température d'environ 32° centigrades, et est remarquable par la forte proportion de chlorure de sodium qu'elle renferme. Elle contient également du sulfure de sodium (0,0214 par litre) et se distingue de la plupart des eaux sulfureuses de la chaîne par sa faible alcalinité, la moindre quantité de silice et la proportion plus considérable de sulfate de chaux dont l'analyse démontre l'existence.

Les malades atteints de phthisie qui prennent les eaux

peuvent se diviser en trois groupes, selon le degré de leur affection. Chez les premiers, lorsque la phthisie n'est que soupçonnée, ou même lorsque tous les prodrômes de l'invasion tuberculeuse commencent à se montrer, nous admettons qu'on peut espérer, sinon une guérison complète, du moins une grande amélioration. Ainsi l'on voit des personnes faibles, pâles, étiolées, recouvrer parfois en peu de temps, aux Eaux-Bonnes, les forces et l'embonpoint, et dans la suite ne rien éprouver du côté de la poitrine. C'est un fait qui a lieu journellement; mais est-il dû uniquement à l'emploi des eaux? Nous ne le pensons pas et nous croyons que le séjour de la campagne, le changement complet d'habitudes, de manière de vivre; que l'exercice au grand air à travers ces délicieuses montagnes, couvertes de plantes aromatiques qui entourent le village de tous côtés, et l'absence de toute préoccupation, entrent pour beaucoup dans cette amélioration. En un mot, nous pensons que l'hygiène est la première condition du succès, et que l'emploi de l'eau, par le fait de l'activité plus grande qu'elle imprime à la circulation pulmonaire, et par son action stimulante sur les voies digestives et les forces musculaires, vient seconder favorablement cette tendance à la guérison. Nous admettons que l'eau agit pour ainsi dire directement sur les organes respiratoires, et que son usage trop fréquent ou dépassant certaine limite peut même faire plus de mal que de bien au malade, en ramenant ou en provoquant des hémoptysies qui se déclarent assez souvent par l'usage de ces eaux thermales.

Mais quand le tubercule est formé, quand la maladie est à sa seconde période, nous ne sommes pas d'avis que le séjour des Eaux-Bonnes puisse apporter une amélioration bien marquée. En effet, une stimulation trop intense, une action trop prolongée pourraient amener la fonte des tubercules, et par suite une aggravation des symptômes. De plus, la situation du pays s'oppose elle-même, suivant nous, à cette amélioration ; car à cette seconde période de la maladie la fièvre commence à se montrer ou à s'accroître, la diarrhée se déclare, la dypsnée devient beaucoup plus grande, et alors les malades sont obligés de se priver des distractions de la promenade et des excursions, par suite de l'essoufflement que produit chez eux la moindre ascension.

Quant au troisième degré de la phthisie, alors que le tissu pulmonaire est désorganisé, que des cavernes existent, que la faiblesse est extrême, qu'une diarrhée collicative épuise le malade, quel secours peut-on espérer de l'eau ? Aucun, assurément ; et l'employer à cette époque serait précipiter les accidents et hâter la mort. Aussi, croyons-nous ne pas devoir nous arrêter plus longtemps à cette troisième période.

Nous venons de tracer en quelques lignes notre opinion sur les Eaux-Bonnes, qui passent pour celles qui conviennent le mieux dans le traitement des tubercules, et nous pouvons nous résumer en disant que l'emploi de ces eaux n'est qu'une médication pour ainsi dire préventive et qu'elles ne conviennent que lorsque l'affection est à l'état de soupçon ou de début ; en un mot, qu'elles peuvent être utile dans le premier degré de la phthisie, bien peu dans le second, mais qu'elles seraient fatales dans le troisième.

A quelques kilomètres des Eaux-Bonnes, se trouvent les Eaux-Chaudes, qui possèdent une source que l'on a beaucoup vanté dans le traitement des affections pulmonaires. C'est la source Baudot, qui paraît exercer une action fortifiante et détersive sur les muqueuses bronchiques. Elle contient une quantité moins grande, il est vrai, de sulfure de sodium (0,009 par litre) que les Eaux-Bonnes, mais aussi qui ne détermine pas, même à haute dose, de mouvement fébrile ni d'hémoptysie. Son action est moins grande; mais comme pour les Eaux-Bonnes, nous pensons qu'elle n'agit également qu'en facilitant l'expectoration et en exerçant une action fortifiante sur les muqueuses bronchiques.

Par suite de cette activité moins grande qu'on lui reconnaît, nous pensons qu'il serait mieux, dans tous les cas, de conseiller aux malades de débuter par les Eaux-Chaudes, qui seraient une préparation pour arriver à des eaux plus actives.

En résumé, on n'a pas dans l'emploi des eaux sulfureuses un traitement curatif de la phthisie, on n'a qu'un adjuvant qui produit sur les poumons atteints de tubercules, un effet tonique et stimulant propre à relever leurs forces, et qui, par un voyage et un séjour à la campagne, les met dans des conditions hygiéniques plus favorables à leur santé, et les force à chercher par suite de l'éloignement de leurs occupations des distractions qui leur sont nécessaires, et que leur offre un pays qui leur est quelquefois inconnu. Mais bien des obstacles ne se présentent-ils pas souvent pour envoyer les malades dans les Pyrénées, et dans ce cas n'avons-nous pas, à quelques minutes de Paris, les sources sulfureuses d'Enghien, qui sont trop oubliées, et qui peuvent rendre de grands services à la médecine.

Enghien, situé dans la vallée de Montmorency, si calme, si riante, si justement célèbre, offre suivant nous un avantage sur les Pyrénées, c'est que la douceur du climat présente les conditions hygiéniques les plus favorables : on y est à l'abri de ces brusques et funestes variations de température auxquels sont si exposés les établissements qui se trouvent dans les montagnes. Abrité des vents du nord et de ceux du sud-ouest, Enghien ne reçoit que les vents d'est et d'ouest, direction qui permet le mieux, par son renouvellement, la

purification de l'air, qui est raffraichi dans les grandes chaleurs par l'évaporation des eaux du lac, et qui devient plus
doux et plus approprié aux poitrines délicates des malades.

Les eaux d'Enghien n'ont pas la même composition que
les eaux des Pyrénées; de plus elles sont froides; mais leur
température peut être élevée sans apporter aucun changement dans leur composition, et elles agissent comme les eaux
sulfureuses en général. Elles sont toniques et exercent aussi
une action directe, comme celles des Eaux-Bonnes, sur les
voies respiratoires. Aussi, conseillerons-nous leur usage aux
personnes qui ne peuvent se rendre aux Pyrénées.

Ce que nous avons dit des Eaux-Bonnes nous le pensons
à bien plus juste raison des Eaux du Mont-Dor. Cette
source thermale possède tout à la fois d'excellentes eaux
et des conditions hygiéniques déplorables On ne peut jamais
compter sur un mois de saison convenable. Cependant ces
eaux sont très efficaces entre les mains de MM. Bertrand
père et fils, qui depuis longtemps y exercent le monopole
le plus absolu.

Si on recherche dans la composition chimique des sources
thermales la raison des succès annoncés, il faut conserver
les plus grandes et les plus légitimes espérances pour l'avenir de la tuberculisation pulmonaire, puisqu'on peut la guérir à l'aide d'une formule toute différente que celle que l'on
trouve aux Pyrénées.

Source de la Madeleine.

Carbonate de soude.	0,386
— de chaux.	0,237
Chlorure de sodium.	0,296
Sulfate de soude.	0,126
Quelques traces de fer et d'alumine.	

S'il est vrai, comme M. Thénard l'a découvert par l'analyse, qu'il y ait un milligramme par litre d'arséniate de soude dans l'eau qui sort de la source de la Madeleine, on peut, à défaut d'autre agent thérapeutique spécial, se rejeter sur celui-là pour expliquer les effets curatifs. L'arsenic est un excitant de la circulation; certaines populations orientales en absorbent chaque jour des quantités minimes et semblent en retirer des effets surprenants comme tonique. On dit que les Circassiens, le plus beau peuple du monde, entretiennent leur force et leur beauté à l'aide de cet agent thérapeutique.

La quantité de soude qui, sous trois combinaisons, entre dans la compositions des Eaux du Mont-Dor peut aussi être accusée de produire les bons effets que MM. Bertrand père et fils ont successivement observés.

Aux Eaux-Bonnes il y a un certain nombre de médecins qui peuvent contrôler mutuellement les résultats de leur pratique. Au Mont-Dor il n'y a que M. Bertrand et nous sommes dans l'obligation de nous en rapporter exclusivement à ce que cet honorable praticien nous dit. Nous ne comprenons pas qu'une station aussi importante n'ait pas inspiré à des médecins l'idée d'aller s'établir dans un pays aussi fertile en résultats thérapeutiques heureux.

Voici relativement à la phthisie pulmonaire ce que M. Bertrand écrit :

« La précision apportée à l'étude de la phthisie par l'aus-
« cultation exige qu'on définisse bien quels sont les malades
« que le Mont-Dor guérit chez les phthisiques arrivés à la
« dernière période, dont les sueurs, les crachats ou les
« selles ont pris le caractère colliquatif, ces eaux sont contre-
« indiquées. Si l'une ou l'autre de ces évacuations prend
« ce caractère pendant le traitement, il faut le faire discon-
« tinuer sur le champ. Mais quelquefois il est difficile de

« faire la part de l'irritation catarrhale des bronches, et les
« signes stéthoscopiques eux-mêmes peuvent faire porter
« un diagnostic trop sévère. En ce cas on peut tenter, sur-
« tout si la circulation est affaiblie, que le pouls soit peu
« vif, qu'il y ait plutôt relâchement de la fibre. Si au con-
« traire, il y a toux sèche, chaleur, aridité de la peau,
« pouls vif, petit et fréquent, ne recourez pas aux eaux. »

En un mot, on pourrait résumer de la manière suivante l'action thérapeutique des eaux du Mont-Dor : n'envoyer aux eaux que ceux des malades dont l'état n'a point passé à la deuxième période, car les sueurs, les crachats, les selles diarrhéiques commencent avec le ramollissement et c'est alors que M. Bertrand contre-indique les eaux. C'est donc alors que la maladie débute, avant les symptômes précurseurs ou pendant cette série de symptômes qui sont les avants-coureurs de la tuberculisation confirmée, que M. Bertrand autorise à envoyer à ses eaux minérales. Mais à cette période il n'est pas absolument possible de dire que la maladie est confirmée, l'étude que nous en avons donnée suffira pour le démontrer.

C'est donc comme agent prophylactique que l'on peut prendre les eaux du Mont-Dor. A ce compte-là il faut ranger comme anti-tuberculeux toutes les eaux minérales ou l'activité circulatoire est excitée de manière à dégager les poumons et le système glandulaire, Néris, Plombières, toutes les eaux sulfureuses ou alcalines qui sont administrées intus et extra pour fortifier les malades.

Nous ne comprenons donc pas la réputation excessive que l'on a voulu faire au Mont-Dor et nous n'hésitons pas à poser au monde scientifique cette question : Quand donc cessera-t-on de faire des eaux minérales une panacée universelle, et quand est-ce que les médecins inspecteurs ou autres

qui résident dans les thermes minéraux diront-ils toute la
la vérité et rien que la vérité snr les propriétés des eaux
minérales? Les malades y gagneraient, la pratique médicale
aussi, et les établissements thermaux recevraient de ce crite-
rium une faveur bien méritée.

Huile de foie de Morue. — L'huile de foie de morue paraît
avoir été employée tout d'abord par des pécheurs et par les
habitants des bords de la mer, et de là être passée dans l'usage
thérapeutique par suite des observations que recueillit un
médecin anglais, le docteur Kay, en 1776, à l'infirmerie
de Manchester. Elle fut d'abord employée avec succès contre
le rhumatisme. En 1790, Percival et Darbley reprirent ces
expériences et en étendirent le succès. Les populations du
Nord de la France, de la Norwège, de la Suède, semblaient
en être très friandes et s'en trouvaient parfaitement; on a
retrouvé ce goût parmi les esquimaux, dont l'estomac semble
moins délicat et moins rigide que celui des gens du monde
et surtout des populations méridionales. — Il se fit autour
de ce médicament nouveau un rayonnement de curiosité
qui dégénéra en enthousiasme lorsque, en 1823, Scheney,
de Liegen, eut publié les résultats qu'il avait obtenus sur les
maladies rhumatismales, sur les scrofules, sur la carie vertébrale et sur les affections chroniques pulmonaires. L'analogie qui semblait exister entre la phthisie pulmonaire et la
maladie scrofuleuse conduisit à l'emploi de l'huile de foie de
morue contre cette affection. — Le docteur Hanquel, en
Allemagne, institua une série d'expériences sur ce médicament dans la phthisie pulmonaire, et ses résultats furent
reçus avec une grande faveur par le monde savant. Il ressort
de son observation que la phthisie pulmonaire à son début
est moins rebelle que dans la deuxième période et surtout
qu'à l'époque des excavations.

En 1838, un professeur d'Utrech, le docteur Alexandre, publia un cas d'affection chronique des poumons guéri par l'usage de l'huile de foie de morue administrée après toute sorte de traitements inefficaces.

Smertz, en 1839, publia trois cas de phthisie héréditaire ou scrofuleuse, ainsi qu'il la désignait, guéris par l'emploi continué de l'huile de foie de morue.

M. de Jongh obtint des résultats très remarquables chez un phthisique parvenu au troisième degré. — L'huile de foie de morue fit, dès les premiers jours, tomber la fièvre, cesser les sueurs, rendit la toux moins fréquente et moins pénible, et l'expectoration diminua considérablement; la diarrhée, qui était colliquative, diminua aussi; néanmoins le malade succomba plus tard. — Les professeurs hollandais qui furent appelés à constater la valeur de cette observation conclurent que : donnée au début de l'affection tuberculeuse, quand il n'existe encore qu'une prédisposition, l'huile de foie de morue en arrête le développement pour un temps plus ou moins long et quelquefois même pour toujours.

Les médecins anglais arrivèrent à des résultats tout aussi heureux que ceux que les allemands avaient trouvés. M. Thompson (*Lancette*, 27 juin 1846), communiqua 37 cas dont 10 radicalement guéris, 5 cas dans lesquels la répugnance inspirée par le médicament empêcha de pousser l'expérience jusqu'au bout, et 12 cas dans lesquels il n'observa pas de changements notables.

Scudamore (*London médical Gazette*, 1848) donna pleine confirmation des succès possibles par l'emploi de ce remède. Une jeune fille de 24 ans, portant des cavernes dans les poumons, fut soumise par lui à l'emploi de l'huile de foie de morue; pendant quatre mois elle prit fidèlement une demi-once d'huile en quatre doses.

L'expectoration diminua peu à peu, ainsi que les sueurs; la toux disparut, et l'auscultation permit de constater la guérison des cavernes. Cette observation est trop importante pour ne pas être consignée ici.

M. Pereyra, de Bordeaux, lut un mémoire qui ne contenait pas moins de 362 cas de phthisie bien reconnue : 243 malades furent guéris, 110 moururent.

Il y a dans ces résultats bien du merveilleux, et, malgré notre croyance pour la vertu curative de l'huile de foie de morue, nous ne croyons devoir accepter ce chiffre énorme qu'avec bien de la réserve.

La question sembla dès lors résolue, et les médecins n'eurent plus à s'occuper que du meilleur mode d'administration. La répugnance que les malades témoignent au bout d'un certain temps paraissant un obstacle trop grand, on dut songer à rendre l'huile de foie de morue moins désagréable. C'est alors que M. Mouchon, pharmacien de Lyon, inventa un sirop qui permit de l'administrer plus longtemps sans dégoût.

M. Gobley signala, dans le *Journal des Connaissances utiles*, l'huile de raie comme pouvant remplacer avantageusement l'huile de morue, et ce nouveau médicament agissant par les mêmes principes, donna entre les mains de M. Trousseau des résultats au moins aussi satisfaisants.

M. Williams, de Londres, soumit 400 phthisiques à l'usage d'une huile de foie de morue inodore et insipide. — Ils offraient toutes les variétés de la phthisie pulmonaire. Ses résultats sont dignes de la plus scrupuleuse attention. — Chez 209 des malades qu'il soumit à son traitement, l'influence fut des plus heureuses. La marche des phénomènes morbides fut enrayée; chez tous les symptômes prirent une intensité moindre; la mort fut en général retardée, et, dans

un nombre de cas assez considérable, tous les accidents disparurent pour faire place à une santé florissante. Chez 19
seulement, il ne constata aucun effet salutaire, et dans 9 cas
la diarrhée qui survint empêcha de continuer le traitement.

A Tours, le docteur Duclos (*Bulletin de thérapeut.*, t. 38,
p. 295) a fait une étude complète de l'huile de foie de morue
dans la phthisie pulmonaire; il l'a administrée aux diverses
périodes, comme l'avait fait le médecin anglais, surtout au
début. « Si tant de médecins ont échoué, dit-il, il ne faut
« l'attribuer qu'à l'oubli et à l'ignorance de ce précepte.
« L'action du médicament ne se révèle qu'au bout d'un
« mois; alors l'amélioration marche vite. On imaginerait
« difficilement jusqu'à quel point est portée la modification
« que l'huile imprime à la nutrition générale. J'ai vu des
« enfants, des adultes, bien évidemment tuberculeux au
« premier degré, pâles, amaigris, prendre une coloration
« rosée en l'absence de toute fièvre, et un embonpoint qui
« contrastait d'une manière frappante avec leur amaigrisse-
« ment antérieur. »

Dans la première période donc, il y a guérison pour tous
les expérimentateurs; quelques-uns dans la deuxième période, et toujours amélioration et diminution dans l'intensité
des symptômes.

Au Val-de-Grâce, M. Champouillon a fait des recherches
sur des soldats malades, desquelles il est résulté que l'huile
de foie de morue remettait très vite les malades sur pied et
leur permettait de reprendre leur service.

Nous laisserons de côté tout ce qui est relatif aux moyens
d'extraction de l'huile de foie de morue. Cette question est
parfaitement traitée dans les livres de pharmacologie. Nous
nous occuperons seulement des différences que l'on observe

dans l'efficacité des diverses espèces obtenues par le commerce.

La présence de l'iode dans l'huile de foie de morue, signalée par M. Hapfer de l'Orme, et plus tard par MM. Hansmann et Gmelin, fut l'objet des recherches des chimistes français, et MM. Gobley, Girardin et Preisser, Lesueur et Chevallier, mirent hors de doute l'existence de ce principe modificateur de l'économie.

Un litre d'huile de foie de morue semble ne renfermer que 40 milligrammes en moyenne d'iode. C'est peu ; mais l'économie, en s'emparant de la totalité de ce principe, trouve le moyen de satisfaire aux besoins de la régénération de ses tissus.

On sait que M. de Iongh a trouvé des traces de phosphore dans l'huile de foie de morue. M. Berthé a retrouvé ce métalloïde. — Il y a en outre dans l'huile de foie de morue tous les principes que renferme l'animal, variés seulement quant à la quantité et sous les combinaisons différentes produites par la putréfaction.

Voici, d'après les expériences faites dans ces dernières années, l'état proportionnel des principes dans l'huile de foie de morue.

1° *Huile blonde*, peu odorante, peu agréable au goût. C'est la plus riche en principes inorganiques (iode, phosphore, brôme, etc.).

2° *Huile brune*, foncée en couleur, très fortement odorante, amère, excitant par son passage la toux et une certaine ardeur à la gorge, renferme une quantité moindre de principes minéraux que la précédente, mais en revanche elle est beaucoup plus riche en acides gras volatils qui l'aromatisent et qui semblent avoir une importance directe sur la nutrition.

3° *Huile rouge.* C'est celle qu'on obtient par l'ébullition des raies jetées dans une chaudière ; elle est rougeâtre, nauséabonde, très âcre, et provoque la toux aussitôt qu'elle touche la gorge. C'est la moins riche en principes minéraux, mais elle est la plus riche en acides gras et en matières biliaires.

On comprend sans peine que, devant des produits aussi différents de composition, et afin d'obtenir des modifications convenables dans les divers états auxquels l'huile de foie de morue semble convenir, on a dû expérimenter beaucoup avant de conseiller l'une de ces trois huiles.

Chaque variété a obtenu faveur d'une manière toute spéciale, tant en France qu'en Allemagne ou en Angleterre. — C'est la mode qui le veut ainsi, et la mode c'est tout simplement, en thérapeutique, l'autorité d'un nom, que cette autorité soit intéressée ou non à l'emploi de telle ou telle formule de médicament.

En Angleterre, l'huile blonde a obtenu une faveur toute spéciale qui dure encore. Il y a des motifs à cela ; d'abord, c'est un produit agréable à la vue, presque agréable à avaler, et puis plus actif, au point de vue thérapeutique sous lequel les Anglais l'envisagent. Nous ne craignons pas d'avancer que les affections morbides qui réclament l'emploi de l'huile de morue, varient avec les latitudes, avec les habitudes, avec le régime. En Angleterre, le tempérament lymphatique domine toutes les affections ; c'est le terrain sur lequel les maladies germent, croissent et se développent. Or, il n'est pas de plus puissant modificateur du lymphatisme que l'iode et le brôme ; plus donc l'huile de morue renfermera de principes minéraux, et plus elle trouvera faveur dans un pays où l'iode joue un rôle aussi grand dans la thérapeutique.

En Allemagne, les propriétés des huiles brunes ont été

très employées. — Les médecins les plus éminents de ce pays, Gluge en particulier, ont cru remarquer que les acides gras et les matières biliaires qu'elles renferment agissaient comme modificateurs puissants de la digestion, et qu'on pouvait passer sur le goût plus désagréable en faveur des bienfaits qu'on en retirait d'ailleurs.

M. Trousseau, en France, a fait une étude comparative très attentive, et ses résultats sont en harmonie avec ceux des Allemands. Il préfère les huiles brunes. Il a catégorisé les huiles d'après les résultats obtenus dans les expériences faites, et non pas d'après la composition chimique de chacune d'elles; ses résultats sont diamétralement opposés à ceux que l'on a obtenus en Angleterre. — L'huile rouge est celle qu'il donne de préférence, parce qu'elle guérit plus vite. — Pourquoi guérit-elle plus vite? c'est ce que la physiologie n'a pas encore dit. Elle guérit plus vite, voilà le grand fait thérapeutique. Puis vient l'huile brune, et enfin l'huile blonde, dont l'ingestion devra être réservée à tous les malades dont l'affection, quel qu'en soit le type, ne présentera pas une marche très rapide et des accidents formidables.

Les effets de l'huile de morue dans la phthisie ne sont plus ni contestables ni contestés. Ce qu'il est important d'observer et de faire observer, c'est qu'il ne faut pas l'administrer à toutes les périodes de l'affection et respecter certaines affections laryngées qui pourraient être augmentées par l'âcreté de l'huile de foie de morue rouge. En thèse générale, je donne la préférence à l'huile blonde dans les cas nombreux où le larynx est affecté de tubercules.

M. Williams considère que l'huile de morue est d'une efficacité plus grande à la troisième période de la maladie, quand le malade est arrivé au dernier degré d'émaciation et de marasme. Au Val-de-Grâce, quelques succès très contestés

au médicament semblent avoir été obtenus ; M. Champouillon lui-même n'ose pas en accepter l'influence curative
à cette période. — Mais la période véritablement heureuse
pour les malades, c'est la première. Il y a alors des cures
qu'on pourrait appeler merveilleuses. La plupart des succès
obtenus par Smect et Taufflieb, ont été rapportés à la guérison de la constitution scrofuleuse des malades, constitution à laquelle semblait liée la diathèse tuberculeuse.

Un exemple des plus remarquables, consigné dans la
thèse de M. Thomas, prouve tout à la fois que l'huile de
morue est utile dès le bas âge, et qu'à partir de ce moment
elle agit avec une vertu très grande.

Un pharmacien de Paris, que nous ne pouvons nommer
ici, avait épousé une femme restée seule d'une nombreuse
famille décimée par la phthisie. Un premier enfant naît, et
meurt, à l'âge de deux ans, de tubercules du cerveau et des
poumons. Un second enfant éprouve le même sort, au même
âge. Un troisième succombe à la même affection ; l'autopsie
a confirmé le diagnostic. Bientôt après naît un quatrième
enfant; cette fois, le père, suffisamment averti par ce qui
s'est déjà passé, commence, dès les premiers jours, à
mettre quelques gouttes d'huile de morue sur les lèvres de
son enfant, augmente successivement la dose, et l'enfant,
âgé aujourd'hui de dix ans, est fort bien portant. Un cinquième enfant vient au monde : soumis au même régime
que le précédent, il est, comme lui, dans un état très satis-
faisant.

L'influence de la scrofule sur la phthisie pulmonaire est
trop démontrée pour que nous hésitions à admettre que
l'iode, spécifique par excellence contre cette maladie, n'ait
en même temps des vertus puissantes pour faire rétrograder
les deux affections qui, en se liant, semblent s'être excitées

mutuellement. Nous pourrions citer un très grand nombre de faits à l'appui de cette opinion, qui n'est plus discutée par les médecins, mais admise par tous sans contestation.

M. Champouillon se déclare partisan de l'huile de foie de morue. — Il a traité 12 tuberculeux au premier degré, et la moitié a éprouvé les plus heureux effets au bout de six semaines. — Sur 4 malades parvenus au deuxième degré, 2 ont guéri, 2 ont succombé. (*Gaz. des Hôpit.*, 12 janvier 1852.)

« En rapprochant ces faits de ceux que j'ai déjà recueillis
« en dehors du Val-de-Grâce, dit M. Champouillon, et en
« tenant compte des observations semblables publiées par
« d'autres médecins, je n'hésite pas à reconnaître à l'huile
« de morue la propriété d'arrêter ou de modérer la tuber-
« culisation et, momentanément au moins, la phthisie dans
« sa période avancée. »

Quel est le principe qui agit dans l'huile de morue?

Certains auteurs attribuent à l'iode les avantages de la guérison; il est certain que l'iode, reconnu efficace tout seul, ne saurait l'être moins quand on l'administre avec des corps qui peuvent en faciliter l'absorption.

D'autres auteurs soutiennent que l'huile de morue n'agit que par les principes gras qu'elle renferme; d'autres, enfin, attribuent aux principes que la chimie n'a point encore parfaitement classés, et qui appartiennent surtout aux huiles rouge et brune, matières de la bile, l'action stimulante qu'elle exerce sur le tube digestif et sur l'assimilation.

L'action élective de chacun de ces principes sur l'organisme peut être parfaitement déduite des expériences qui ont été faites à l'aide de ces mêmes matières employées indépendamment.— Une grande vérité pourtant est proclamée par tous les praticiens : c'est que l'huile de morue extraite des foies, en les exprimant simplement, est la meilleure et la plus fidèle.

Il faut l'administrer à petites doses, afin de la rendre supportable aux malades. — S'il existait une fièvre indépendante de la tuberculisation, de la diarrhée ou des vomissements symptômatiques d'un état morbide de l'estomac, il faudrait en suspendre l'emploi.

Protoiodure de fer. — Partant de cette idée que l'iode est le seul agent de l'huile de foie de morue, certains auteurs ont pensé que l'administration des iodures solubles pouvait conduire aux mêmes résultats thérapeutiques; c'est peut-être vrai en théorie, mais dans la pratique on est loin d'avoir observé qu'il en soit ainsi.

M. Dupasquier le mit en vogue dès 1835, et ses études durèrent jusqu'en 1842, époque où il fit paraître un travail en collaboration avec M. Boissière. (*Etudes cliniques sur l'emploi du protoiodure de fer dans la Phthisie pulmonaire. Gazette méd.*, 1842.)

Les propriétés de l'iodure de fer sont, d'après M. Dupasquier, telles, qu'on ne doit pas hésiter à l'employer à toutes les périodes de la tuberculisation. — Son action sur les symptômes est des plus rapides, et se manifeste de la façon suivante :

La dyspnée et l'accélération de la respiration augmentent tout d'abord, pour disparaître peu à peu. Les hémoptysies, qui semblaient provoquées par son emploi, cessent au contraire sous son influence. Nous avouons que les expériences faites depuis avec tous les sels de fer nous font croire à la vérité de cette assertion; ce sont des hémostatiques puissants. M. Dupasquier déclare que non-seulement il a arrêté, à l'aide du protoiodure de fer, des hémoptysies, mais encore qu'il les a prévenues dans certains cas.

Un certain degré d'irritation semble être, dans les premiers jours, le produit de cette administration. La toux est plus fréquente, les crachats plus abondants et sans douloureux efforts; tout cela diminue vers le quatrième ou le cinquième jour, pour cesser, chez beaucoup de malades, complétement, et chez la plupart pour subir un amendement considérable. Les forces, qui semblaient perdues, reviennent, tandis que les sueurs nocturnes, la fièvre, la chaleur et l'amaigrissement disparaissent. Le sommet des poumons, qui était le siège de lésions pathologiques, se cicatrise complètement, et les phénomènes caractéristiques perçus à l'aide de la percussion et de l'auscultation cessent pour faire place à la respiration normale. Les cavernes, dit M. Dupasquier, se cicatrisent sous l'influence bienfaisante de l'iodure de fer.

Il y avait de trop belles espérances dans les observations de M. Dupasquier. Ses assertions étaient tellement précises, que M. Louis, l'éminent observateur, crut devoir tenter l'expérience sur plus de 60 malades, et son désappointement fut grand en ne retrouvant pas les succès obtenus avant lui.

M. Dupasquier n'en est pas moins un très sérieux observateur, et son enthousiasme peut tenir à plusieurs causes. — Ou bien il a réellement guéri des phthisiques, et alors il faut croire que la constitution de ses malades n'était pas la même que celle des malades de M. Louis; ou bien encore, n'a-t-il eu à faire qu'à des malades dont l'affection n'était pas encore arrivée à un état trop avancé; ou bien encore, a-t-il eu une de ces chances qui se voient journellement dans la pratique médicale, et qui font passer sous les yeux d'un même médecin un nombre assez grand d'individus dont la maladie présente le type intermittent et offre des intervalles d'amélioration assez longs pour faire croire à la guérison.

M. Louis n'a pas été le seul à expérimenter le protoiodure de fer; il a fait appel à l'expérimentation de ses confrères, et MM. Andral et Piedagnel en ont recherché les
propriétés efficaces. M. Piedagnel considère le protoiodure
de fer comme ne remplissant pas le but qu'on voulait
atteindre, mais comme accélérant notablement la terminaison
fatale et produisant les accidents les plus graves. (*Bulletin
général de Thérapeutique*, 1843.) Nous ne partageons ni l'enthousiasme de M. Dupasquier, ni la répulsion absolue de
de M. Piedagnel. — Le protoiodure de fer est un excellent
médicament que nous avons vu, dans certains cas de phthisie
liée à une constitution lymphatique et scrofuleuse, réussir
à merveille, non pas pour détruire la diathèse tuberculeuse,
mais pour rendre à la constitution une force de réaction
qu'elle avait perdue. — N'aurait-on que l'influence de ce
médicament contre l'hémoptysie à constater, que ce serait
un point capital dans la thérapeutique des tubercules pulmonaires.

Son administration doit avoir lieu pendant un temps très
long et par petites doses chaque fois. — 4 grammes dans
un simple sirop comme excipient, et cette potion à prendre
en un jour ou deux, selon l'état du malade. Voilà le moyen le
plus simple de le faire absorber.

Iodure de Potassium. — « Si l'on m'ôtait l'iodure de po-
« tassium, disait M. Ricord, dans une de ses leçons, je dé-
« sespérerais de l'espèce humaine. » Cette parole du spirituel
syphiliographe est la consécration de l'iodure de potassium
dans la thérapeutique. On ne dira jamais tout ce que l'iodure
de potassium peut apporter de bienfaits dans la médecine.
— Les chirurgiens l'ont sans cesse dans les mains; les médecins l'administrent à chaque instant. Il fallait bien que la
tuberculisation pulmonaire en eût sa part. M. le professeur

Piorry l'a expérimenté avec un succès qu'il a consigné dans son *Traité de Médecine pratique.* — Nous savons que M. Piorry expérimente avec une grande habileté ; mais en lisant ses observations, nous avons été frappé du peu d'étendue qu'il leur donne, et du petit nombre qu'il juge convenable de citer.

Il a donné l'iodure de potassium à la dose de 50 centigrammes à 1, 2, 3 et même 4 grammes, pendant un temps qui a duré de cinq jours à six semaines.

Nous dirons de l'iodure de potassium ce que nous avons dit du protoiodure de fer. — Il agit sur les sujets lymphatiques et scrofuleux, sur un grand nombre de ceux qui présentent des accidents syphilitiques constitutionnels, soit par suite d'hérédité soit par absorption personnelle, et toutes les fois qu'on l'essaiera, on courra le risque de tomber sur un de ces cas que les malades ignorent eux-mêmes. — Vous laisseriez tomber une flèche d'un point élevé de l'atmosphère sur un point quelconque du globe, que sa blessure réveillerait quelque accident tertiaire syphilitique, parfaitement ignoré, dont le malade n'aurait pas conscience, parce qu'il n'en recherche pas, ordinairement, la source, l'héritage paternel !

L'iodure de potassium peut donc être administré sans crainte, mais avec prudence ; il fatigue à la longue et exige des intermittences dans son administration.

Iode. — C'est au médecin anglais Baron que l'on doit l'emploi de l'iode dans la *consumption.* Il communiqua à Clark deux observations (*B. illustrations of the inquiry respecting tuberculous diseases,* 1822) qu'il tenait de Cooper, chirurgien à Staunton. — La première est celle d'un jeune homme qui avait perdu, par suite de consomption, son père, trois frères et trois sœurs entre l'âge de 18 à 27 ans. M. Cooper en avait

soigné deux et avait trouvé à l'autopsie les poumons tuberculeux dans presque toute leur étendue. Le dernier enfant
de cette famille, sujet de la présente observation, se rendit
à la demeure de M. Cooper, qui n'était éloignée de la sienne
que d'un mille, avec la plus grande difficulté. Il éprouvait
une douleur vive au côté gauche, respirait difficilement; une
toux fatigante, jointe à des transpirations nocturnes, l'avait
considérablement affaibli ; sa maigreur était telle, qu'il ne
pouvait se coucher ni sur l'un ni sur l'autre côté, et son
pouls donnait 110 pulsations. M. Cooper croyant à l'existence
d'une consomption pulmonaire bien caractérisée, lui admi-
nistra une solution d'hydriodate de potasse, dont la dose fut
graduellement augmentée. Au bout de trois mois, la santé
du malade était considérablement améliorée, et huit mois
après, il fut en état de reprendre son métier de charpentier.
— Trois ans après, sa santé était parfaite et sa constitution
remarquablement fortifiée. (Clark. *T. de la Consomption pulm.*
Trad. de l'anglais par Lebeau; Bruxelles, 1836, p. 340.)

Morton a beaucoup expérimenté l'iode, et les avantages
qu'il en a retirés sont consignés dans sa *Phthisiologie.* On a
dit (Valleix) que cet ouvrage n'était pas de Morton; nous
ne pouvons consulter que l'œuvre sans remonter à son auteur; il n'y a rien de très exagéré dans ses assertions, et ses
conclusions ne sont pas sensiblement différentes de celles
qui ont été formulées depuis cette époque. Au début, l'emploi de l'Iode a paru arrêter ou suspendre la secrétion tuberculeuse en même temps que la fièvre hectique, le marasme,
les accès de toux, la dyspnée et les autres symptômes alarmants. Chez quelques malades, il n'a paru produire aucun
effet remarquable ni en bien ni en mal; mais chez la plus
grande partie des malades, même au deuxième degré, il en
a retiré des résultats très avantageux. — Gairdner a suivi la

trace des médecins anglais et américains, et son opinion coïncide avec celle de ces observateurs. — Dans tous les cas où la lésion n'a pas fait de grands progrès, il croit à son efficacité.

Plusieurs malades auxquels il a administré ce remède ont paru en éprouver beaucoup d'avantages, tandis qu'il a été contraire à d'autres. (Bayle, *Biblioth. de Thérap.*, t. 1.)

Récamier a porté l'anathème sur la médication iodée; il a été assez loin pour déclarer que des sujets scrofuleux devenaient rapidement phthisiques sous l'influence de l'iode. Étrange illusion d'un homme qui a régné sur la thérapeutique de son époque et qui n'est pas justifiée par l'observation de tous ceux qui se sont occupés, avant et après lui, des scrofules et de la phthisie.

« J'ai essayé l'hiver dernier, dit Laennec, d'établir une
« atmosphère marine artificielle à l'aide du varech ou goëmon
« frais (*fucus verrucosus*). Douze phthisiques furent soumis
« à ce traitement pendant quatre mois. Chez tous la maladie
« est restée stationnaire, et chez quelques-uns l'amaigris-
« sement et la fièvre hectique ont même sensiblement di-
« minué. Neuf d'entre eux, se croyant guéris, n'ont pas
« voulu rester plus longtemps à l'hôpital; mais je dois avouer
« que, dans ce nombre, un seul donnait des apparences
« réelles de guérison. Le varech nous ayant manqué au prin-
« temps, à raison des difficultés de son transport, de ce
« moment la maladie a repris une marche rapide sur les
« trois malades restés à l'hôpital, et les a conduits rapide-
« ment au terme fatal. »

L'atmosphère artificielle dont parle Laennec était une atmosphère iodée, tenant, il est vrai, des particules de chlorure de sodium en suspension dans les vapeurs d'eau répandues dans la salle; mais la vaporisation de l'iode jouait ici le principal rôle. — Si Laennec avait connu la facilité avec laquelle l'iode peut être manié et les résultats obtenus par tous les expérimentateurs modernes, quel parti n'en aurait-il pas tiré !

Vaporisation de l'Iode.

Avant de donner de notre méthode l'exposé tout entier, nous croyons devoir donner quelques extraits du rapport lu par M. le professeur Piorry à l'Académie de médecine :

« La plupart des moyens employés jusqu'à ces derniers temps contre la phthisie ont été à peu près inutiles. Il n'est peut-être pas un seul des agents médicamenteux qui n'ait été proposé et prôné comme un remède efficace contre la phthisie, puis, bientôt après, oublié et abandonné. Sans remonter bien haut dans l'histoire de la thérapeutique, on verrait que depuis vingt ans le chlore, les eaux hydrosulfureuses, le tartrate antimonié de potasse ont été considérés comme des moyens curatifs, et que bientôt l'expérience a dû faire renoncer à leur usage.

« En sera-t-il ainsi de l'iode et des préparations iodées ? Il y a lieu d'espérer qu'il n'en sera pas de même, et la suite de ce travail contiendra des faits qui autorisent à concevoir cette espérance.

« Avant d'exposer ces faits, il est bon de dire quelques mots relativement aux recherches qui ont été faites sur les effets de l'iode dans les cas de pneumophymie.

« Dès les premiers temps de la découverte de ce corps métalloïque, Coindet ayant employé avec succès cette substance dans des cas de tumeurs du corps thyroïde, et, par suite, dans des engorgements du cou considérés comme scrofuleux ou tuberculeux, on pensa qu'il pourrait en arriver ainsi pour les affections phymiques du poumon, comparées si généralement aux maladies dites scrofuleuses.

« Dès 1826, Laennec, qui avait vu sur les côtes de la Bretagne que les tubercules pulmonaires étaient rares, attribua à la respiration des vapeurs iodées qui s'élevaient des varechs une aussi heureuse influence.

« Alors le professeur de clinique fit venir à Paris des fucus marins et en déposa de grandes proportions dans les petites salles de la Clinique, où il plaça un assez grand nombre de phthisiques; ceux-ci se trouvèrent ainsi dans une atmosphère saturée de vapeurs qui s'élevaient des varechs. Ce moyen eut peu d'action, et bientôt on y renouça.

« M. Lugol, qui certes fut un de ceux qui utilisèrent le plus l'iode et ses diverses préparations, paraît avoir employé aussi ce médicament contre les tubercules pulmonaires, et je tiens d'un médecin des hôpitaux, que nous estimons tous, qu'étant interne dans le service de M. Lugol, il constata ce fait, que plusieurs cadavres de pneumophymiques auxquels on avait administré de l'iode portaient des cicatrices remarquables et de date récente qui étaient le résultat de la curation de tubercules.

« Du reste, à ma connaissance, aucun fait exact, précis, positif n'a été recueilli qui ait constaté l'influence favorable de l'iode sur la marche de la pneumophymie; presque toujours ce sont des allégations qui ont été faites à ce sujet et non pas des observations sévères.

« Après les succès obtenus dans l'hydrocèle et dans les foyers tuberculeux des testicules, il était tout naturel de rechercher si l'on ne pouvait pas obtenir des résultats du même genre dans les cavernes pulmonaires; il eût été très difficile, si ce n'est impossible, et à coup sûr tout à fait téméraire, d'injecter de la teinture d'iode étendue d'une certaine quantité d'eau dans les voies aériennes; dès lors, on dut songer aux vapeurs d'iode.

« D'abord, on se servit de la teinture, puis de l'iode lui-même. M. Chartroule suivait alors le service de la Pitié. Ce médecin, élève d'une école où l'on pense qu'en diagnose et en thérapeutique on doit se servir des mesures linéaires et pondériques, me proposa de substituer à la teinture l'*iode pur, tout en le dosant.* A partir de ce moment, on employa la vapeur d'iode d'une manière générale; et, à cet effet, M. Chartroule fit confectionner un appareil et des cigarettes que les malades devaient fumer, contenant chacune une quantité d'iode déterminée, dont la composition et l'usage rappellent les cigarettes de datura stramonium, et qui avaient l'avantage de permettre aux malades de pratiquer fréquemment les inspirations d'iode.

« Si l'on vient à interposer un papier amidonné et humide entre l'appareil contenant de l'iode et la bouche qui aspire, à l'instant même le papier bleuit. Si l'on vient à faire passer, au moyen de l'expiration, le même air (qui alors a passé dans les poumons) sur un autre papier amidonné, ce dernier ne se colore en aucune façon. La conséquence directe de ce fait, que j'ai répété un grand nombre de fois, c'est que l'iode contenu dans les voies respiratoires doit y être absorbé pendant le séjour de très peu de durée qu'il fait dans les vésicules pulmonaires.

« Les pneumophymiques soumis au traitement par l'iode ont aussi été soumis en même temps à quelques autres moyens de traitement :

« 1° A l'emploi du tartrate antimonié de potasse pris à petites doses (un centigramme, par exemple), soit tous les quatre à cinq jours pendant une ou deux heures. Ce remède héroïque a été principalement administré quand des liquides muqueux, puriformes ou purulents se trouvaient contenus dans les bronches, et ajoutaient ainsi aux dangers de la phymopneumonie ceux de la présence dans les voies aériennes d'obstacles à l'entrée de l'air, obstacles qui pouvaient aussi donner lieu à des degrés divers d'asphyxie, ou mieux d'hypoxémie.

« 2° A des médicaments variés dits *astringents*, et supposés propres à calmer ou à suspendre les évacuations plus ou moins abondantes, dont l'intestin était parfois le siège.

« Dans ce nombre figurent principalement l'albumine, la thériaque et d'autres préparations opiacées; le phosphate de chaux, le sous-azotate de bismuth, etc. Mais l'administration de ces moyens n'était que momentanée, et cessait tout aussitôt que l'enterorhée était dissipée.

« 3° A du sulfate de quinine à hautes doses, prescrit alors que la rate était volumineuse, simplement hypérémiée; et à faibles doses quand il existait seulement des redoublemens fébriles nocturnes, dus à la pénétration dans le sang du pus ou de matière tuberculeuse ramollie.

« 4° A un régime généralement réparateur; et c'est là un point capital à noter, car il me paraît très utile d'y avoir recours, et certes, si j'avais à faire choix, dans la curation de la pneumophymie, entre l'ensemble des moyens hygiéniques réparateurs et les médicaments autres que l'iode, à coup sûr ce serait aux ressources de l'hygiène que je donnerais la préférence.

« 5° Très rarement pour calmer les accidents a-t-on employé de l'opium, de la belladone ou d'autres narcotiques.

« 6° Des loochs, des médicaments dits béchiques ou pectoraux, n'ont été employés que pour calmer la toux.

« 7° Les cas qui se sont présentés dans le service n'ont pas paru exiger l'emploi d'exutoires, de moxas, de vésica-

toires à demeure, etc., et je n'ai pas vu que ces lésions arti-
ficielles et pyogéniques aient été de quelque utilité dans le
traitement d'états organopathiques, dont l'un des plus fâcheux accidents est la formation du pus.

« 8° Dans presque tous les cas observés, les malades
sont restés à Paris ou dans les campagnes environnantes.
On ne les a pas envoyés résider à Nice ou dans les autres
parties de l'Italie, pays où, quoiqu'on en ait dit, les phthisiques venus du Nord ne guérissent pas plus vite ni mieux
qu'ailleurs.

« C'est à l'ensemble des moyens précédents, souvent assez incomplètement employés à l'hôpital, surtout sous le
rapport des aliments réparateurs, que, depuis près de deux
années, cinquante-deux phthisiques ont été soumis.

« Lors de leur entrée, ils présentaient tous, à des degrés
divers, les symptômes généralement attribués à la phthisie
pulmonaire, c'est-à-dire de la toux, des crachats puriformes,
de la fièvre hectique, de l'amaigrissement. Le plus grand
nombre d'entre eux étaient atteint d'évacuations alvines
liquides et abondantes, probablement liées à des ulcérations
tuberculeuses ; le larynx paraissait aussi être frappé de lésions phymiques ; des crachements de sang, dus à des pneu-
moerhémies, avaient aussi lieu chez un grand nombre de
malades.

« Tous ces tuberculeux présentaient de la matité à la
partie supérieure des poumons, soit en avant, soit au niveau de l'omoplate en arrière. Le plus souvent, ces parties
donnaient une résistance marquée, une dureté très appréciable au doigt. Le plus ordinairement aussi, il était possible
de limiter en avant l'étendue de la matité et la circonscription nette et précise qui la séparait des portions du poumon
restées saines ou moins malades que le sommet. Il était

possible et même facile de distinguer par les sensations tac-
tiles et auditives les points où la résistance était très marquée, et ceux où il n'y avait qu'une simple sonorité de son.
Sur quelques-uns d'entre eux, un bruit hydraérique se faisait entendre.

« Sur tous ces malades, les caractères stéthoscopiques
étaient non moins évidents que ceux auxquels donnaient lieu
le plessimétrisme. La plupart présentaient, au niveau des
points où l'on rencontrait la matité et la résistance, une
respiration dure, tubaire, une voix retentissant avec plus
ou moins de force. De vastes cavernes étaient souvent rendues évidentes par les ronchus très larges, par la respiration caverneuse et par la netteté dans l'articulation des sons
vocaux.

« Tous les malades dont il vient d'être parlé expectoraient
des crachats épais, opaques, pyoïdes, arrondis et déchi-
quetés, et dont l'abondance correspondait au nombre et à
l'étendue des désordres que les autres moyens de diagnose
permettaient de constater.

« Désirant bien apprécier les effets de l'iode, je ne voulus
pas m'en rapporter seulement à l'examen des symptômes,
ni même à des indications vagues de caractères plessimé-
triques dans les états pathologiques présentés par ces malades. En effet, les phénomènes fonctionnels des maladies
sont susceptibles de tant de variations, qu'en s'en rapportant à eux pour juger de l'influence d'un traitement sur
l'affection contre laquelle il est employé, on court les risques
de se tromper parfois d'une façon étrange. Voici ce que
l'on fit :

« Une large plaque de sparadrap ou diachylum fut placée
en avant sur la poitrine de chaque malade. On traça sur elle
divers signes qui correspondaient soit aux clavicules, aux

articulations sterno-claviculaires, aux saillies formées par
les muscles sterno-mastoïdiens, soit à la circonférence du
cœur, à la face supérieure du foie et aux mamelons. Sur cette
figure grossière mais exacte, il fut facile de tracer un dessin
très précis des parties indurées, de circonscrire celles-ci
très exactement, d'indiquer les nuances de sonorité, d'obscurité du son, de matité, de dureté, de résistance au doigt
qu'elles présentaient et de noter aussi sur les images obtenues de cette façon les principaux bruits stéthoscopiques
appréciables au niveau des masses malades.

« Quelques jours plus tard, et alors que le traitement
avait été exécuté, il était on ne peut plus facile de replacer
la plaque de diachylon exactement sur les mêmes points,
car les signes de limitations organiques servaient de jalons
pour indiquer précisément le lieu où l'emplâtre avait d'abord
été placé.

« Or, en limitant de nouveau l'étendue des parties lé-
sées, on voyait si la circonscription de celles-ci était bien
la même, ou si l'espace occupé par le mal avait des dimensions plus grandes ou moins considérables qu'auparavant.

« On se borna à faire cette appréciation de l'état des poumons en avant, parce qu'il eût fallu trop de temps pour se
livrer en arrière à de telles recherches, qui du reste y sont
difficiles.

« Je dépose sur le bureau trente-deux dessins tracés à la
clinique de la Charité sur un pareil nombre de malades,
dessins dont l'exactitude plessimétrique et stéthoscopique a
été constatée pendant les diverses phases de la curation des
malades, non-seulement par le médecin, mais par les chefs de
clinique : MM. Frémy, Charcot, Blain des Cormiers; par les
aides de clinique : MM. Oléary, Ansiaux, Duriau, Glaise, etc.,

et par les nombreux médecins qu'attiraient ces intéressantes recherches.

« Or, il suffira de jeter les yeux sur ces dessins pour voir qu'après quatre, six, quinze, trente jours, six semaines, deux ou trois mois de traitement par l'iode, il y avait presque constamment une diminution de 1, de 2, de 3 centimètres dans l'étendue de la surface où existaient primitivement l'obscurité du son, la matité, la résistance au doigt, etc.; qu'en même temps les signes stéthoscopiques révélaient fréquemment une amélioration sensible dans l'état des masses indurées : la respiration, par exemple, devenait meilleure ou les ronchus étaient moins abondants. Et ce n'est pas seulement sur quelques malades et chez ceux qui étaient le moins gravement affectés qu'il en arrivait ainsi, mais sur la presque totalité : un assez grand nombre de phthisiques avec cavernes ont paru guéris.

« Voici les résultats définitifs obtenus :

« Amélioration marquée dans les caractères anatomiques et dans les symptômes. . . . . 20 cas.

« Disparition des caractères anatomiques appréciables et de la plupart des symptômes . . 7

« Mort avec ou sans amélioration positive. . . 4

—————————

« Total. . . . . . 31 cas.

« Il faut noter que l'amélioration dans l'état normal des malades correspondait à une modification avantageuse survenue dans les symptômes fonctionnels, tels que la toux, l'abondance et l'aspect des matières expectorées, les phénomènes dits fièvre hectique, etc. Il est même arrivé que plusieurs femmes, qui sous l'influence du mal avaient perdu une grande quantité de sang et dont les menstrues n'avaient plus lieu, ont vu, après quelques semaines, reparaître ces hémorrhagies physiologiques.

« Les faits dont il vient d'être fait mention sont bien loin d'être les seuls que je pourrais faire valoir en faveur de l'utilité, dans la curation de la pneumophymie, des moyens d'administrer le médicament préconisé avec tant de bonheur par notre honorable confrère M. Chartroule.

« Dès 1851, M. le docteur Frémy, alors chef de clinique, rendit compte des résultats observés cette année-là dans le service : Sur trente-trois malades, a-t-il dit, cinq n'ont pu être soumis au traitement iodé, parce qu'ils étaient entrés à la Charité dans la période la plus avancée de l'affection tuberculeuse; ils n'ont pu être soumis à un traitement actif, et ont succombé. Vingt-huit malades ont été traités par les vapeurs d'iode, et onze, parmi ceux-ci, sont sortis sans avoir éprouvé une amélioration positive; mais il n'y a pas eu au moins d'aggravation dans les accidents; on n'a observé chez eux ni hémoptysie, ni inflammation nouvelle des membranes muqueuses; bien plus, sur plusieurs de ces malades, l'hémorrhagie s'est promptement dissipée. Dans dix-sept faits, il y a eu une amélioration notable, et M. Frémy donne un historique succinct de quelques-unes de ces observations; parmi elles, il faut surtout noter celles qui se rapportent à un jeune homme de seize ans, chez lequel les symptômes fonctionnels et les caractères matériels les plus positifs des cavernes se dissipèrent en six semaines.

« Or, M. Chartroule rapporte aussi un grand nombre d'observations dans lesquelles il a employé avec des succès marqués les inspirations de vapeurs d'iode; seulement il se sert d'un appareil spécial avec lequel il dose la quantité d'iode qu'il veut faire aspirer à chaque malade, et de cigarettes iodées contenant une partie déterminée d'iode. Il s'agit dans ces faits de gens qui présentaient des signes phthisiques très caractérisés et les phénomènes fonctionnels les moins douteux de tubercules pulmonaires. Ces gens, sous l'influence du traitement, ont paru être guéris de la pneumophymie. M. Chartroule a la bonne foi de dire que, dans d'autres cas, le traitement dont nous parlons a plus ou moins échoué. Les observations de M. Chartroule portent, pour la plupart, des noms de médecins honorables qui ont constaté les faits, tels que MM. Vahu, chirurgien principal des armées; Truchon, président de la Société médicale du 5ᵉ arrondissement; Goulard, professeur à l'école de Rochefort; Lemaire, Maillot, Vasse, Sestier, Deslauriers. M. le professeur Trousseau a même adressé à M. Chartroule une lettre de félicitations sur un succès obtenu par ce médecin.

« Je pourrais joindre à ces faits l'histoire d'un grand nombre de cas observés dans ma pratique particulière. Plusieurs de ces faits sont publiés dans le *Traité de médecine pratique,* articles PNEUMO-PHYMIE, PHYMÉMIE, etc...., et dans l'atlas de plessimétrisme. J'ai revu depuis plusieurs des malades que j'ai cités, et chez la plupart d'entre eux il n'y a pas eu de rechute. La jeune personne de Melun traitée par M. Fantin jouit d'une santé qui paraît solide. Dans un cas il arriva qu'une des malades citées périt en vingt-quatre heures d'une pneumonite aiguë, mais qui avait frappé le poumon dans lequel on n'avait pas constaté les tubercules, tandis que l'inflammation avait respecté celui qui avait été atteint par les phymies.

« Chercher à expliquer cette action curatrice de l'iode sur les indurations pneumo-phymiques par une irritation spéciale, par une action chimique ou substitutrice, ne conduirait qu'à faire des suppositions dénuées de preuves. De la même façon qu'il est impossible de dire au juste pourquoi le sulfate de quinine fait diminuer la rate, de la même manière on ne peut actuellement rendre compte des circonstances organiques qui président à la diminution des engorgements périphymiques observés à la suite de l'emploi de l'iode.

« Les cavernes ou spcies qui succèdent à l'évacuation de la matière tuberculeuse ont été souvent modifiées à la suite de l'inspiration des vapeurs iodées.

« Presque tous les malades qui paraissaient guéris portaient des excavations pulmonaires dont on ne trouve plus de traces.

« Quoi qu'il en soit de tout ce qui précède, il est au moins certain que dans plusicurs cas des cavernes, sous l'influence des vapeurs d'iode, se sont cicatrisées. Et un tel moyen est de beaucoup préférable à l'usage de l'huile de foie de morue, médicament d'un goût détestable, et qui ne paraît devoir l'action curative dont il est doué qu'aux très faibles quantités d'iode qu'il contient.

« Tels sont les principaux faits relatifs aux aspirations de vapeur d'iode dont nous avions à vous parler.

« De l'ensemble de ce travail, il résulte :

« 1° Que les aspirations de vapeur d'iode peuvent être utiles dans la curation de la pneumo-phymie ;

« 2° Que dans un grand nombre de cas elles sont suivies d'une diminution dans l'étendue des parties indurées qui entourent les tubercules, et d'une amélioration dans les symptômes généraux ;

« 3° Qu'il n'est pas probable que les phymies elles-mêmes disparaissaient sous l'influence de l'iode inspiré ;

« 4° Que les inspirations de vapeur d'iode contribuent à la curation des cavernes pulmonaires dues à des tubercules ramollis ;

« 5° Que, dans les cas de ramollissement de la matière tuberculeuse dans le poumon, il peut arriver que la caverne qui en résulte se cicatrise spontanément.

« Permettez-moi alors, en terminant ce travail, de vous faire observer que, si quelques conséquences utiles à la thérapeutique sont ressorties des faits précédents, c'est au progrès et à notre honorable confrère M. Chartroule que la science et l'humanité en seront redevables. »

Quelques praticiens recommandaient depuis longtemps de respirer de l'iode en grumeaux, dans certains états pathologiques de la tête liés plus ou moins directement au vice scrofuleux. La pensée est venue, pensée très juste, très logique à notre avis, de faire parvenir l'iode au foyer même de la maladie, c'est-à-dire dans les vésicules pulmonaires où s'exerce le travail de destruction qui caractérise la phthisie. Nous avons eu cette idée qui a été heureuse, car l'expérience nous l'a prouvé; mais si nous ne l'avons pas eue seul, nous croyons l'avoir eu autrement que les autres. Dans tous les cas, la substance que nous portons dans les poumons n'est pas celle que d'autres y portent aussi par le moyen de l'inspiration. M. Huette fait respirer l'éther iodhydrique; M. Piorry, le premier, a fait inspirer la teinture d'iode; quant à nous, nous faisons respirer l'iode à l'état de pureté. Avec l'iode nous faisons parvenir le médicament lui-même dans les parties malades, où il porte son efficacité propre, puisqu'aucune combinaison ne le modifie. Avec un composé, l'action médicamenteuse ne peut pas toujours être sûre, car le composé se décompose, et dans son nouvel état il peut n'être qu'imparfaitement propre au but auquel il est destiné.

Nous touchons à la question importante : après avoir dit sous quelle forme l'iode est employé, il faut montrer quelle est celle qui doit prévaloir sur les autres, et qui mérite, après l'épreuve de l'expérience, la préférence des hommes de l'art. C'est ce que nous allons faire.

DE L'EFFICACITÉ RELATIVE DES PRÉPARATIONS IODÉES DANS LE TRAITEMENT DE LA PHTHISIE PULMONAIRE.

Nous n'avons rien à dire sur l'iodure de potassium et les divers composés d'iode administrés sous la forme solide ou liquide; ils produisent plus ou moins de bien que quelques médecins ont pu constater et qui n'a pas été remarqué par d'autres. En somme, ils ne présentent pas de notables inconvénients. Si les avantages sont incertains ou discutables, il s'agit seulement, ce qui n'est pas toujours facile, de bien choisir le composé, de bien graduer les doses, de savoir s'arrêter à propos, de modifier enfin le traitement quand l'exigent les circonstances. Mais nous ferons observer que parmi ces composés, il y en a un qui entraîne toujours, ou du moins très souvent, une complication assez fâcheuse. La teinture d'iode en frictions alcoolise les malades autant par l'odeur qu'ils perçoivent que par l'absorption qui porte un excitant alcoolique dans leur cerveau. Si les phthisiques étaient moins impressionnables, les frictions de teinture ne détermineraient pas d'ivresse ou un désordre cérébral qui lui ressemble. Mais, sensibles à l'excès, et quelquefois troublés dans l'état régulier de leur intelligence par un peu de vin mêlé d'eau, on comprend que les frictions ne se bornent pas à déterminer l'effet purement médical qu'on se propose. Il faut au moins être très modéré, très prudent dans les frictions de teinture, si mieux on ne les rejette pas.

Restent les inspirations, auxquelles nous attribuons le plus de portée. L'inspiration de l'iode en grumeaux, comme on respire un flacon d'odeur, est un moyen très imparfait. Les molécules odorantes arrivent sur la muqueuse nasale, mais s'il rayonne de ce point une influence par sympathie ou autre sur le cerveau ou dans le parenchyme du poumon, il faut la compter pour bien peu. Nous n'insisterons pas davantage sur ce mode d'inspiration, mode élémentaire qui peut seconder une action, mais qui n'est pas suffisamment énergique pour la produire. Un fait seulement que nous pouvons établir, c'est qu'il n'y a pas d'inconvénient à s'y livrer même avec fréquence. Il ne se développe pas d'irritation, il ne se manifeste aucun signe qui puisse le faire rejeter.

Les inspirations, suivant la méthode de M. Huette, sont autrement importantes. L'iode est inspiré par la bouche et arrive dans le poumon. Mais ce n'est pas la substance pure qui est portée dans l'organe; elle y parvient sous la forme d'éther iodhydrique. Les éthers ont par eux-mêmes des inconvénients très graves. Ce sont des stimulants diffusibles; ils excitent la circulation; ils déterminent et prolongent plus ou moins longtemps un mouvement fébrile. Pour peu qu'un malade soit faible ou agité, les effets se prononcent davantage, l'excitation est plus vive, l'agitation gêne le repos et empêche le sommeil. Il arrive même quelquefois qu'un désordre marqué se prononce et crée un véritable état de souffrance.

Or, de tous les malades, ne sont-ce pas les phthisiques qui sont les plus impressionnables, les plus susceptibles de ressentir les actions les plus faibles? On comprend donc ce que les inspirations d'éther peuvent déterminer sur eux, en les bornant même à l'effet signalé. Mais cet effet ne s'arrête pas là; il se complique d'un inconvénient bien plus grave.

Les inspirations d'éther iodhydrique répétées produisent une ardeur, une sécheresse extrêmement vive des voies res-

piratoires; c'est à tel point que les malades qui les supportent le mieux-ne les continuent qu'avec répugnance. La
sécheresse augmentant en raison de la durée du traitement,
il est rare qu'il ne faille pas ensuite l'interrompre. On comprend, en effet, que l'action ne se borne pas aux premières
voies, qu'elle pénètre jusque dans les poumons et qu'elle y
provoque la toux avec le cortège de ses complications, c'est-
à-dire avec une augmentation de fièvre, une grande fatigue
dans les organes malades, un état de congestion du poumon,
et en fin de compte l'hémoptysie.

En admettant que les inspirations d'éther aient quelque
valeur au point de vue chimique, que le composé se prête
mieux à l'absorption, qu'il se décompose dans les vésicules,
de manière à donner un produit mieux approprié que tous
les autres au but qu'on veut atteindre; en admettant tout
cela, l'éther iodhydrique mérite-t-il la supériorité d'action
qu'on a voulu lui attribuer dans le traitement de la phthisie?
Nous n'hésitons pas à dire non. Les inconvénients sont trop
considérables pour ne pas annihiler les avantages. Ceux-ci
fussent-ils plus grands qu'ils ne sont et ne peuvent être, le
remède porterait avec lui de quoi les neutraliser. Lorsqu'un
médicament entretient l'excitation et aggrave un des symptômes qui fatiguent le plus le phthisique, la fièvre; lorsqu'il
altère assez fortement pour exciter le malade lui-même et
augmenter par suite la somme des conditions défavorables à
la marche de la maladie, évidemment le médicament a tort
et doit être condamné dans la pratique.

Les inspirations d'iode à l'état de pureté partagent-elles
ces vices ou les remplacent-elles par des qualités? C'est à
cette question que nous allons répondre, en faisant connaître en quoi consiste le traitement dont nous sommes
l'auteur.

SUPÉRIORITÉ DU TRAITEMENT PAR LES INSPIRATIONS D'IODE SUR LES AUTRES MÉTHODES.

Nous avons montré ce que produisent les inspirations comme M. Huette les prescrit ; nous avons également montré que l'iode pris à l'intérieur sous des formes diverses donnait des résultats discutables et incertains. Reste donc un dernier moyen, celui que nous avons introduit dans la pratique, les inspirations d'iode pur.

Nous croyons que ce médicament a d'autant plus d'action qu'il va plus droit à l'organe malade; quand il y a incendie, c'est au foyer brûlant qu'il faut porter l'eau pour l'éteindre. Quand un organe est altéré, c'est quand on porte le plus possible de principe curatif au foyer du mal qu'on réunit le plus de chances pour atteindre la guérison. Ainsi, dans l'hypothèse que l'iode est le médicament le meilleur jusqu'ici contre la tuberculisation pulmonaire, le seul auquel on reconnaisse une supériorité marquée sur tant d'autres soumis tour à tour aux épreuves de l'expérience, ne faut-il pas le dégager le plus possible de ses combinaisons pour lui conserver toute son activité? C'est ce que la chimie a fait pour le quinquina; elle est arrivée à produire le sulfate de quinine. Les composés d'iode ne sont pas dans le même cas que l'écorce américaine; ils n'ont pas cette complication de composition qu'elle présente; mais l'iode, délivré de ses combinaisons pharmaceutiques, doit agir avec plus de puissance s'il n'a pas besoin d'être uni à un autre corps pour être absorbé. Or, en contact avec la muqueuse pulmonaire, son absorption se fait facilement et promptement; elle se fait sur une surface considérable, car partout où l'air pénètre, les molécules du médicament pénètrent aussi. Ce qui le prouve, d'ailleurs, ce sont les effets. Cette démonstration qui se fait toute seule ne laisse rien à dire.

Ainsi, l'iode est absorbé rapidement; la rapidité des effets prouve que c'est dans l'organe que s'opère le travail médicateur. Quand il y a une caverne, même quand le tubercule ne s'est pas ouvert une voie par l'inflammation dans les ramifications bronchiques, le remède se met de lui-même en contact avec les points malades. Que se produit-il alors? Quel phénomène chimique ou vital arrête la marche de l'altération, ou aide à déterminer la cicatrisation de la caverne, ces plaies béantes de l'organe respiratoires? Nous ne saurions le dire. C'est inutile, du reste; pour obtenir des résultats efficaces, pour amener des guérisons, on possède, on connaît un médicament, on sait qu'il a une vertu particulière; on a l'assurance qu'en le portant dans l'organisme par la voie qui conduit le plus vite sur les points altérés, on peut obtenir de bons effets, assez remarquables quelquefois pour produire la surprise; que faut-il de plus? Si on n'a pas les moyens de procéder avec toute la clairvoyance désirable, on y voit suffisamment pour arriver à réussir.

La médication directe, c'est-à-dire par les inspirations, a une supériorité réelle sur la médication indirecte. Il n'y a pas de doute sur la question. Ce que nous venons de dire sur cette promptitude de l'action médicatrice, des observations faites sur des malades traités ne tarderont pas à en montrer la preuve; pour le moment donc, nous n'insisterons pas là-dessus. Mais les inconvénients de la méthode inspiratoire de M. Huette ne sont-ils pas communs avec la nôtre? Celle que nous avons préconisée n'a-t-elle pas des vices aussi qui paralysent en partie l'action du remède, et peuvent même troubler plus ou moins profondément l'organisme impressionnable des phthisiques?

Il est évident que les inspirations comme nous les praliquons avec l'iode pur ne peuvent développer ni de l'ivresse, ni cette excitation générale qui est propre aux médicaments diffusibles. Il faut un alcoolique, un éther pour produire le premier de ces états : il faut des conditions que ne présente pas l'iode, comme la volatilité, par exemple, pour produire le second. Mais l'iode à l'état pur pourrait dessécher la bouche et les voies aériennes. Comme l'éther iodhydrique, il n'a pas cet inconvénient, assez grave bien souvent pour forcer à interrompre la médication ; il ne provoque même pas la toux, ce qui était peut-être à craindre avant l'expérience. On comprend que ce n'est pas sans y mettre des précautions qu'on parvient à éviter toute complication fâcheuse, tout effet qui ne serait pas un effet thérapeutique approprié au traitement de la tuberculisation. Il faut procéder rationnellement et sans impatience, en résistant au désir violent des malades d'expérimenter un nouveau moyen d'action, un moyen auquel ils ont une foi plus ou moins vive, comme celle que font naître autour d'eux tous les moyens nouveaux. On doit donc commencer par de rares et courtes inspirations. Une inspiration par jour, et de la durée de trois ou quatre minutes, suffit au début et pendant les premiers jours de traitement. Quand la bouche s'est habituée au goût de rouille d'iode, que les voies respiratoires l'acceptent sans réagir, on double les inspirations en suivant avec attention les effets produits sur le malade. En restant fidèle à cette marche, il n'y a pas de complication, il n'y a pas de dégoût, il ne se manifeste pas d'inconvénient. Quand un résultat se dessine, il est rare qu'il ne soit pas favorable.

Mais si le principe est juste, il ne prend toute sa valeur que par celle de l'instrument destiné à le réaliser dans sa pratique. L'instrument, c'est l'auxiliaire indispensable. Il ne faut pas seulement que le médecin donne de l'iode; mais il doit se rendre un compte exact de la quantité qu'il en donne; en l'absence de l'homme de l'art, il faut même que le malade puisse se diriger. L'instrument dont nous nous servons ne répond pas seulement à cette nécessité, il fait aussi pénétrer la substance dans les voies aériennes, avec les conditions les meilleures pour faciliter sa division, et, par suite, son absorption. L'appareil inspiratoire n'est pas le seul moyen que nous employons pour porter l'iode dans le poumon malade; nous le corroborons par un autre moyen moins actif, mais qui permet d'entretenir l'organe dans une sorte d'iodation durant les intervalles des inspirations.

TRAITEMENT PAR L'INSPIRATION.

Sans préjudice des iodures donnés à l'intérieur, sous des formes variées, et d'un régime tonique, comme tous ceux qui sont prescrits dans la plupart des traitements par l'iode, la médication spéciale consistant dans l'inspiration s'appuie sur deux moyens d'action : 1° *L'Appareil inspiratoire ;* 2° *Les Cigarettes iodées.*

1° *Inspiration par l'Appareil.*

L'appareil inspiratoire auquel nous avons donné le nom d'iodomètre a été construit en 1851, après bien des essais pour le rapprocher le plus possible de la perfection. Depuis six ans que nous en faisons constamment usage, soit dans notre pratique particulière, soit dans les hôpitaux, nous avons toujours eu lieu de nous louer de la précision presque mathématique avec laquelle il dose la quantité de vapeur d'iode. Aussi, disons-nous que l'iodomètre répond à tout ce que peut exiger le médecin, et à ce que réclament les conditions spéciales d'un malade.

L'iodomètre est simple, et pourtant il est compliqué; nous avons pu réunir en un petit volume toutes les pièces nécessaires pour qu'il n'y ait pas déperdition dans la matière aspirée; pour que la température de l'air chargé des principes médicateurs reste invariable; enfin pour que l'on suive de l'œil la quantité d'iode consommée pendant une séance d'inspiration. En voici la description détaillée.

L'appareil, monté sur un pied de cuivre, porte une ampoule de verre qui est une lampe à esprit de vin. Du pied de l'appareil, part une tige transversale à laquelle est adapté un tube d'un assez grand diamètre relativement aux autres; ce tube, le plus considérable de tous, est percé à ses deux extrémités, ainsi que dans son milieu, où s'embranche un autre tube à extrémité libre; c'est à cette embouchure que le malade applique sa bouche pour l'inspiration. Mais, où l'iode est-il placé dans l'appareil? par quel mécanisme l'air entretenu dans une température égale et elevée s'empare-t-il de la matière médicamenteuse pour la porter dans les voies aériennes?

L'iode, divisé en petits cylindres, est placé à l'extrémité inférieure du grand tube, qui se rétrécit en un tube de très petit diamètre; l'extrémité opposée de ce dernier tube serait ouverte à l'air, si elle n'était bouchée par un cylindre en platine mobile qui supporte l'iode. Or, en poussant ce cylindre, qui se termine en boule hors du petit tube, on fait monter ou descendre à volonté la matière qui doit se dissoudre dans l'air, avant d'atteindre la bouche du malade. Une échelle est gravée sur le verre, qui permet de lire la quantité d'iode correspondant à chaque partie du tube, et par conséquent celle que consomme chaque inspiration. Il est impossible au médecin comme au malade de s'égarer; l'un et l'autre savent la quantité de matière qui charge l'instrument, car on s'en assure comme on le fait sur un thermomètre pour les degrés de température. Ils savent aussi l'un et l'autre combien il se consomme de ce remède dans un temps donné, et par suite s'ils doivent s'arrêter dans l'inspiration, ou s'ils peuvent la prolonger encore. Cette construction si ingénieuse a un autre avantage qui fournit à l'air une dissolution toujours semblable à elle-même, c'est-à-dire toujours également chargée.

Quant à la manière dont l'air entre échauffé dans le grand tube pour se mettre en contact avec l'iode, la disposition est bien simple. Un petit tube est engagé par un bout dans le grand, dont l'extrémité supérieure est consacrée à recevoir l'air extérieur; par une disposition particulière, ce tube passe à travers le foyer de la lampe et communique à l'air qu'il contient une température assez élevée pour activer et entretenir la volatilisation du médicament.

Le mécanisme de l'instrument est compliqué sans doute, mais il est aussi simple que possible pour satisfaire aux indications nombreuses qu'il avait à remplir. Nous nous permettrons de rappeler que l'iodomètre doit permettre au médecin comme au malade de se rendre un compte exact de l'opération. Il faut qu'ils sachent combien d'iode est porté par l'air dans un moment déterminé dans les voies aériennes pour pénétrer et se répandre dans le poumon. Il faut enfin que les conditions de l'instrument soient telles, que l'iode ne soit pas dissous en plus grande quantité dans une inspiration que dans une autre. Tout cela est prévu, tout cela s'accomplit avec cette régularité, cette précision des instruments de physique les mieux perfectionnés.

Mais on comprendra sans doute que l'élévation de la température de l'air qui va chercher l'iode dans le réservoir où il est contenu presse la volatilisation de la substance, et que dès lors chaque inspiration en porte dans les vésicules pulmonaires une assez forte quantité. Bien que les premières inspirations ne produisent pas de bien sensibles inconvénients, même chez les malades les plus délicats, nous avons pensé qu'il ne fallait pas les exposer du premier coup à l'influence de ces fortes doses. Nous le répétons, la toux n'est pas provoquée, aucun état de surexcitation ne se développe dans l'organe. L'accès fébrile du soir n'augmente pas. Cependant il peut se produire un malaise, ou tout au moins un sentiment de répulsion, à cause du goût particulier que communique l'iode. C'est pour l'éviter, c'est pour que le malade soit en quelque sorte habitué aux inspirations dès l'instant où il les commence, que nous ne le soumettons à l'iodomètre qu'après avoir ouvert le traitement par l'emploi d'un autre moyen.

2° Inspiration par les Cigarettes iodées.

Les cigarettes iodées, qui ressemblent parfaitement, quant à la forme extérieure et à la couleur, à des cigarettes ordinaires, sont composées de principes aromatiques et calmants, ainsi que d'une certaine proportion d'iode qui en fait la base essentielle. Nous n'avons pas voulu composer nos cigarettes d'iode pur, non-seulement pour réduire les proportions de la substance active, mais encore pour corriger, par l'introduction de principes sédatifs, l'irritation que cette substances pourrait développer. Mais comme la sédation est souvent très dangereuse dans le traitement de la phthisie, comme diminuer la douleur dans un organe conduit quelquefois à abaisser sa force physiologique, nous avons cru ne

pas devoir introduire dans nos cigarettes des principes cal‑
mants sans y joindre des principes aromatiques. Les uns
sont le correctif des autres; l'expérience nous a prouvé que
nous ne nous étions pas trompé.

Les cigarettes, en effet, qu'on fume comme celles de
tabac, ont une saveur très douce et très agréable, la fumée
n'en titille pas à la gorge, ou elle ne le fait que très légère‑
ment. Les personnes les moins habituées au tabac, comme
les femmes, peuvent en user sans inconvénient, et sans gar‑
der longtemps dans la bouche le goût d'iode, qui n'est pas
marqué comme après les inspirations. Ces cigarettes n'au‑
raient-elles pas une action médicamenteuse, qu'elles ren‑
draient un service par le but qu'elles sont destinées à rem‑
plir; elles préparent la bouche, les voies aériennes et le
poumon à une influence médicamenteuse d'autant plus vive,
qu'elle est directe; elles les disposent favorablement, et,
dans tous les cas, elles servent à éclairer le médecin sur la
manière dont le malade acceptera le médicament.

Nous commençons le traitement par une très faible dose;
le début est d'une demi-cigarette. Nous le continuons pen‑
dant quelques jours, en nous réglant sur la manière dont le
malade accepte ce régime et sur l'état plus ou moins avancé
de l'affection. Du reste, nous n'insistons jamais longtemps
sur les petites doses; le malade est impatient, car la phthisie
est une de ces affections dont le travail ne s'arrête pas, et
qu'il faut arrêter le plus vite possible dans sa marche. Nous
passons donc aux cigarettes entières dès que nous le pou‑
vons; nous ne tardons pas alors à en faire fumer plus d'une,
car l'habitude une fois prise, on les recherche au lieu de les
repousser. Dès ce moment il n'y a pas le moindre inconvé‑
nient à passer aux inspirations. On sait que là gît la véritable
puissance. Mais les inspirations n'excluent pas l'usage des

cigarettes; on peut employer les deux moyens d'action pour arriver plus sûrement au but. Nous nous servons constamment de l'un et de l'autre, et c'est toujours avec avantage lorsque l'iode est accepté par les malades et qu'il agit avec efficacité.

Effets généraux et effets particuliers de l'inspiration.

En divisant les effets en généraux et en particuliers, nous avons voulu montrer d'une part ceux qui peuvent être remarqués par le public et le malade, et d'autre part ceux qui sont spécialement du ressort du médecin.

A la simple vue, et sans connaître en quoi consiste la phthisie, tout le monde, ou du moins la partie éclairée du public, sait reconnaître si une personne est ou n'est pas sous l'influence d'une altération tuberculeuse. Sans pouvoir dire quelle est la cause intime de l'effet qu'il a sous les yeux, celui qui voit journellement un phthisique reconnaîtra si la maladie s'améliore ou s'arrête, si le malade va mieux ou s'il va plus mal. Pour le médecin, outre les signes qui frappent le vulgaire, il y en a qui vont droit à son savoir, à son expérience personnelle et qui tiennent aux choses qu'il voit ou entend, tandis que les observateurs étrangers à la médecine ne les voient ni ne les entendent. Au nombre de ces signes, sensibles seulement pour l'homme de l'art, se placent tout d'abord ceux qui se découvrent par l'auscultation, moyen qui a pour but de traduire à l'oreille, par les bruits qui se produisent dans les poumons, les états variés de la maladie. En se guidant là-dessus, il comprend, non-seulement ce qui se passe, mais il prévoit encore ce qui doit arriver.

Les effets généraux, dont tout le monde peut se rendre compte, sont très importants à noter. Il faut que le malade

sache prendre quelque courage en l'absence du médecin,
qui n'est pas toujours là pour le consoler ou l'entretenir
dans ses espérances. Nous ne voulons pas tracer les règles
d'une méthode sûre et facile qui fasse connaître aux personnes étrangères à la médecine si, sous l'influence d'un
traitement, une maladie s'améliore ou ne s'améliore pas ;
nous voulons seulement rappeler brièvement ce que tous
les esprits peuvent comprendre, et tous les yeux apercevoir,
quand une amélioration se prononce. Ni le malade ni les
amis ne doivent longtemps l'ignorer ; rien ne seconde l'efficacité d'un traitement comme l'influence physiologique en-
tretenue par une légitime espérance.

L'état fébrile qui se produit le soir, et épuise beaucoup
le malade, se calme un peu après quelques jours d'inspiration, lorsque le traitement par l'iode doit produire des effets
favorables. La faiblesse, l'abattement de la journée s'arrêtent
aussi pour diminuer plus tard. Le goût des aliments reparaît
ou du moins il persiste davantage, c'est-à-dire que le malade
ne désire pas capricieusement des mets qu'il repousse dès
qu'on les lui sert ou qu'il en a goûté. Plus la médication agit
et ses effets se prononcent, plus cette appétence pour la
nourriture se développe. Il vient un moment même où l'appétit reparaît avec la conséquence ordinaire des bonnes digestions. Les forces ne viennent pas immédiatement ; il faut
du temps, quelque succès qu'ait le traitement, pour qu'elles
se recomposent. La maigreur ne fait pas aussitôt place à un
embonpoint renaissant, mais un progrès visible se manifeste
dans cette voie. Le malade alors résiste plus longtemps aux
fatigues de la veille, ses organes sont moins impressionnables au bruit qu'il entend et au mouvement qui peut le
troubler. Il agit, il marche sans éprouver trop vite cet abattement profond qui le forçait, avant la médication iodée,

de revenir promptement à son fauteuil ou sur son lit de repos. Cet effet ne se produit pas sans un changement progressif dans les formes relâchées et amaigries du corps.

Dans cette réparation générale, il ne faut pas oublier le visage, où chaque pli musculaire et chaque saillie osseuse sont accusés quand la maigreur est avancée. Tous ces sillons se remplissent, s'effacent et donnent à l'expression de la physionomie un caractère qui n'échappe à personne, et qui révèle d'une manière frappante la favorable influence de la médication.

Il se lie à ces changements, que tout le monde peut voir, et que le malade du reste ressent et apprécie, des changements plus ou moins notables dans la quantité et la qualité des crachats, dans la violence et la fréquence de la toux, dans l'abondance des sueurs nocturnes, et enfin dans ces douleurs plus ou moins vives qui accusent la faiblesse profonde de l'organisme et la vive impressionnabilité du système nerveux.

L'auscultation brille au premier rang des moyens de vérification dont dispose le médecin. Avec elle, l'œil pénètre dans la poitrine avec la pensée, et y voit ce qui s'y passe sous l'influence du traitement par les inspirations iodées. Voici donc ce que peut constater le médecin dans les conditions où ce médicament exerce son action curative. La matité, qui occupe une place moins étendue, se dissipe par un changement progressif, ce qui indique que le poumon, imperméable à l'air dans les parties correspondantes, reprend sa perméabilité. Lorsque des râles muqueux, plus ou moins graves par la grandeur de la place qu'ils occupent et par les caractères variés du bruit qu'ils produisent, lorsque ces râles se font entendre, ils se circonscrivent peu à peu dans leur étendue. et se modifient favorablement dans leur bruit caractéristique. Dans quelques circonstances où le succès est prompt et complet, les râles disparaissent rapidement, pour ne laisser régner que le bruit de l'air entrant dans les cavernes cicatrisées. Les crachats interprètent par des signes plus certains encore les changements opérés dans le poumon. Ils diminuent dans leur purulence, dans leur opacité, dans leur odeur, dans leur consistance. La mucosité mousseuse qui avait disparu reparaît; et lorsqu'un travail de cicatrisation s'est produit dans l'organe, ou que la résolution tuberculeuse s'est effectuée, les crachats devenus rares ont un caractère qui se confond en quelque sorte avec celui de l'état normal. Faut-il ajouter que le pouls devient la mesure sur laquelle ou peut calculer la marche de la guérison, l'efficacité progressive du remède? Quand le mouvement fébrile diminue sous le rapport de la durée, et le mouvement pulsatoire sous celui de la fréquence: quand l'accès engendre de moins en moins un malaise douloureux et un trouble plus violent; quand les nuits commencent à être calmes et réparatrices, le succès est proche, et si rien ne trouble cette amélioration, malade et médecin ont le droit de tout espérer.

En traitant des effets généraux et des effets particuliers, nous n'avons pas voulu faire un tableau dans lequel entreraient forcément tous les malades traités par notre méthode; nous ne faisons pas de l'empirisme, mais une médecine rationnelle; ce n'est pas à la partialité, à l'enthousiasme que nous obéissons, c'est à l'expérience et à l'expérience d'autres que nous. Tout en déclarant que la médication iodée partage le sort des moyens de traitement les plus efficaces, nous croyons pouvoir dire que les bons effets dont nous venons de parler ne sont pas une illusion, mais une réalité incontestable. Notre expérience personnelle et celle de médecins haut placés dans la science sont là pour le constater. Nous allons montrer les preuves que l'une et l'autre nous ont fournies.

OBSERVATIONS.

Tout est dans les observations. Un médicament, dont l'action resterait inexplicable doit être adopté par cela seul que de sérieuses observations, que des faits relevés avec soin et conscience prouvent qu'il guérit. Ces preuves directes, nous les avons. Nous ne les donnons pas toutes, mais nous avons choisi les plus concluantes, que nous n'avons pas seulement empruntées à notre pratique particulière, mais, pour plus d'impartialité, à celle de nos confrères, ainsi qu'à la pratique des hôpitaux.

1re OBSERVATION. — Une dame, âgée de vingt-trois ans, et de tempérament lymphatique, avait été prise, à la suite d'une seconde parturition, d'une toux assez fréquente qu'elle attribuait à un rhume négligé, d'hémoptysies répétées, d'inappétence, d'une faiblesse progressive et d'une maigreur assez considérable. Après un traitement qui n'eut pas de succès, elle fut soumise, sur la consultation d'un professeur de l'école, à l'huile de foie de morue et au sulfate de quinine; le sulfate de quinine était donné dans le but de couper la fièvre qui apparaissait régulièrement tous les soirs. Ce second traitement n'eut pas plus de succès que le premier, et les médecins jugèrent que la malade n'avait aucune chance de guérison. C'est sur ces entrefaites que je fus appelé. Voici ce que j'observai : une toux fréquente avec augmentation pendant la nuit, insomnie prolongée, crachats mousseux, quelques-uns opaques et d'une coloration verdâtre; la poitrine accuse de la matité dans tout le côté gauche; il s'y fait entendre un râle sous-crépitant mêlé de quelques craquements rares et dispersés. Je prescrivis d'abord, pour tout traitement, de fumer une demi-cigarette iodée chaque jour, mais dès le lendemain j'en fis fumer une entière, et le troisième jour deux; dès ce moment, voyant que la médication iodée était parfaitement acceptée, je passai aux inspirations à l'état pur. Un amendement notable s'ensuivit et augmenta sans interruption. Au bout de trois mois, la malade, condamnée par des médecins très compétents, et qui en était évidemment à la première période de la phthisie, avait repris assez de force pour faire un voyage de deux cents lieues, seule, sans être accompagnée de personne. Arrivée dans le midi de la France, elle a suivi pendant quelques temps le traitement par les inspirations. Aujourd'hui son état est tel, que tous les symptômes inquiétants ont disparu, qu'elle a repris les habitudes de la vie ordinaire et qu'elle a cessé toute espèce de médication.

2ᵉ OBSERVATION. — Une dame habitant Paris depuis son enfance, âgée de trente-quatre ans, a toujours joui d'une bonne santé jusqu'en 1847, époque à laquelle un de ses enfants succomba à la phthisie pulmonaire; depuis ce moment sa santé s'est altérée de plus en plus, les digestions deviennent pénibles, l'amaigrissement survient, en même temps que des bronchites successives sans être cependant accompagnées d'hémoptysie. Appelé près d'elle, le 17 juin dernier, je constate l'état suivant :

On entend, vers le sommet du poumon gauche, dans une étendue variable, une pectoriloquie plus ou moins complète, du gargouillement et une respiration amphorique; la percussion donne une matité au-dessous de la clavicule; les mêmes signes existent au-dessus de la fosse susépineuse.

La malade accuse une douleur très vive du côté opposé, mais on n'y trouve rien ni à l'auscultation ni à la percussion,

La gêne de la respiration est telle, que la malade ne peut rester dix minutes dans son lit; elle est obligée d'être continuellement sur un fauteuil, la poitrine penchée en avant, laissant jour et nuit les croisées ouvertes dans la crainte de manquer d'air. Les crachats sont opaques, d'une couleur verdâtre, privés d'air et comme lacérés à leur pourtour. Le pouls donne 130 à 140 pulsations par minute. Le sommeil est nul ou à peu près, la soif est excessivement vive, l'amaigrissement est considérable, les membres sont si grêles, qu'il ne peuvent plus soutenir le corps. M. le professeur Piorry, appelé le lendemain, vient confirmer notre diagnostic. Une caverne existe au sommet du poumon gauche et des tubercules sont disséminés dans le reste du poumon; à droite, la respiration est assez naturelle.

Le premier jour il fut convenu qu'on donnerait à la malade tartre stibié 0,10 dans 120,0 d'infusion de fleur d'oranger, par cuillerée toutes les demi-heures jusqu'à effet vomitif; trois cuillerées ayant suffi, nous fîmes suspendre la potion.

Le lendemain, nous commençâmes les inspirations de vapeur d'iode au moyen de cigarettes; plus tard, nous prîmes l'appareil; une semaine à peine s'était-elle écoulée que nous eûmes une amélioration sensible. Sous l'influence de ce simple traitement, nous vîmes tous les symptômes qui menaçaient de devenir graves s'amender insensiblement, et nous eûmes la satisfaction de voir cette malade sortir en voiture, faire des promenades assez prolongées, manger de bon appétit. Le sommeil qui, comme je l'ai dit plus haut, était nul, revint peu à peu. L'état général s'améliora d'une manière notable.

Nous devons ajouter, pour compléter ce qui précède, que cette dame ayant donné depuis chez elle une soirée où, fatiguée par la chaleur, elle eut l'imprudence de s'exposer à un courant d'air une grande partie de la nuit, contracta une pleuropneumonie à laquelle elle ne tarda pas à succomber.

3ᵉ OBSERVATION. — Un homme de quarante ans portait depuis cinq mois des indurations et des cavernes tuberculeuses à la partie postérieure et moyenne du poumon droit; il expectorait des quantités très grandes de crachats nummulaires et purulents; son seul traitement consista dans des inspirations d'iode et dans des frictions pectorales avec la teinture iodée. Le régime prescrit fut un régime réparateur; sous ces influences réunies, et dont la plus active fut, à notre avis, l'action directe de l'iode en émanation sur les organes respiratoires, il se produisit les changements suivans : L'engorgement plessimétriquement mesuré, et qui porte une dimension de 16 centimètres d'un côté à l'autre et de 14 du haut en bas, diminue chaque jour d'à peu près 5 millimètres; les crachats deviennent moins abondants; la fièvre cesse; le sang et les forces se réparent; enfin, après un mois de traitement, la percussion donne à peine quelque trace de matité, et l'auscultation ne fait plus entendre de ronchus caverneux. L'amélioration est telle, après quelques jours de traitement, que le malade, qui paraissait à l'agonie avant l'inspiration de l'iode, peut se rendre à une distance de quinze lieues de Paris.

4ᵉ OBSERVATION. — L'enfant de M. X..., âgé de 12 ans, est d'un tempérament très lymphatique, quoique né de parents n'ayant jamais été malades. Cet enfant a eu depuis ses premières années des engorgements glandulaires autour du cou.

Ce n'est qu'avec les plus grands soins et l'hygiène la mieux
entendue qu'il a pu arriver jusqu'à cet âge. Tous les hivers,
depuis neuf ans que je lui donne mes soins, je lui ai vu des
bronchites accompagnées d'une expectoration très abondante. En 1849, à l'époque du choléra, il a eu une pleuro-
pneumonie très grave. Le docteur Honoré, que je fis appeler
en consultation, ne laissa que peu d'espoir à la famille à
cause des tubercules qu'il supposait, avec juste raison, exister chez notre jeune malade. Tous les étés, au moment de
la belle saison, je le faisais partir pour la campagne. Il suivait un régime excessivement tonique, et, de plus, il faisait
usage de l'huile de foie de morue depuis au moins quatre
ans, qu'il suspendait de temps en temps pour la reprendre
ensuite. Au mois d'août 1851, il était aux Prés-Saint-Gervais,
près Paris, lorsqu'il fut pris tout à coup de frisson, de fièvre,
puis, au bout de quelques jours, de crachements de sang
assez abondants. Sitôt qu'il put supporter la voiture, il fut
ramené à Paris. Aux crachements de sang succédèrent des
crachats puriformes en très grande abondance. Examen fait
de la poitrine, il fut facile de constater une obscurité de son
très manifeste dans la plus grande étendue du poumon
gauche, en arrière. L'auscultation nous fit découvrir d'abord
quelques bruits de craquements au niveau de la région sous-
épineuse du même côté, et plus tard du râle, à grosses bulles
et même du gargouillement dans une étendue plus ou moins
grande. M. le docteur Maillot (auteur du *Traité d'Auscultation*), appelé en consultation, vint confirmer notre diagnostic.
Une caverne de moyenne étendue existait dans la partie
moyenne de ce même poumon. A droite, les bruits vésicu-
laires et la consonnance étaient exagérés. Il nous fut facile
de faire accepter à notre jeune malade (tant il était docile)
les inspirations d'iode. Nous commençâmes par une faible

dose, *deux minutes* par jour, en augmentant graduellement selon la force et l'âge de l'enfant. Nous avons été assez heureux pour obtenir un résultat suivant notre désir et celui de la famille. Aujourd'hui, l'enfant qui fait le sujet de cette observation boit, mange, dort, se promène tantôt à pied, tantôt à cheval, comme s'il n'avait jamais été malade. Dans le courant de l'été dernier, il a grandi considérablement, et ses membres inférieurs, mesurés par la mère, avaient grossi de cinq centimètres en trois mois.

5ᵉ OBSERVATION. — Mᵐᵉ X..., âgée de vingt-six ans, a eu une enfance très délicate; elle a été soumise à un traitement tonique depuis son bas-âge; elle a été réglée à quatorze ans; il n'y a jamais eu d'interruption dans les époques menstruelles, seulement le sang était très pauvre et elle voyait très peu. Elle s'est mariée à seize ans; depuis cette époque, elle a eu trois parturitions : le premier enfant est mort-né, le second était d'une nature si délicate, qu'on avait peu d'espoir de le conserver; quant au dernier, qui a trois ans, il est assez fortement constitué. Depuis sa dernière couche, Mᵐᵉ X..., a eu constamment des flueurs blanches et des douleurs épigastriques. Examen fait du col au moyen du spéculum, nous avons vu un engorgement de cet organe avec excoriation autour du museau de tanche. Quelques cautérisations et des injections ont triomphé de cette maladie.

Depuis longtemps cette dame avait une petite toux sèche à laquelle elle faisait peu d'attention quoique parfois ses crachats fussent teints de sang. Son père étant mort d'une phthisie pulmonaire, ce ne fut qu'alors que son mari, préoccupé de cette petite toux et de l'amaigrissement de sa dame, me fait appeler conjointement avec M. le docteur Maillot. — Examen fait avec le plus grand soin de la poitrine de cette dame, nous constatâmes une obscurité de son très étendue dans le sommet du poumon gauche, des craquements se faisaient entendre dans l'étendue des régions sus et sous-épineuses; rien d'anormal dans le côté opposé, sinon un peu plus de résonnance et une respiration évidemment exagérée. En nous rapportant à la mort du père, à l'obscurité du son qui existait dans ce poumon, aux craquements qu'on entendait dans une assez grande étendue, aux crachats teints de sang et enfin à la maigreur, nous avons pensé avoir affaire à une phthisie au premier degré. Nous n'hésitâmes pas, en conséquence, à la soumettre aux inspirations d'iode et à un régime éminemment réparateur. Nous commençâmes d'abord par les cigarettes iodées, et puis nous passâmes aux inspirations d'iode pur en commençant par de très faibles doses et en augmentant progressivement.

Notre malade, examinée trois mois après le début du traitement, nous a présenté les deux côtés de la poitrine presque les mêmes, la résonnance et les bruits respiratoires du côté droit ont cessé d'être exagérés; en un mot, la respiration est à peu près égale des deux cotés. La malade a engraissé de six livres pendant le traitement. Aujourd'hui, dix-huit mois après, j'ai vu la personne qui fait le sujet de cette observation, et je puis certifier que sa santé est des plus florissantes.

Je dois ajouter une particularité qui nous a paru assez remarquable pour la rapporter. Cette dame avait un kyste à la paupière inférieure gauche; une opération fut jugée nécessaire. Cette dame se trouvant à la campàgne, ne put venir à Paris le jour fixé pour l'opération. Dans cet intervalle, elle fumait des cigarettes; il arriva que la fumée fut portée en partie sur la paupière malade, et que le kyste, qui devait être enlevé par le bistouri fut radicalement guéri par la vapeur d'iode. Or, la cousine de cette dame ayant également un kyste semblable, voyant que celui-là avait disparu, se fit insuffler de la fumée de cigarette par sa parente; quelques jours après, ce second kyste avait disparu comme le premier.

6ᵉ OBSERVATION. — Un homme, âgé de vingt-sept ans, d'un tempérament lymphatique, né à Paris, a eu une enfance pénible, étant sujet à s'enrhumer à chaque variation de température. Cependant, vers l'âge de dix-sept ans, il devint assez fort pour songer à une profession. Ses parents lui firent apprendre l'état d'orfèvre. On l'a marié à l'âge de vingt-cinq ans. Peu de temps après, son frère aîné mourut d'une phthisie pulmonaire. Ce jeune homme fut frappé, et dès ce moment il devint triste, disant qu'il était sûrement atteint de la même maladie que son frère. Il ne mangeait plus avec appétit, il avait de l'insomnie, il maigrissait considérablement, lorsqu'il fut pris d'une hémoptysie qui lui dura huit jours environ. Il fut confié aux bons soins de M. le docteur Vannier qui, ayant reconnu une caverne au sommet du poumon gauche, lui fit appliquer deux cautères et lui donna les soins appropriés à sa pénible position. Néanmoins, son état s'aggravant chaque jour davantage, il crut devoir me faire appeler. Voici l'état dans lequel je le trouvai : pouls à cent-vingt pulsations avec redoublement le soir, toux fréquente, matité dans tout le côté gauche, une caverne manifeste au sommet du poumon du même côté. Le poumon droit ne présentait rien de particulier si ce n'est une respiration plus exagérée qu'à l'état normal. Les crachats étaient nommulaires et puriformes. Les sueurs, considérables, avaient une odeur caractéristique. La maigreur était excessive. Je le soumets aux inspirations d'iode à des doses très faibles d'abord, que j'ai porté graduellement jusqu'à 0,10 par jour. Deux mois après, ce jeune homme se trouvant mieux, je l'envoyai passer la belle saison en Normandie, chez sa belle-mère; il revint après trois mois de séjour à la campagne; il se trouvait si bien, qu'il voulut reprendre son état et cesser toute espèce de traitement. Un mois après, il fut pris d'une hémoptysie considérable; malgré son état, je crus devoir lui pratiquer une saignée dérivative d'une palette et demie. Je prescrivis l'eau hémostatique de Brochiery, synapismes aux membres inférieurs, aliments froids. Le lendemain, l'état du malade ne s'étant pas amélioré, je crus devoir faire appeler mon confrère, M. le docteur Lemaire (lauréat des hôpitaux); je lui proposai, n'osant pas le faire sans son assentiment, les inspirations d'iode malgré l'hémorrhagie; il voulut bien y consentir, et aussitôt nous vîmes les vomissements de sang disparaître assez rapidement et le malade revenir peu à peu à la santé. Aujourd'hui, deux ans après, cet homme est complétement rétabli et jouit de la santé la plus parfaite.

7ᵉ observation, qui m'est adressée par M. le docteur Vasse.

« Je soussigné, certifie qu'étant pris pour la seconde fois d'une hémoptysie très grave, dans laquelle j'ai vomi environ huit cents grammes de sang en quarante-huit heures, j'ai fait usage de l'appareil pour les inspirations *d'iode pur* de mon confrère M. le docteur Chartroule, et je dois à la vérité de déclarer qu'après la 5ᵉ ou 6ᵉ inspiration, d'une minute et demie chaque, je n'ai plus vomi de sang, et que même à partir des premières inspirations, la respiration était beaucoup plus libre.

« Depuis cette époque, j'ai eu l'occasion de prescrire l'iode à trois de mes clients, sous forme de cigarettes, dont l'un avait une hémoptysie semblable à la mienne, et un autre avait un catarrhe bronchite qui le gênait au point de ne pouvoir respirer (c'était un herboriste); quant au troisième, c'était une phthisie bien caractérisée au sommet du poumon gauche. Chez tous, j'ai obtenu des résultats tels, qu'ils ont aujourd'hui repris leurs occupations ordinaires et ne suivent plus aucune espèce de traitement.

« Vasse, D. M. P.

« Paris, le 18 août 1852. »

Cette attestation de mon honorable confrère vient confirmer les expériences faites tant de fois dans les hôpitaux et que j'ai souvent renouvelées dans ma pratique particulière, à savoir que c'est à tort que beaucoup de médecins croient que l'iode est un corps tellement irritant qu'il y aurait témérité à l'employer dans les cas d'hémorrhagie du poumon. Je déclare ici que cette crainte est tout à fait illusoire, et que toutes les fois que j'ai eu affaire à des tuberculeux ayant des hémoptysies, je n'ai jamais hésité à employer la vapeur d'iode. Je pourrais faire ici appel au souvenir de MM. Andral et Rayer sur un fait analogue qui nous est personnel; non-seulement nous n'avons provoqué aucune inflammation des muqueuses, mais, bien plus, l'hémorrhagie s'est promptement dissipée. Une chose digne de remarque, c'est qu'en général la guérison s'obtient bien plus rapidement chez ces malades que chez les autres.

8e OBSERVATION. — Une dame, âgée de vingt-quatre ans, d'un tempérament lymphatique, réglée à l'âge de quatorze ans, mais d'une manière irrégulière, avait le sang excessivement pauvre; elle était évidemment chlorotique. Elle s'est mariée en 1847; au mois de février 1848, elle était enceinte de sept mois, lorsque éclata la révolution. Dans la nuit du

23 au 24, elle fut prise d'une telle frayeur, que son enfant mourut dans son sein; la fausse couche se fit quelques jours plus tard d'une manière heureuse; rien de remarquable à la suite des couches. Trois mois après, cette dame sentit une grande faiblesse dans la jambe du côté droit; son médecin lui fit prendre des bains aromatiques, des frictions, etc., puis l'envoya pour se rétablir à la campagne. Ce que l'on avait espéré n'arriva pas, et la malade fut ramenée dans sa famille avec une hémiplégie de ce même côté. M. le professeur Rostan, appelé en consultation, diagnostiqua une maladie de la moëlle épinière, et pendant sept mois elle eut des sétons et des moxas promenés sur la colonne vertébrale. La paralysie marchait toujours vers un état qui empirait chaque jour davantage; enfin, il survint une paralysie complète de tous les organes. Cette malheureuse femme ne voyait plus et n'entendait qu'avec la plus grande peine; son corps était ployé comme un osier. La famille fait venir M. Bretonneau de Tours, qui pensa avoir affaire à une tumeur dans le cerveau et non à une maladie de la moële épinière. Elle fut confiée, dès lors, d'après l'avis du célèbre médecin de Tours, à M. le professeur Trousseau. Cette dame faisait depuis un an usage de l'iodure de potassium à l'intérieur et des pillules de ciguë, lorsque son mari, qui avait entendu dire que je m'occupais des inspirations d'iode, vint me demander s'il n'y aurait pas d'inconvénient à lui en faire aspirer. Je lui dis que je ne le lui conseillais pas et que sa dame était entre bonnes mains, qu'il ferait bien de s'en tenir là.

Loin de suivre mon conseil, et voyant mon refus formel, il eut dès lors recours aux homœopathes, aux somnambules, aux magnétiseurs, etc. Enfin, las de tout ce cortége, il revint me trouver au mois de mai 1852; n'ayant plus les mêmes raisons qu'auparavant pour refuser, puisque mes honorables confrères avaient été remplacés depuis longtemps, je consentis donc à aller soigner cette dame ; je commençai les aspirations le 20 mai 1852, et dans les premiers jours de juillet la malade, qui était sourde, aveugle, paralytique, entendait, voyait, marchait sans le secours de personne. Qui avait raison ou de M. Rostan, ou de MM. Bretonneau et Trousseau ? Il ne m'appartient pas de m'établir en juge entre des hommes aussi haut placés dans la science, je ne fais que raconter un fait qui m'a paru des plus dignes d'attention.

« Mon cher confrère,

« Je n'ai rien affirmé sur l'état de la maladie de Mme X***, j'ai pensé à une tumeur comme la chose la plus probable. Quoi qu'il en soit, je vous fais mon compliment bien sincère sur une cure que je regardais comme impossible.

« Votre bien dévoué confrère.

« TROUSSEAU. »

9e OBSERVATION. — M. Adams, écuyer au Cirque-Napoléon, âgé de vingt-cinq ans, natif de Londres où il a été élevé, est d'un tempérament éminemment lymphatique ; cependant, il n'a pas eu de maladie sérieuse dans son enfance : son père, écuyer comme lui, est mort à l'âge de trente-deux ans d'une phthisie pulmonaire, alors qu'ils habitaient ensemble l'Angleterre. Ce jeune homme, par suite de la transition du chaud et du froid auxquels l'expose sa profession, contracta, dans le courant de l'hiver 1854, une bronchite qui le fatiguait beaucoup ; cependant, il continua son service jusqu'au mois de mars, époque à laquelle il fut obligé de prendre le lit. M. le docteur Géry fut appelé pour lui donner ses soins ; néanmoins, il crut devoir s'adjoindre M. le professeur Grisolles. Après quelques mois de traitement entre les mains de cet honorable confrère, la famille me fait appeler. Le lendemain, une consultation ayant été arrêtée, je vis le malade qui fait le sujet de cette observation. Voici l'état dans lequel nous le trouvâmes : matité dans tout le côté droit de la poitrine, douleur vive à la partie inférieure et au sommet du poumon de ce même côté, un gargouillement des plus faciles à percevoir se faisait entendre dans la fosse sus et sous-épineuse vers sa partie interne. Des craquements étaient disséminés dans le restant du poumon. Le côté droit n'offrait rien de particulier, sinon une respiration plus forte qu'à l'état normal. La nuit, le malade avait des sueurs considérables au point de changer plusieurs fois de linge, l'odeur était caractéristique. Le pouls était fébrile avec redoublement tous les soirs l'appétit était nul ou à peu près. Mon confrère ayant bien voulu consentir de soumettre son client aux inspirations, d'iode, nous cessâmes à l'instant tout autre traitement. Aujourd'hui, nous sommes heureux d'avoir suivi cette voie; car cet homme, le soutien de sa famille, à qui on avait supprimé ses appointements comme étant désormais inutile à l'administration, puisqu'il était voué à une mort certaine, eh bien ! cet homme est rendu à la vie, à sa famille et à ses admirateurs au Cirque, où il continue ses exercices et où chacun peut se convaincre de la vérité.

10e OBSERVATION. — M. X..., âgé de trente-cinq ans, directeur de roulage, né à Rouen, mais habitant Paris depuis plus de seize ans, a toujours été sujet à s'enrhumer tous les hivers; depuis 1842 où je lui donnai mes soins pour la première fois dans une pleuro-pneumonie très grave, je l'ai toujours vu un peu souffrant, à tel point qu'en 1848 il me fut facile de le faire rayer du contrôle de la garde nationale comme tuberculeux. A cette époque même, il fut pris d'une bronchite qui nécessita des soins particuliers assez prolongés.

En 1851, vers le mois de décembre, je fus de nouveau appelé à lui donner mes soins. Il fut pris de frisson, de fièvre, mais rien de bien caractérisé. Je crus avoir affaire à une fièvre éphémère, et j'attendis. Le lendemain, le malade se trouvait beaucoup plus souffrant, une fièvre très intense accompagnée d'un peu de délire. Malgré son état, je fis appliquer quelques sangsues autour des malléoles que je laissai saigner quatre à cinq heures; un vésicatoire fut appliqué sur le côté gauche de la poitrine, à cause d'une matité qui tenait toute l'étendue du poumon de ce même côté. Trois jours après, j'examinai le malade de nouveau, et je fus tellement effrayé des ravages qu'avait faits la maladie, que je crus devoir m'adjoindre mon honorable confrère M. Truchon. Examen fait de nouveau avec lui de la poitrine, nous constatâmes un gargouillement dans le tiers supérieur du poumon gauche; le malade expectorait des quantités considérables de crachats purulents d'une fétidité extraordinaire. Nous lui fîmes prendre le tartre stibié à haute dose 0,30 dans une infusion de 120,0 de fleur d'oranger par cuillerée toutes les deux heures. Après la première cuillerée, le malade, ayant vomi, se trouva si fatigué, qu'il fut impossible de le faire continuer. Le lendemain, à onze heures du soir, on vint me prévenir que le malade était beaucoup plus mal, je me hâtai de m'y rendre. A mon arrivée, on me dit que j'arrivai trop tard, qu'il venait de succomber. Je l'examinai, et je vis que ce n'était qu'une syncope; je me hâtai de le rappeler à la vie au moyen de cordiaux; je passai la nuit auprès de lui; le lendemain, après avoir pris l'avis de mon confrère, je le soumis aux inspirations d'iode. Quelques jours après, les crachats, quoique très abondants, puisqu'il remplissaient des saladiers pleins de pus, avaient perdu de leur fétidité; et enfin, sans autre traitement aucun, six semaines après, notre malade fut assez fort pour aller passer quelque temps à Rouen , d'où il est revenu bien portant , et depuis il continue à diriger sa maison ; et , chose remarquable , lui qui était sujet à avoir des bronchites tous les hivers , n'a pas eu la moindre indisposition depuis.

11° OBSERVATION. — Au mois de mai 1851, je fus consulté par une jeune personne de dix-neuf ans qui était sur le point de contracter une alliance. Cette jeune demoiselle, comme les blondes, en général, était lymphatique, mal réglée depuis quelque temps, et encore son sang était-il très pauvre, et dans l'intervalle, elle voyait beaucoup en blanc, ce qui l'épuisait considérablement. Examen fait de la poitrine, il me fut facile de reconnaître qu'elle était tuberculeuse. Je n'hésitai pas de dire à la mère que, si c'était ma fille, je ne la marierais pas à cause des conséquences graves qui pouvaient en être la suite. Je prescrivis des amers, des ferrugineux sous toutes les formes, et lui conseillai de quitter Paris pour la campagne, et faire usage d'une bonne nourriture. Mes conseils ne furent suivis qu'à demi, elle fit bien usage du fer, mais, contre mon avis, elle se maria, et ne revint plus me voir. Je l'avais perdue de vue, lorsqu'un jour je fus appelé de nouveau, et je trouvai cette jeune dame enceinte de quatre mois, avec tout le cortège d'une phthisie très avancée. Une vaste caverne existait au sommet du poumon gauche ; fièvre continuelle avec redoublement le soir, sueurs nocturnes très abondantes, crachats opaques, purulents, dégoût très prononcé pour toute espèce d'aliments, et par conséquent d'une maigreur extrême.

En présence de cette grossesse, je me trouvai fort embarrassé, et j'avoue que je n'osai prendre un parti à moi seul. J'appris que, jusqu'à ce moment, M. Chassaignac avait pro-

digué ses bons soins à cette famille, je demandai alors ins-
tamment de vouloir bien le faire appeler.

Cet excellent confrère voulut bien venir m'aider de ses
conseils. Notre pensée fut qu'elle n'arriverait jamais au terme
de la grossesse; pourrions-nous au moins sauver l'enfant
qu'elle portait? tout cela était problématique, et l'iode que
je me proposais de lui faire aspirer ne serait-il pas nuisible
à ce petit être. Enfin, nous tranchons la difficulté, et nous
lui faisons fumer une cigarette par jour, puis, au bout de cinq
à six jours, je lui fais aspirer l'iode pur : un mieux sensible
ne tarda pas à se manifester; non-seulement cette pauvre
femme est arrivée au terme de sa grossesse, mais elle est
accouchée heureusement d'un beau garçon, qui aujourd'hui
fait sa joie et son bonheur.

Cette observation m'a paru offrir de l'intérêt à un double
point de vue; d'abord cela prouve l'action active du médicament sur la mère malgré son état de grossesse, et ensuite,
que l'iode n'est nullement nuisible à l'enfant, quoique à un
âge très rapprochée de la conception.

OBSERVATIONS QUI ONT ÉTÉ RECUEILLIES A L'HÔPITAL DE LA
CHARITÉ, PAR M. LE DOCTEUR FRÉMY, CHEF DE CLINIQUE,
ET QUI ONT ÉTÉ PUBLIÉES DANS LA *Gazette des Hôpitaux*,
le 16 décembre 1851. — (*Leçons cliniques de M. le professeur Piorry.*)

Je copie textuellement : « Depuis le mois de mars, époque
à laquelle nous avons suivi avec plus de soin encore ces intéressantes recherches, nous avons eu occasion d'observer
trente-trois malades atteints de tubercules pulmonaires; sur
ces trente-trois malades, cinq n'ont pu être soumis à l'in-

fluence des vapeurs d'iode, parce qu'ils sont arrivés dans la période la plus avancée de l'affection. Il y avait des accidents généraux tels, et une destruction tellement avancée des poumons, que nous n'osâmes pas, peut-être à tort, les soumettre à un pareil traitement; ces cinq malades sont morts sans avoir été soumis comme les autres au traitement iodé.

« Vingt-huit malades ont donc été traités par l'iode, c'est-à-dire par les inspirations de vapeurs d'iode métallique, d'après le procédé dont M. Chartroule a déjà entretenu l'Académie.

« Sur ces vingt-huit malades, onze seulement sont sortis sans avoir éprouvé une amélioration bien franche et bien positive. Les lésions des poumons n'ont subi aucune modification; de même qu'il faut constater qu'il n'y a eu en général aucune aggravation dans les accidents qu'ils ont éprouvés. On a prétendu que les vapeurs d'iode avaient l'immense inconvénient de provoquer des hémorrhagies des poumons, et dans d'autres cas, de déterminer l'inflammation des muqueuses déjà malades. Dans aucun de ces cas, nous n'avons déterminé d'hémoptysie, et bien mieux, nous avons soumis aux inspirations iodées des malades ayant des hémoptysies : Je citerai le n° 4 de la salle Saint-Charles; non seulement il n'y a pas eu d'aggravation, mais l'hémoptysie s'est passée plus rapidement que si l'on avait employé d'autres médications plus actives.

« Si nous avons eu à constater onze cas dont le résultat a été douteux, nul si l'on veut, ajoutons que dix-sept malades ont ressenti une amélioration non douteuse du traitement iodé; et cette amélioration a porté, non-seulement sur les accidents généraux, mais il nous a été possible de constater d'une manière certaine, à l'aide de la percussion et de l'auscultation, que la lésion du poumon était tellement diminuée, que sur ces dix-sept malades, quatre ont dû être considérés comme guéris.

« Sur ces quatre sujets, deux ont offert des particularités des plus intéressantes. L'une a été une jeune fille qui, après avoir eu dans nos salles (salle Sainte-Anne, n° 4) une fièvre typhoïde, fut prise pendant sa convalescence d'une petite toux sèche, d'un amaigrissement profond, de sueurs irrégulières et copieuses, d'entérorhées; nous constatâmes en outre, au sommet du poumon droit, un son mat dans l'étendue de 7 centimètres, et l'auscultation nous fit trouver, par des signes non douteux, expiration prolongée, bronchophonie, craquements secs, un commencement d'induration pulmonaire évidemment tuberculeuse; nous n'hésitâmes pas à soumettre cette jeune fille aux inspirations d'iode; trois semaines après, les accidents généraux avaient presque complètement disparu, la matité ne se mesurait plus que dans l'étendue de 4 centimètres, il y avait déjà une amélioration qui ne fit que continuer. Cette jeune fille, en moins de sept semaines, avait vu disparaître tous les accidents généraux et locaux qu'elle avait éprouvés, et sortit véritablement guérie de l'hôpital.

« L'autre malade que je viens rappeler, est un jeune Savoyard, de seize ans à peine, couché au n° 10 de la salle Saint-Charles. Cet enfant nous arriva dans un état si grave, si alarmant, que j'hésitai un instant à le soumettre à l'influence des préparations iodées. Il était dans un état d'amaigrissement profond; sa peau était presque constamment couverte de sueurs profuses. Il avait une entérorhée qui durait depuis deux mois; il avait éprouvé, à plusieurs reprises, des pneumohémies; sa maladie remontait à deux ans; il avait souffert de la misère. Il existait des côtés du poumon des indurations très étendues, et au sommet du poumon droit une couenne de médiocre étendue se révélait par un gargouillement des plus faciles à percevoir. L'expectoration était en outre caractéristique.

« Après quelques jours de repos, ce jeune garçon fut soumis aux inspirations d'iode, et tous ces accidents, qui nous avaient paru si graves, qui nous avaient donné peu d'espoir d'améliorer sa position, ne tardèrent pas à être modifiés de la manière la plus remarquable. — Les accidents généraux disparurent les premiers ; l'embonpoint revint surtout avec une rapidité notable. Les sueurs, l'entérorhée, la fièvre, la toux, l'expectoration se modifièrent de la manière la plus avantageuse, et, six semaines après son entrée à l'hôpital, ce jeune garçon, qui se levait, qui mangeait trois portions d'aliments, sortit de l'hôpital.

« Deux autres malades sont également sortis guéris de l'hôpital. La lésion, il est vrai, était peu étendue ; et c'est au debut surtout que les inspirations d'iode peuvent avoir la plus heureuse influence.

« La durée moyenne du traitement a été de trente-deux jours. »

Observation communiquée par M. Legendre, médecin de l'hôpital des enfants.

TUBERCULES PULMONAIRES. — EMPLOI DES CIGARETTES IODÉES ([1]). — Le 30 mai 1854, est entré à l'hôpital Sainte-Eugénie, salle Saint-Joseph, n° 19 (service de M. Legendre), le nommé Boneson, âgé de onze ans. Il est continuellement malade, dit-il, depuis deux mois ; depuis huit jours il a le

---

([1]) Observation recueillie par M. Arrachard, interne du service.

dévoiement, pas d'appétit, toux fréquente, douleur dans le côté droit de la poitrine, sans qu'il en puisse fixer précisément le siège, gêne dans la respiration; pouls 120. Pas de matité appréciable dans le côté droit de la poitrine, râle sous-excipitant très abondant dans toute la hauteur de ce côté, tant en avant qu'en arrière.

Les symptômes généraux notés plus haut se sont déjà reproduits plusieurs fois, dit le petit malade; mais ils ne duraient pas aussi longtemps. — Pas de renseignements sur la famille.

Le 31, on constate les mêmes symptômes, le pouls est aussi fréquent. Peau chaude.

Saignée du bras 150 grammes.

Looch branc, mauve sucrée.

Le soir, pas de couenne à la saignée; elle a bien coulé. — Pouls 112, moins de gêne dans la respiration, râle sous-crépitant aussi abondant, aussi étendu qu'hier; un peu de souffle au sommet des deux poumons.

1er mai. — Pouls 108. Peau moins chaude. Pas de changement dans les signes stéthoscopiques.

Vésicatoire volant à droite.

Le soir, pouls 112, rougeur de la face, sueurs abondantes.

2.—Pouls 104. Peau bonne.

Bouillons.

5.—Au sommet du poumon droit, râles muqueux simulant parfaitement le gargouillement, râle muqueux sous-crépitant dans le reste du poumon. L'état général est à peu près le même. Toujours de la fièvre le soir.

2 cuill. d'huile de foie de morue.

6. — Il a vomi l'huile de foie de morue. Souffle bronchique dans le tiers supérieur des deux poumons en arrière, mêlé de râle muqueux à droite. Ce souffle, qui est tubaire

au sommet, devient plus moëlleux à mesure que l'on descend. On l'entend aussi dans l'aisselle ; là son timbre est celui du souffle voilé. En avant, on n'entend le souffle bien plus marqué qu'à droite, mêlé de râle sous-crépitant ; dans le reste du poumon du même côté, la respiration est rude, crachats muqueux, âcres, visqueux. — Peau chaude et sèche.

Le soir, pouls 120. A la suite de toux prolongé le malade a vomi deux fois.

7. — Pouls 112. On continue l'huile de foie de morue.

Jusqu'au 27, l'état du malade n'a pas changé. — Aujourd'hui, on trouve du souffle aux deux sommets, du râle sous-crépitant à la base du côté droit. Gargouillement en avant sous la clavicule.

Vésicatoire à droite.

30. — Amélioration sensible dans l'état général ; la fièvre est beaucoup moins forte le soir.

7 juillet. — La fièvre a reparu le soir depuis deux jours avec une nouvelle intensité ; pouls de 112 à 116.

10. — La fièvre existe encore ce matin. Peau chaude. Le malade ne maigrit pas sensiblement.

13. — A droite, moins de son sous la clavicule qu'à gauche ; gargouillement caverneux très prononcé sous la clavicule, plus bas on trouve un souffle. A gauche, on n'entend que du souffle. En arrière, à droite et à gauche, souffle aux sommets, de plus quelques craquements humides à droite ; dans le reste du côté droit, râle sous-crépitant mêlé de râle muqueux. Sueurs et fièvre le soir et pendant la nuit. Pas trop d'amaigrissement. — Gaîté, appétit. Pouls 112 le soir, 96 le matin.

Demi-cigarette iodée tous les matins.

14. — La fumée le fait tousser beaucoup. Depuis cinq à

six jours, sa voix s'est éteinte. On suspend l'huile de foie de morue. Les crachats et les urines ne contiennent pas d'iode.

25. — L'enfant tousse moins, est moins essoufflé; il porte plus facilement de légers fardeaux, il ne crache presque pas. Sa voix est moins éteinte. Les phénomènes stéthoscopiques sont les mêmes. On retrouve des traces d'iode dans l'urine et les crachats.

L'enfant fume une cigarette entière par jour et n'en est pas incommodé.

3 août. — Le malade ne tousse plus, il est plus fort, mange et digère bien; l'état général est excellent. Pas de changement dans l'état local. Il y a toujours un peu de fièvre le soir.

13. — Faiblesse notable du murmure respiratoire, à droite, dans toute la hauteur, à partir de l'épine de l'omoplate. On entend toujours, comme auparavant, des râles muqueux et sous-crépitants dans la fosse sus-épineuse; souffle léger dans l'inspiration et l'expiration, couvert par un gros râle muqueux qui se rapproche plus du gargouillement que lors du premier examen. Pas de différence dans la sonorité des deux côtés en arrière. En avant, mêmes phénomènes qu'au dernier examen. L'enfant tousse à peine, n'est plus oppressé. Il a plus de forces, plus d'appétit. Pas de dévoiement. Il ne crache plus.

19. — Pas de fièvre le soir, plus de toux. Encore un peu d'oppression lorsqu'il fait des efforts. L'embonpoint est revenu. La figure est fraîche et colorée. La voix n'est plus éteinte.

28 septembre. — Le malade sort de l'hôpital. L'état général et local sont très satisfaisants.

M. le professeur Piorry, à qui la médecine iodée doit beaucoup, ainsi que nous l'avons dit précédemment, s'exprime
ainsi dans une de ses récentes publications ('), à propos des
inspirations de teinture d'iode qui lui sont personnelles,
ainsi que des inspirations d'iode pur dont la paternité nous
appartient :

« Des résultats remarquables, des améliorations inespé-
rées, des guérisons même furent obtenues à la Pitié ou dans
ma pratique particulière. Tels sont, par exemple, les faits
suivants. »

Les observations qui suivent sont trop concluantes, en
effet, pour les passer sous silence. Nous allons les reproduire
comme le meilleur argument en faveur du traitement que
nous proposons, et dont l'efficacité, dans ces cas nombreux
et difficiles, est incontestable.

1re OBSERVATION de M. Piorry. — Un horloger, âgé de
soixante ans, présentait de vastes cavernes à gauche, au niveau de l'angle inférieur de l'omoplate ; elles étaient entourées d'un tissu dur. Cet homme crachait des quantités considérables de pus ; et ce fut une chose bien remarquable que
de voir, à quarante-huit heures de distance et sous l'influence
de la vapeur d'iode, diminuer d'une manière graduée et
successive l'espace occupé par la matité, et de façon à ce
qu'en moins de deux mois ce malade, très amaigri, hypémique au suprême degré, revint complètement à la santé.

2e OBSERVATION. — Une jeune demoiselle de Melun, traitée
par l'honorable docteur Fantin, médecin de cette ville, et
par moi (c'est toujours M. Piorry qui parle), présentait, au

') *Traité de Médecine pratique*, Atlas de plessimétrisme.

sommet du poumon droit, des indurations et des cavernes
pneumophymiques très manifestes. Elle était hypémique et
hydrémique, et expectorait des crachats puriformes. Les
menstrues avaient cessé. Sous l'influence des vapeurs d'iode,
d'un régime réparateur et de bons soins hygiéniques, cette
demoiselle s'est rétablie à ce point, qu'il reste à peine un
peu de matité au sommet du poumon droit, et que les évacuations périodiques sont reparues et s'accomplissent d'une
manière régulière.

3° OBSERVATION. — Un ouvrier bottier, entré il y a seize
mois à l'hôpital de la Pitié pour une splénopathie, dont l'al-
coolé de quinine le rétablit complètement, était en même
temps atteint de vastes indurations et d'excavations pulmonaires à droite et en haut. Le malade expectorait des matières
pyoïdes et nummulaires. Un amaigrissement considérable
avait lieu, et les autres symptômes de la phyménie chronique
se dessinaient d'une manière évidente. Sous l'influence des
vapeurs d'iode, cet homme, un an après, ne présentait plus,
lors de mon examen, aucune trace de ces accidents.

4° OBSERVATION. — Je viens de voir encore une dame habitant Plaisance, près Paris, chez laquelle, sous l'influence
des préparations iodées, se sont dissipés les signes matériels
et les symptômes d'une induration tuberculeuse existant au
sommet du poumon droit.

M. Piorry fait suivre cette dernière observation d'une remarque qui contient plusieurs observations incomplètes,
mais qui n'en sont pas moins concluantes.

« Mes devoirs de professeur de clinique médicale de la
« Charité exigent que j'examine avec un soin extrême les

« malades de mon service ; or, j'avais chez quatre phymo-
« pneumoniques , nettement circonscrits par des lignes
« noires, des indurations présumées tuberculeuses existant
« au-dessous des clavicules. Ces malades furent soumis aux
« inspirations de vapeur d'iode; en huit jours, chez deux
« d'entre eux, les symptômes locaux et généraux se dissi-
« pèrent, il ne resta plus que les caractères du catarrhe
« chronique des auteurs, avec expectoration de mucosités
« transparentes. Chez les deux autres, la matité a disparu
« dans l'étendue d'un centimètre à la circonférence des
« points indurés, et il y a une amélioration des plus mar-
« quées dans les troubles fonctionnels. »

Je pourrais joindre à ces faits, dit encore M. Piorry, un
assez grand nombre d'autres cas du même genre recueillis
soit dans mon service à la Pitié, soit en ville.

Que conclure de ce qui précède? La conclusion est tout
entière dans les observations; elles sont significatives : dans
l'une, la maladie est commençante; dans une autre, elle est
à un degré assez avancé ; dans toutes, la présence des tubercules est incontestable. Dans tous les cas, ce n'est pas seulement à notre opinion personnelle , aux préventions qui
auraient pu nous maintenir dans l'illusion, que nous nous
sommes arrêté. Nous avons pris des observations dans les
livres de l'homme le plus clairvoyant dans les affections qui
exigent la vérification par l'auscultation et la plessimétrie.
Nous n avons donc plus à plaider la cause du traitement par
l'iode; cette cause, gagnée depuis longtemps dans notre esprit, dans celui de M. Piorry et d'autres supériorités médi-
cales, le sera bientôt chez tous les hommes sérieux de notre
profession.

INSTRUCTION

POUR MONTER L'IODOMÈTRE.

—

L'Iodomètre complet se compose de deux parties distinctes :
1º d'une lampe à Alcool ou Calorifère ; 2º de l'appareil aspirateur.

La lampe à alcool est formée de diverses pièces :

1º De la capacité **A** qui reçoit l'alcool ; 2º du capuchon **B**, rodé qui, lorsqu'on ne se sert pas de l'appareil, s'oppose à l'évaporation du liquide ; 3ª du porte mèches en verre **C** pour maintenir le coton ; 4º du petit entonnoir **D** pour emplir la lampe ; 5º latéralement se trouve un petit bras métallique **E** à l'extrémité duquel est une virole **F** disposée de manière à maintenir l'appareil aspirateur dans une position convenable ; une tige métallique **G** qui, d'une part, supporte toutes ces pièces, et, de l'autre, se visse au pied également en métal **X**.

L'autre partie ou appareil aspirateur se compose de la capacité **H**, dont le tube capillaire **I** reçoit l'Iode en petits cylindres que l'on fait mouvoir au besoin au moyen du piston en platine **J** ; ce tube capillaire porte une échelle dont le point de départ est indiqué par un trait circulaire. La partie moyenne de cette capacité reçoit.une tige en verre recourbé **K**, par où l'on aspire la vapeur d'Iode.

L'Ouverture de l'appareil est fermée par tube rodé **L M**, terminé en pointe par en bas **M** et en goulot par en haut **L**. La pointe a pour but de diriger l'air sur l'extrémité supérieure de l'Iode ; le goulot **L** est destiné à recevoir un petit bouchon de liège **N** qui sert à maintenir le tube serpentin **O P** dans une position convenable. En faisant glisser le bouchon, on peut fixer le serpentin plus ou moins haut au-dessus de la flamme, et, par conséquent, élever à une température plus ou moins grande l'air qu'on y fait circuler.

Pour monter l'appareil, on visse la lampe sur son pied, puis on adapte à la virole de la lampe l'Iodomètre amorce. Pour emplir la lampe d'Alcool, on enlève le capuchon rodé, on retire le porte-mèches, puis, à l'aide de l'entonnoir, on introduit de l'alcool jusqu'aux trois quarts de la capacité de la lampe. Enfin, on remet le porte-mèches après l'avoir garni, ce qui se fait en introduisant dans toute sa longueur quelques brins de coton filé.

La lampe a pour but de chauffer la partie métallique **P** du petit serpentin. Pendant tout le temps qu'on se sert de l'appareil, il faut que la partie métallique se trouve placée dans le point le plus chaud qui correspond aux deux tiers environ de la hauteur de la flamme.

Pour amorcer l'Iodomètre (c'est-à-dire le garnir d'Iode), on enlève le bouchon conique; puis, tenant horizontalement l'instrument et appliquant l'orifice du flacon contenant l'Iode jusqu'au fond de l'appareil, en inclinant en même temps qu'on donne une petite secousse, on fait glisser un petit cylindre d'iode qui vient battre contre le piston en platine; on redresse l'appareil et on y applique le bouchon rodé, garni de son serpentin, que l'on fixe à la hauteur jugée convenable.

L'Iode contenu dans les flacons est en petits cylindres moulés, d'une grosseur telle, que chaque division tracée sur l'appareil correspond exactement à un centigramme d'Iode; avec un peu d'habitude, on peut facilement prendre à vue d'œil la moitié, le quart et même le cinquième de l'espace qui sépare chaque division, de manière à pouvoir apprécier avec facilité deux milligrammes d'Iode.

Il est essentiel de ne jamais charger l'Iodomètre d'une trop grande quantité d'Iode à la fois, un seul cylindre suffit pour l'ordinaire.

Quant à la quantité d'Iode que doit aspirer chaque malade dans sa journée, le médecin saura facilement l'apprécier; il en sera le juge.

Il faut avoir soin de nettoyer l'intérieur de l'appareil en l'essuyant avec la petite tige en baleine, après l'avoir garnie d'un peu de papier de soie, qu'on fait facilement tenir au moyen d'une fente faite exprès.

Ces précautions sont nécessaires pour pouvoir lire avec facilité la quantité d'Iode entraînée par l'air.

Pour conserver en bon état l'Iodomètre dans sa boîte, il est essentiel que la lampe soit vide d'alcool, et que l'Iode soit renfermé dans des flacons exactement bouchés et même recouverts de leur double enveloppe, pour ne pas détériorer la garniture métallique.

L'appareil une fois monté, on allume la lampe quelques instants avant de s'en servir.

FIN.

TABLE DES MATIÈRES.

FIN DE LA TABLE DES MATIÈRES.